完全排毒飲食手冊

天然飲食清毒法 250道

趙迎盼 著

編者話

睡了很久，怎麼還是疲倦無力？為甚麼有些人特別年輕，好像逆齡生長？暗瘡總是此起彼伏冒個不停，怎麼回事？腰腹部的肉愈積愈多，怎麼一直在變胖？別人的氣色那麼好，我為甚麼又暗又黃？真相是：你的身體需要排毒了。

忙碌的生活，污染的空氣，高油脂、高熱量的食物，不規律的作息，無所不在的輻射……我們的身體正承受着前所未有的挑戰，體內的毒素也愈積愈深。身體內的自由基、黏稠的血液、肌肉的乳酸、血液裏的膽固醇和尿酸、血管中多餘的血糖，這些隱藏的「毒素」潛移默化地侵蝕着我們的健康，讓身體出現疲憊的狀態，承受着各種各樣的小毛病。

該如何排毒呢？本書介紹了排毒的基本常識，讓你對排毒有全面及清晰的認識，然後按照五臟排毒、清腸排毒、排毒養顏、排毒防「三高」、遠離亞健康五個章節，介紹對應排毒的食材和菜譜，毋須花費額外時間和精力，讓你在日常吃喝中恢復健康體質。

目錄

第二章　五臟排毒不生病

第三章　清腸排毒一身輕

第五章　排毒防「三高」

第六章　科學化飲食排毒，遠離亞健康

身體排毒的 8 大信號

肥胖
脂肪是人體必不可少的營養物質，但攝入過量即為毒素，對血管、肌肉等產生不可逆的傷害。如果體重增長很快，表示需要排毒了。

疲勞、倦怠
疲勞、倦怠是身體某些器官修復的徵兆，也是身體康復的必經之路。如果總是覺得疲倦，就需要通過排毒來調整身體，減輕負擔，使身體機能保持良好的運行。

發燒
細菌、病毒、螺旋體、支原體、衣原體、真菌、寄生蟲等生物病原體引起的各種感染，均會出現發燒症狀。其他如暑毒、風濕病、腦外傷等也會引起發燒。

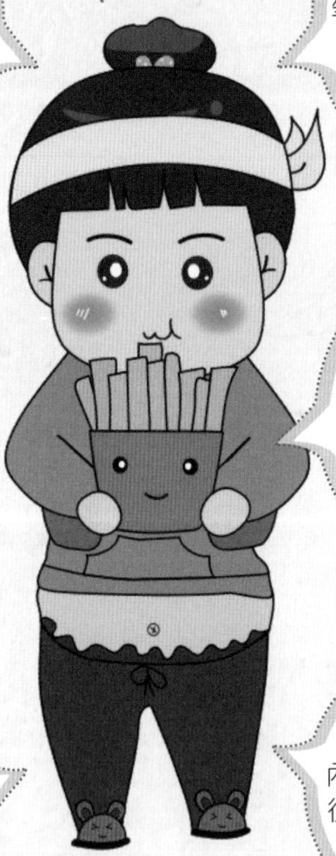

口臭
口臭多由肺、脾、胃積熱或食積不化所致，這些東西長期淤積體內，排不出去就變成了毒素。應避免辛辣飲食、暴飲暴食、過度疲勞等生活習慣。

便秘
便秘是身體需要排毒的重要信號。飲食偏好高脂肪、高蛋白質，久坐不動，不愛喝水，都會影響腸道蠕動速度，造成便秘。身體排出的廢物長時間停留在腸道，容易導致毒素沉積。

皮膚粗糙
皮膚粗糙往往是血液酸性偏高造成的。平常食用的魚、肉、禽、蛋等都是酸性食物，增加體內和血液中的乳酸、尿酸含量，侵蝕表皮細胞，使皮膚不再細膩，失去彈性。

長斑
臉部長斑與熱毒傷害、內分泌問題有關，只能調理很難治癒。精神壓力大、情志失調等也會導致皮膚長斑。

煩躁等不良情緒
情緒受內分泌變化控制，焦慮、煩躁等不良情緒也會影響內分泌平衡。當體內有毒素時，身體代謝壓力變大，內分泌就會變化，易引起壞情緒。很多年輕人容易生氣、發脾氣，這可能與心臟、肝積聚毒素有關。

哪裏中「毒」了？

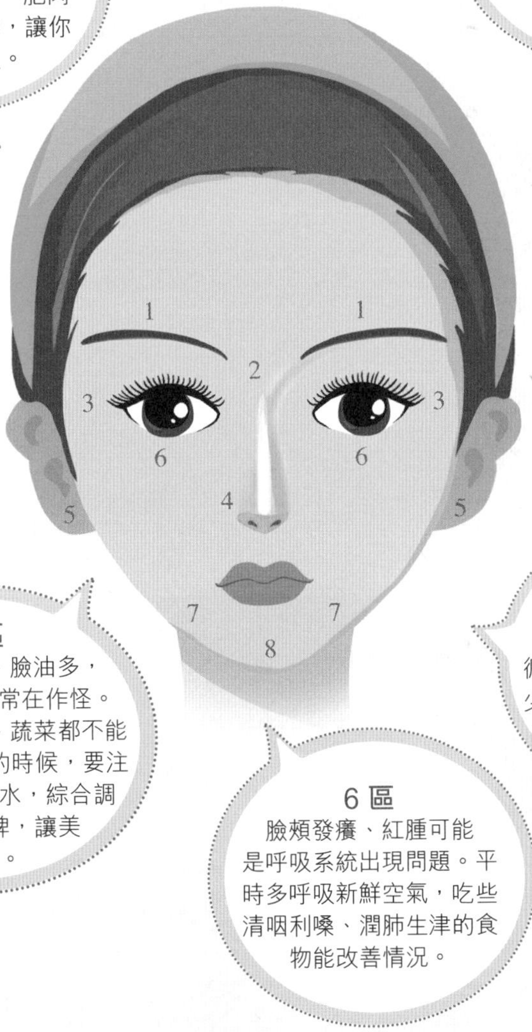

1 區
額頭長暗瘡、紅腫時，要注意情緒，可能是心臟出現問題。少吃垃圾食品、肥肉，多吃降心火的食物，讓你的身體更舒服。

2 區
額頭正中位置長暗瘡、瘙癢，代表心臟、肝臟出現問題。喝酒、熬夜、壓力大都會加重症狀。要少吃油膩的食物，注意休息。

3 區
臉色灰暗、眼袋水腫、魚尾紋加深等情況，表示腎臟負擔過重，要多吃清淡的食物，並適當補肝，多吃豬膶、豆製品等。

4 區
鼻尖、鼻翼長暗瘡，代表心火旺盛。如果鼻子出血、看起來很紅，有可能是肺熱所致，吃些清熱化痰的食物會有幫助。

5 區
耳朵代表腎的狀況，耳廓呈紅色或紫色説明循環不好。建議少飲酒，少吃精製食物，多運動，改善循環系統狀況。

6 區
臉頰發癢、紅腫可能是呼吸系統出現問題。平時多呼吸新鮮空氣，吃些清咽利嗓、潤肺生津的食物能改善情況。

7 區
暗瘡此起彼伏、臉油多，這是激素水平異常在作怪。充足的睡眠，水、蔬菜都不能少。女性來月經的時候，要注意保暖，多喝熱水，綜合調理肝、胃、脾，讓美麗依舊。

8 區
下巴長暗瘡、瘙癢，這是消化系統的問題。平時多吃些養胃的食物，如小米、南瓜、山藥等。

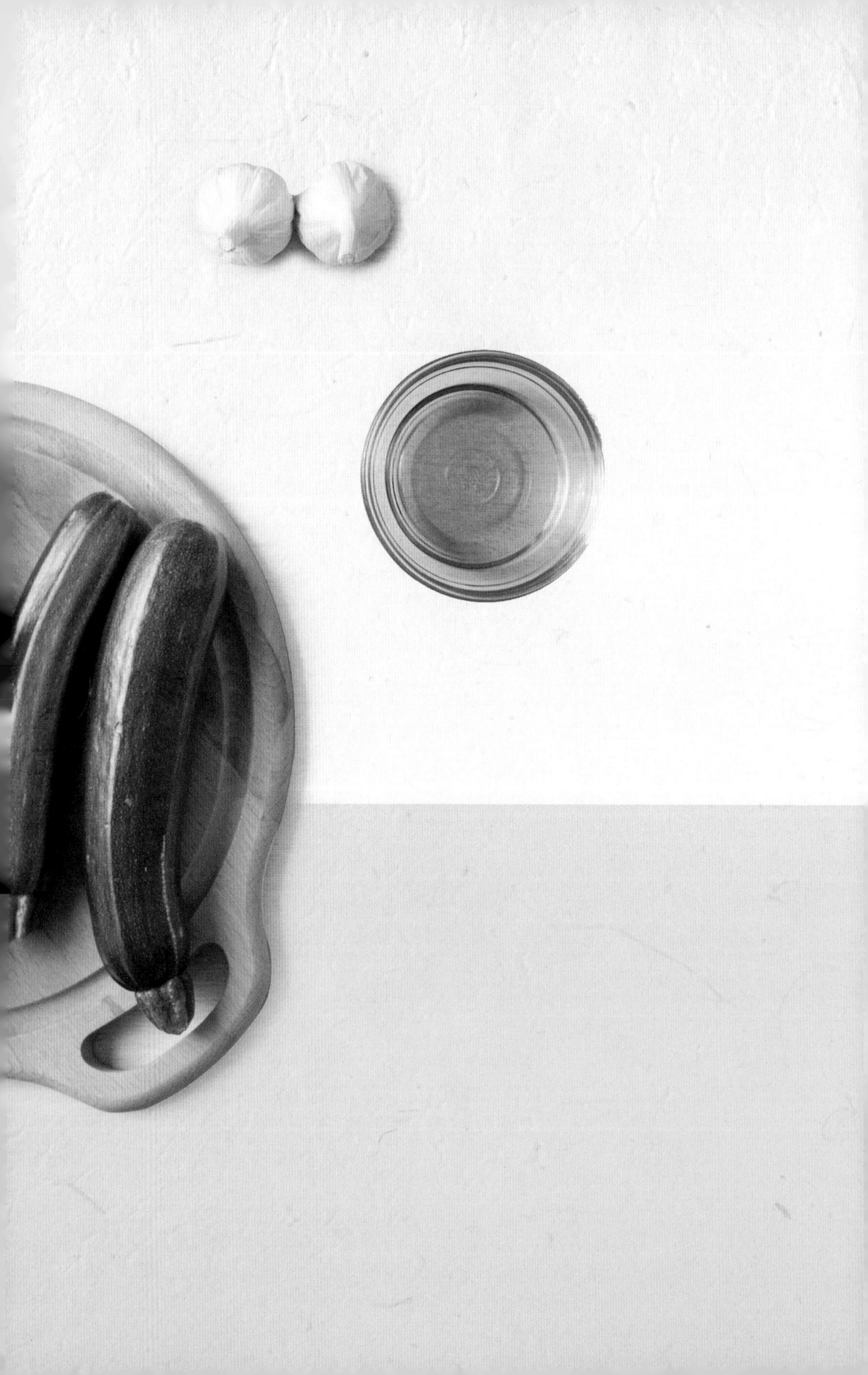

第一章

你對排毒的認識還不到5%

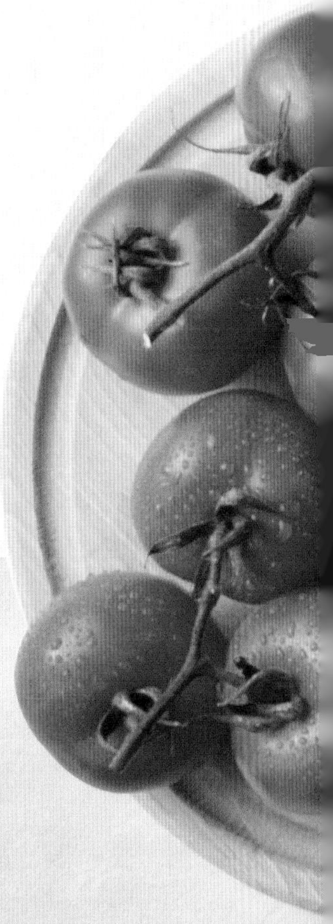

很多人都知道需要排毒，尤其是年輕女性，因為排毒後可以變白、變瘦、變漂亮。可是，排毒後有的人的確白了、瘦了、漂亮了；有的人卻上吐下瀉、臉色蒼白、身體虛脫。關於排毒，人們有太多的謬誤，以下跟着專家認識正確的排毒方法吧！

專家說：徹底認識你最想知道的排毒問題！

想有效地排走毒素，最好是明明白白地認識排毒。糊裏糊塗地排毒只會讓你在排毒的路上愈走愈偏、愈走愈累。下面這些排毒Q＆A，讓你輕鬆地明瞭排毒的真相。

1 霧霾有毒嗎？

霧霾有時從中國內地蔓延至香港，對香港空氣質素響起警號。霧霾對身體有害，要減少在霧霾天出行，戴好口罩。在飲食上，要多吃清肺、潤肺的食物，增強肺部自我清潔的能力。

2 吃蔬菜就能排毒嗎？

從中醫角度來說，多種蔬菜具有滋補身體、祛熱祛火、促進消化等作用，這些都是排毒的功能，如菠菜滋陰平肝；紅蘿蔔清熱祛火等。

排出毒素一身輕

規律的生活有助排毒

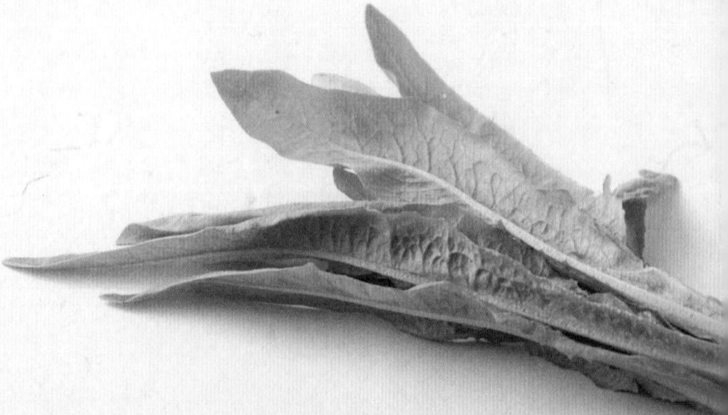

3 足貼能排毒嗎？

足貼是近幾年流行的排毒產品，類似膏藥但成分不同，效果也不同，購買前應先諮詢醫生的意見。

4 甚麼食物最排毒？

沒有最排毒的食物，只有排毒效果更好的食物，例如五穀雜糧、蔬菜和水果，都是排毒的好食材。

5 想排毒只能吃素嗎？

單單吃素容易引發營養不均衡，想健康地排毒，最好葷素搭配。重要的是食物的結構，而不是素食本身。

6 來月經時是排毒嗎？

月經讓老化的子宮內膜隨着經血排出，是一種排毒方式。月經是女性激發身體造血功能、自我調節的機制。

7 哪些人不適合排毒？

身體較虛弱者、身體不便的老年人、腸胃炎、痔瘡嚴重的患者及孕婦，這些人排毒前必須在醫生指導下進行。

飲食
- 早餐吃好
- 午餐吃飽
- 晚餐七分飽

睡眠
- 不賴床
- 午間小憩
- 不熬夜

運動
- 運動前熱身
- 每週進行兩、三次運動

排毒從了解「毒」開始

排毒會令身體更健康、輕盈，但身體裏的「毒」是甚麼？為甚麼身體裏會出現「毒」？排毒會影響健康嗎？學會正確排毒，要先了解有關「毒」的知識。

「毒」是甚麼？

這裏所提到的「毒」是指任何可以干預正常生理活動，並破壞機體功能的物質，如瘀血、自由基、體內該排出的廢物，以及多餘的膽固醇、脂肪、尿酸、乳酸等。凡會令身體不適的因素，都稱為「毒」。

排毒是指通過各種方法，增強身體代謝，促使體內淤積的物質順利排出，保持身體的正常機能。

其實，大多數現代人都需要排毒。與古時相比，現代人的生活環境變得大不相同，空氣中充滿可吸入性顆粒，還有各種電子輻射；攝入食物殘留的多種農藥；隨時隨地傳入耳的噪音；晚睡；喜歡高油脂、高糖食物的生活習慣等，令身體機能負擔越來越重，現代人更需要排毒。

西醫所說的「毒」

在西醫的角度來說，「毒」是更具體、更接近現代人對「毒」的定義。西醫所說常見的「毒」包括生物毒素、食物中毒、藥物中毒，以及人為因素造成的毒素。

生物毒素

生物毒素是指動物、植物、微生物產生出來的各種化學物質，並對其他生物物種有毒害作用，例如吃了受重金屬污染的海魚。微量的毒素通常不會產生毒副反應，但日積月累之下會影響身體健康。不過，生物毒素並非一無是處，在現代科研中，很多生物毒素可以為生物學、化學、醫藥學等生命科學研究提供豐富的物質基礎，對人類發展有很大裨益。

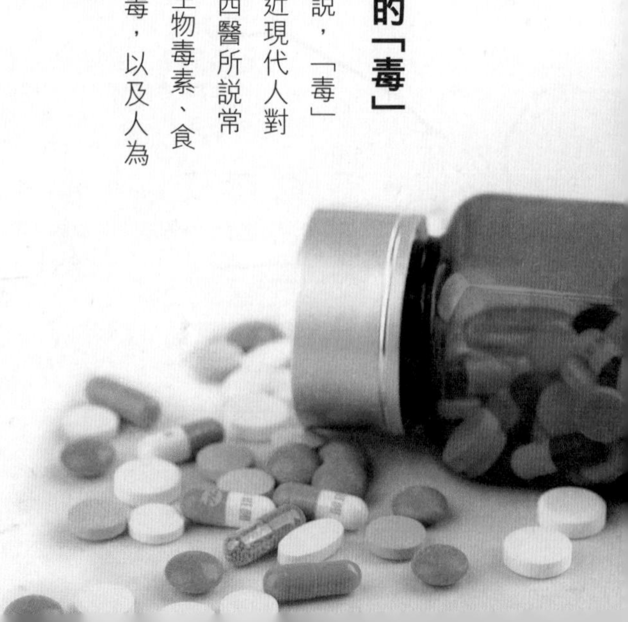

攝入的毒素

在醫學上，攝入的毒素常指食物中毒，包括不小心攝入變質食物，或有毒的食物導致中毒等。有毒的蘑菇、發芽的馬鈴薯、未煮熟的四季豆等，生活中常見的易中毒食物。有些食物為身體提供營養之時，也令身體產生不健康物質，如高脂肪食物、油炸食物等。

藥物本身的毒副作用

生活中難免會生病吃藥，「是藥三分毒」，藥物有一定的毒副作用；所以在疾病痊癒後，要給身體一段時間，將這些毒素代謝出去。如能通過飲食、按摩、運動等方式提高代謝，身體排出這些毒素的時間將會大大縮短。

人為因素造成的毒素

人為因素造成毒素的範圍比較廣泛，不良的生活習慣、被污染的空氣和水、不好的飲食習慣，都對身體造成一定程度的傷害。生活最常見的毒素是酒精，血液中的乙醇濃度達到 0.05%-0.2%，會出現醉酒狀態；濃度達到 0.4%，能引起重度的急性中毒而導致昏迷，並會因呼吸衰竭而死亡。長期酗酒可引起慢性酒精中毒，損害身體重要的器官。吸煙對身體的傷害也比較大，大大降低身體的免疫力，增加患病的概率。

病毒、細菌

病毒、細菌感染是大多數疾病的主要原因，也是一種「毒」。病毒、細菌有多種形式，也有很多進入人體的途徑，如接觸被病毒、細菌感染的食物、物品，甚至是空氣等，都可能引致疾病。排毒有提高身體免疫力，增加身體抵抗病毒、細菌能力的作用。

西醫所說的「毒」，指的是可以直接影響身體健康的物質，在攝入或感染後往往會直接導致身體不適，所以更為直接。中醫所說的「毒」，是在體內積聚到一定程度後，通過口腔潰瘍、口臭、便秘等非疾病的健康問題表現出來，如未能及早注意，長期積累就會導致疾病出現。

中醫所說的「毒」

中醫對「毒」的認識由來已久，兩千多年前的《黃帝內經》中就已有「毒」的記載。《黃帝內經》中所說的毒主要是指藥物毒性、蟲獸之毒和引起傳染病的疫毒。現代中醫認為，毒是指外感風、寒、暑、濕、燥、火六淫之邪，或內傷七情、過勞過逸、飲食不節，使體內陰陽失去平衡，臟腑功能失調，氣血運行不暢而產生的一系列病理代謝產物，痰飲、瘀血、宿食、內濕等皆為毒素。常見的毒有以下幾種：

熱毒

熱毒往往表現為陰虛陽亢，可以由多種因素導致，如肝火旺盛、胃熱重等，都是熱毒影響不同臟腑的結果。其具體症狀為口苦口臭、咽喉疼痛、大便乾燥、臉部油垢、易生痤瘡、鼻孔出血、痔瘡便血、手足汗多等。

火毒

火毒在程度上比熱毒更嚴重，可見於感染一類的疾病，是指細菌通過局部或血液循環侵入人體所引起的炎性反應，如癤、疔、癰、膿腫、手部感染、急性淋巴炎、丹毒、急性乳腺炎等疾病。這類急性感染疾病是人體內部在邪正鬥爭（指中醫理念中的邪氣、正氣鬥爭）過程中，由於邪正力量的消長變化，反映出一系列局部或全身症狀。火毒不重，正氣尚強，病情較輕，僅有局部症狀，多無全身症狀，主要表現為不同程度的紅、腫、熱、痛和功能障礙；火毒較重，邪正鬥爭劇烈，則病情較重，如惡寒、發燒、頭痛、高燒口渴、煩躁、小便短赤、便秘、舌紅、苔黃；更嚴重的是邪盛正虛，火毒內陷，可發展為全身性感染，這個時候必須用清火解毒的方藥，扶持正氣，增強抗病能力。

寒毒

寒毒是和熱毒相對應的，可以分為兩種。風寒侵襲引起的感冒、關節疼痛屬外寒，是由體外的因素造成的；內寒則是陽氣虛衰、臟腑功能退化導致。寒毒對人體的影響主要是在血液循環上，如易出現手腳冰涼、痛經等。血液流動不暢，可能出現血液黏稠度增高，血流速度減慢等症狀，多種因素都可導致陽虛寒盛，如經常吃冷飲、寒涼天氣不注意保暖等。

濕毒

濕毒是機體水液代謝發生障礙所形成的病理產物，若不及時排出體外，可能成為對人體有害的濕毒。濕毒也分兩種，外濕是由氣候環境、飲食不節、脾胃受傷引起的，表現為胃腸型感冒、感染性過敏性皮膚病等。內濕則是脾胃虛弱運化不力所導致的，或因脾虛正氣不足，招來外濕入侵，妨礙脾胃運化功能，如食慾缺乏、腹脹、腹瀉、便溏、臉黃、水腫、舌淡苔潤等。濕邪不僅阻滯氣機，阻礙血行，而且濕性重濁黏滯，一旦為病，病位廣泛，病勢纏綿難癒。

瘀血之毒

瘀血之毒是指由於瘀血而使血液失去了正常功能，對人體產生毒害，多種因素都可引起。如果瘀血一直不消，會阻滯經絡，人體得不到氣血的充分滋養，就會出現症狀，如膚色發暗、唇色和指甲發紫，人不愛動、痛經以及身體刺痛、有青紫色瘀斑等。

食積之毒

脾胃掌管食物的消化、吸收與輸送，如果功能失調，就不能消化和利用食物。日積月累，這些堆積在胃裏的食物就會醞釀成毒素，損傷脾胃，使人出現食慾缺乏、胸悶、噯氣、泛酸、大便不暢、臉生痤瘡等不良症狀。

藥物之毒

藥物之毒的症狀相對複雜，這裏暫不一一說明，但都對肝臟有害。很多人知道西藥有明顯的毒副作用，卻忽視了中藥的毒性。所以在不耽誤病情的基礎上懂得一些藥物知識，盡量少服藥是相對保險的做法。

蟲毒

體內有蛔蟲、蟯蟲等蟲毒會破壞和侵蝕人體的局部組織，消耗養分和精氣。蟲毒多見於腸胃，如生食肉類時會出現腹痛、食慾亢進而身體消瘦、睡覺磨牙、喜食異物（如生米、泥土）等症狀。發於皮膚可出現疥、癬、皮膚潰瘍等症狀。

情志之毒

情志泛指喜、怒、憂、思、悲、恐、驚七種情緒變化，簡稱七情，是人們對外界客觀事物的心理反應。中醫認為情志是由五臟之氣化生的，若情志失調，則容易損傷臟腑氣血，影響人體健康，如喜傷心、怒傷肝、思傷脾、悲傷肺、恐傷腎，情志一旦過度就會傷身。

毒素從哪裏來？

「毒」隱藏在身體裏，給身體帶來傷害，那麼體內的毒素是從哪裏來呢？其實，很多毒素隱藏在我們身邊，食物、空氣、水、藥物、居住的環境等都存在毒素，這些物質時刻包圍着身體，侵襲健康。及早了解毒素的源頭，就能減少毒素攝入。

吸入的毒

空氣中的主要污染物質有一氧化碳、碳氫化合物、二氧化硫、鉛、臭氧、各種懸浮顆粒物，可以通過呼吸道進入人體。身邊人吸煙，二手煙也以一種可吸入毒，慢慢侵蝕着健康。煙霧中含有放射性物質釙。每天吸三十支煙，一年所攝入的放射性物質相當於拍一百次X光片所積累的劑量，這些放射性物質積累在體內，影響組織細胞的代謝，並最終影響健康。

此外，吸入油煙也是不可避免的可吸入毒的重要來源。油經過長時間、多次高溫加熱後，會形成丙烯醛、苯、甲醛等物質，不僅會損傷呼吸系統，對眼睛、皮膚等暴露於油煙中的器官也有很多傷害。所以在家烹調菜餚時，最好少放油，並減少烹煮時間，而且要打開抽油煙機吸走油煙。

飲用的毒

水是人體代謝不可或缺的重要物質，水的好壞與人們的健康長壽有着密切的關係。日常生活中，大家都很注意飲用水的品質，但是由於整體環境的變化，水質本身已經發生了變化。如水中雜質增多，煮開的水中水垢越來越多等，都慢慢影響着身體健康。現在很多家庭飲用礦泉水或者純淨水來避免自來水中的物質，殊不知長期飲用礦泉水和純淨水也有弊端。

礦泉水中礦物質含量高，不宜煮開飲用，在高溫加熱過程中，水裏所含的鈣、鎂等離子會釋出，形成水垢，降低礦物質利用率。而且長期飲用礦泉水，會打破體內微量元素的平衡，也不利於身體健康。

此外，純淨水中缺乏礦物質，長期飲用有可能導致體內礦物質缺乏。

滲入的毒

日常使用的日用品，如香水、剃鬚膏、牙膏、肥皂、洗髮液、洗衣液、指甲油、化妝品等也有毒素。

日用品中所含的化學物質能通過皮膚侵入身體，進而產生毒素，日本專家稱之為「經皮毒」。因此使用日用品時要注意控制用量，尤其是那些具有濃縮、精華特點的日用品，只需一點點就能達到效果，而且還能節約，何樂而不為？其次，經常更換日用品也是不錯的方法，可以避免同一種毒素在身體內的長時間積聚。

進食的毒

對於在蔬菜和水果表面噴灑農藥、在水果表面打蠟等現象，早已見怪不怪。但不要放鬆警惕，大部分蔬菜和水果在食用之前先放入淡鹽水泡幾分鐘，這樣較為安全。

加工食品常見的食物添加劑給現代生活帶來了便利，並非人們想像的那麼可怕。但如果購買的加工食品顏色太鮮豔、味道過濃、口感異常，那就要小心了，有可能是不良商家濫用食品添加劑，也有可能是食物已經變質。

另外，鹹魚、臘腸、臘肉、火腿、燻肉及燻魚等，都含有微量的亞硝胺，而亞硝胺是一種致癌物質，容易導致消化道癌症。

內生的毒

人體在新陳代謝過程中，不可避免地會產生大量毒素。據專家測定，人體呼吸系統排出的化學物質有一百四十九種；皮膚排出的化學物質有二百七十一種；腸道氣體中有二百五十種；汗液中有一百五十一種。這些排泄出的廢物包括一氧化碳、二氧化碳、甲烷、甲醛、丙酮、苯等。這些毒素若不能及時排出，就會被人體吸收，給身體造成傷害。

此外，工作壓力帶來的負面情緒也是內生毒素的重要因素。隨着生活節奏的加快，工作壓力、學業壓力的增大，抑鬱、焦慮等已經成為人們常見的精神狀態。這些不良情緒會讓人體免疫力下降、內分泌失調。所以平時宜注意調整情緒，保持愉悅的心情。

偽裝在人體的毒素

代謝廢物、攝入不好的物質，以及其他積存於體內的不健康物質，都稱之為「毒」。「毒」到底是甚麼？其實，毒是對身體有害物質的統稱，一些大家耳熟能詳的有害物質名稱，如自由基、尿酸等。

膽固醇

膽固醇是人體發育過程中不可缺少的物質，它可以合成激素；參與合成維生素D_3，調節鈣、磷代謝，促使骨骼正常發育；參與合成膽酸，促使脂肪吸收。當體內的膽固醇量過高時，會對人體造成危害。人體內過多的膽固醇沉積在血管壁，會使血管逐漸變窄，血液留滯，從而導致高血壓和心血管閉塞，此時的膽固醇成了「毒脂」。如果膽固醇過多沉積，要少吃紅肉、蛋類等油脂含量高的食物，多吃粟米、紅蘿蔔、海帶、蘋果等新鮮蔬果。

乳酸

對人體來說，乳酸是疲勞物質之一，是保持體溫和機體運動而產生熱量過程中的廢棄物質。乳酸在體內堆積過多，將使呈弱鹼性的體液呈酸性，影響細胞吸收氧氣、削弱細胞的正常功能。乳酸堆積在肌肉，會令肌肉出現收縮，從而擠壓血管，使血流不暢，產生肌肉酸痛、發冷、頭痛、頭重感等。堆積在人體的乳酸如無法代謝，日子久了會造成體質酸化，可能引起嚴重的疾病。除了高質量的睡眠，進行一些舒展、放鬆運動，多吃富含維生素B雜的食物能有效減緩乳酸在體內沉積。

尿酸

尿酸是嘌呤物質代謝後的最終產物，主要由腎臟排出。如果尿酸產生過多或排出不暢，就會沉積在人體軟組織或關節，引發痛風、急性痛風性關節炎等疾病。

自由基

自由基是人體代謝產生的一種垃圾毒素。人體各系統運行需要氧氣，而氧氣進入人體後，在體內進行氧化分解過程中，不可避免地產生副產品——自由基。自由基是少了一個電子的原子，為了維護本身的穩定性，它會偷竊、搶奪細胞上的物質來完成自身的電子配對。

自由基所到之處，細胞、組織和營養物質都受到它侵犯。如細胞的抵抗力不夠強，自由基就會損害細胞結構，使細胞的壽命變短，影響身體健康。人體衰老、代謝變緩、關節炎、高血壓、高脂血症等都與自由基密切相關。

自由基搶奪電子的過程被稱為氧化過程，抵抗自由基的過程則為抗氧化。所以，生活中要提高抵抗力，多食用抗氧化食物，以抵抗自由基對細胞的傷害，如奇異果、西蘭花、紅蘿蔔、粟米、蘆筍、椰菜花等蔬果。

黏稠的血液

在醫學上，血液黏稠被稱為高黏血症，經常攝入高糖和高脂肪食物的人，容易導致血液黏稠。血液黏稠可引起血液淤滯、循環不暢、供氧不足，會出現頭昏腦漲、胸悶氣短、神疲乏力等症狀。

宿便

人體腸道是一個綿長多褶皺的器官，許多殘餘的垃圾廢物與毒物滯留在腸道褶皺內，無法排出體外，形成了宿便。中醫學認為，宿便所含的毒素是萬病之源。如果糞便不能及時排出人體，就會在腸道內腐爛變質，成為細菌滋生蓄積地。研究發現，人體糞便中含有許多雜菌和致癌病菌，如果二十四小時不能排出體外，可繁殖出兩兆以上的病菌，形成一個龐大的毒源，所以糞便在人體內時間愈長，對人體危害也就愈大。

三酸甘油酯

三酸甘油酯是人體內含量最多的脂類。從三酸甘油酯中脫離的脂肪酸是游離脂肪酸，是一種能夠迅速用於生命活動的高效熱量源。它有人體保持體溫、免受寒冷襲擊，以及保護身體免受外來襲擊的緩衝功能。如果三酸甘油酯過量，囤積於皮下就會使身體肥胖；囤積於血管壁則造成動脈硬化；囤積於心臟就會導致心臟肥大；囤積於肝臟則會造成脂肪肝。

七大常見排毒方法

體內的毒素需要排出，任何有助於提高身體代謝的方法，都是好的排毒方法。現代人體內毒素積累多，身材越來越胖，皮膚越來越不好，這都是毒素惹的禍。日常排毒需要簡單易行的方法，下面這些方法是最容易實施的，大家可根據情況選擇適合自己的方法。

飲食排毒法

飲食排毒是比較簡單且較為流行的排毒方法，吃吃喝喝就能排毒，也比較符合現代人養生的觀念。飲食排毒除了注意飲食衛生、食品安全外，還可以採用素食、生食等排毒方法。

素食排毒法

素食排毒是近年來比較流行的飲食排毒法，這和素食排毒的眾多好處是分不開的。素食排毒會讓人減少脂肪、蛋白質的攝入，有利於減肥。對於想要減肥的人來說，這無疑是一個福音。而且素食中僅僅含有少量的膽固醇，這樣一來，飲食中膽固醇的攝入量大大降低，心腦血管疾病的發病概率也會隨之降低，有益於身體健康。但素食排毒也有很大的缺點，素食普遍缺乏維生素B_{12}，而且素食中的鈣、鋅等微量元素也很少，所以在堅持素食排毒時，要注意營養均衡。

生食排毒法

生食排毒是指通過吃能夠生食的蔬果，來達到排毒的目的。食物在經過高溫加熱後，會流失部分營養，而生食可以最大限度地保留食物所含的營養，而且生食簡單易行，方便操作。

生食排毒法能從源頭上控制油脂、鹽等攝入，減輕身體代謝負擔，緩解體內壓力，是較好的排毒方法。

但生食並不適合所有人，也並不是所有的蔬果都適合生吃。脾胃虛寒，或者有胃腸疾病的人，應吃溫熱的軟食物，不適合生食。而且很多食物在沒經過加熱時，既不容易被消化，其營養也不容易被吸收，如紅蘿蔔、番薯、南瓜、粟米等。此外，一些根莖類食物，如茭白、菱角、馬蹄等，可能含有寄生蟲，也不宜生食。

流汗排毒法

研究表明，汗液中含有一百五十多種有害物質，流汗也是機體排出體內廢物的一種方式。讓身體排汗最健康的方法是運動。

正常情況下，兒童和青少年每天要維持六十分鐘以上的中等強度運動，成年人每週要維持一百五十分鐘以上的中等強度運動，老年人除了要維持每週一百五十分鐘中等強度運動外，還要加強平衡、防跌倒能力和肌肉力量的鍛煉，有助健康。

中等強度的運動是指運動時心率明顯加快、身體微微出汗、呼吸微喘，但是還能流暢說話的狀態，快走、跳舞、慢跑等都能達到這種狀態。

利尿排毒法

排尿也是排出身體內代謝廢物的一種方式，尿液中含有大量機體無法吸收的氮、磷、鉀等成分，通過食物調節，以及補充水分等方式，來增加尿液的排放，有助於排出體內積存的毒素。

可以嘗試吃一些有利尿功效的食物，如冬瓜、紅豆、薏米、梨、西瓜等。飲食以清淡為主，注意增加攝入高維生素含量的食物，少吃油膩、重口味及辛辣刺激的食物。

精神排毒法

緊張、焦慮、煩悶等不良情緒嚴重影響生活質量和健康，不利於身體保持良好的代謝，現代人工作、生活壓力大，經常產生精神壓力，需要及時緩解，以避免更多的毒素給身體帶來負擔。

在面對問題時，要盡量尋找原因，不要只顧逃避，而且要將工作、生活分開，在工作中遇到的問題不要帶到生活中，並在生活中培養個人興趣。這樣即使再累、再辛苦，每天還能期盼做自己喜歡的事，心情會輕鬆很多。

壓力大的人要找到壓力的來源，認清危害，然後根據輕重緩急分等級，各個擊破；心情抑鬱時多與他人交流，可經常結伴外出旅行、購物、品嚐美食等；焦慮、失眠的人要減少思考時間，多感受此時此刻的美好，把眼光放在當下；多發現生活的樂趣，學會欣賞他人，閱讀經典文學作品；精神疲憊的人則要放慢生活節奏，勞逸結合，睡前多聽輕音樂。

不管甚麼時候，書籍、音樂、電影都是喚醒心靈的良方，讓我們看見世界的溫暖、力量、愛的存在。有時間看看書、聽聽音樂、看看電影，緩解精神壓力，利於排毒。

運動排毒法

熱愛運動的人都有這樣的感受，運動之後渾身舒服，感覺自己的身體比往常更輕快，人也覺得精神。通過運動，身體的免疫力提高了，氣血運行通暢了，毒素自然被排出體外。運動時容易出汗，身體內的廢物因此被代謝出去。同時，運動後要補充水分，可促進排便，通過排便也有利於毒素排出體外。

通便排毒法

通便排毒是大家最熟悉的排毒方法，主要是通過治療便秘來排腸毒。通便排毒的方法有很多，通過飲食調節、服用藥物，甚至灌腸等方法，可以達到排便之目的。

服用藥物、灌腸等促進排便的方法，對胃腸有一定的刺激，同時也會破壞腸道內菌群的平衡，經常這樣對身體健康不利。最好的方式是通過飲食調節來促進排便。

在飲食上宜多吃蔬菜、水果，並可以運用一些技巧，如空腹飲用一杯乳酪飲品或乳酪，在兩餐之間吃一個蘋果等，都可以改善便秘，促進排便。便秘時多吃些可溶性膳食纖維含量高的食物，對加快排便、排出體內毒素、保持腸道健康大有裨益。

輕斷食排毒法

研究發現，輕斷食有助於排毒。實驗者發現，按照每週輕斷食一天的規律，體重、BMI（體重指數）、體脂率、腰圍都有所降低，平常應酬較多，有高血壓、高脂血症、高血糖，以及腹部肥胖的人可以試試輕斷食排毒法。

甚麼是輕斷食？

輕斷食是指通過輕微程度的斷食來達到保持體內能量平衡的做法，一般是在一週內選擇一天或兩天進行輕斷食。輕斷食期間只能攝入大約六百千卡的熱量，食物主要以新鮮的蔬菜水果和優質蛋白質為主，如雞蛋、水煮雞胸肉配青菜、蘋果等。在一週的其他時間裏，可保持原來的飲食習慣。

研究者發現，通過這樣簡單的輕斷食方法，可以大大改善身體新陳代謝，減輕機體代謝負擔，有助於將毒素排出體外。在輕斷食開始實施的數星期，實施者會發現很難忍住一天沒有吃飽的狀態，但是一般到斷食日的第二天就會感覺身體非常輕鬆，感覺非常好。

不過，斷食排毒時間不宜過長，建議控制在一至三天。如果超過三天，則需要循序漸進，慢慢減少食物份量，再慢慢恢復正常。

此外，輕斷食排毒法也不適合每一個人。平時飲食比較油膩，經常大魚大肉的人，以及身體肥胖、腰圍較粗，或是「三高」者，可以試試此方法。如果生活中本來吃得不多，或已有肉、蛋、奶攝入不足情況，身體表現怕涼怕冷、消化不良等症狀時，盡量不要採用輕斷食。

常見斷食排毒法推薦

輕斷食並不適合所有人，而且不同人可以根據自己身體狀況，以及工作狀態，採取不同程度的斷食方式。常見的斷食排毒法可參考下表。

剛開始嘗試輕斷食時，可以採取不完全斷食法，即停止進食時可以適量飲水，或喝生菜汁、西梅汁、番茄汁等低糖飲品。在高膳食纖維果汁裏可以適當進食天然堅果、紅莓、藍莓等健康零食，這些零食含豐富的維生素、不飽和脂肪酸、SOD 超氧化物等，有利於促進新陳代謝。另外，蘋果蓉加醋含有豐富的果膠和酶，能夠有效清洗消化道、排除毒素、控制及調節體重。

常見斷食排毒法

名稱	時間及頻率	具體操作
一日斷食法	每次一天，每月兩次	在一天之內，只飲白開水或檸檬水
週末斷食法	每週兩天，每月一次	在週六、週日進行排毒，以食用清粥、蔬菜為主，總量應是平時的50%-70%
鮮奶斷食法	每次一至三天，每月一次	斷食期間只喝鮮奶，根據自己的需求選擇牛奶
果蔬汁斷食法	每次一至三天，每月一次	斷食期間只喝果蔬汁，可供選擇的蔬菜和水果較多，如芹菜、青瓜、紅蘿蔔、蘋果、草莓等

不可不知的排毒謬誤

排毒的方法眾多，排毒食物也有多種，但如果排毒的方法不對，不僅未能排毒，可能還會導致不良後果。要排清體內毒素，就要了解排毒謬誤，根據個人的體質和生活特點，選擇適合自己的排毒方法，才能事半功倍。

排毒就是腹瀉

日常生活中，有些人一旦出現排泄不暢或便秘的情況，心中會焦慮不安，認為自己是由於上火而引起身體失律。於是他們前往藥店、超市購買瀉藥、涼茶飲用，或服用含有番瀉葉、大黃、蘆薈等藥物成分的膠囊、茶飲，又或通過各種方法來達到腹瀉之目的，以求「降火」，快速解決便秘問題。然而，腹瀉雖然排走了宿便，但故意引致腹瀉這種行為會刺激胃腸道，導致腸道內有益菌群失衡，影響胃腸的消化功能。

瀉藥、涼茶的藥性大多寒涼，易損傷人體正氣和「真火」，尤其是脾胃虛寒和虛證肺熱的人群更不宜服用。否則脾胃受損，胃腸就不能充分吸收食物的營養，從而導致脾虛體寒，身體素質進一步下降。

如果長期服用瀉下藥茶來促進排便，心理上易產生依賴，身體更加不遵守人體排毒的自然規律。排毒喝瀉下藥茶並非明智之舉，多吃新鮮的水果和蔬菜，少吃刺激性食物，平時多運動，才是正確的排毒選擇。

排毒只吃素

吃素的好處有很多，比如可控制體重、預防疾病、美容護膚等，但這並非絕對。單純吃素會引發營養不均衡，比如缺鐵性貧血、缺鈣、缺乏蛋白質等。如果想要健康排毒，最好葷素搭配。營養專家認為，經過科學安排的飲食搭配，再加上健康的生活方式，才能發揮更好的排毒效果，比素食更重要的是食物的結構，而非素食本身。

多喝水就能排毒

我們經常聽到，感冒了多喝水，運動時多喝水，坐在電腦前多喝水。多喝水可以排出體內毒素，已成為人們的共識。

毋庸置疑，水分參與人體各項新陳代謝，幫助消化食物、吸收營養、排出體內垃圾、參與調節體內酸鹼平衡、維持體溫，在各器官之間起着潤滑作用。然而，如果過量飲水會增加腎臟的工作量。這會令血液中的鈉元素過多地排出體外，血液的鹽分越來越少，細胞過多吸收水分，造成細胞水腫，引起身體其他功能紊亂，「水中毒」由此產生，可能還會出現頭暈眼花、無精打采、心悸等症狀，嚴重時甚至出現痙攣、意識不清和昏迷等症狀。因此，喝水排毒也要注意適量進行，每天合理的飲水量為一千五百至二千毫升。

排毒就得服用藥物

有些人希望通過藥物及快捷的方式來進行排毒，並覺得藥物更有效。事實上，「是藥三分毒」，而且排毒藥物中多有大黃、白朮、荷葉等大泄之物，為苦寒之藥，不適合大量服用，易導致胃腸功能紊亂。其實，排毒完全可以通過調節飲食、改變生活習慣來實現。

隨時隨地都可排毒

儘管幾乎每個人都需要排毒，但是排毒並不適合隨時隨地進行，青少年時期、懷孕和母乳餵養期間，以及非常疲勞時都不適合進行排毒，否則可能會產生噁心、腹瀉等負面效果。此外，排毒也要根據個人情況而選擇，如生食蔬菜水果不適合脾胃虛寒者，排毒時必須根據身體狀況，選擇適合自己的排毒時間和排毒方法。

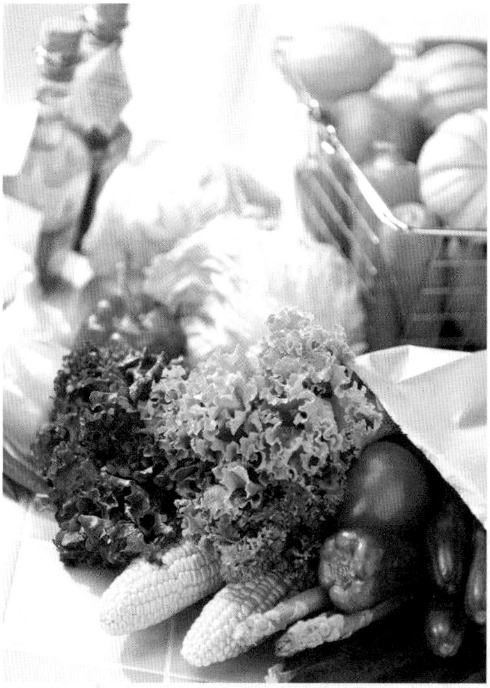

四季排毒的分別

人體的五臟六腑與四季交相呼應，不同的季節人體會產生不同的狀態，季節、天氣的變化會影響人的情緒、身體狀態、健康，甚至是容貌。了解身體運作特點，對應不同季節，掌握正確的排毒方法，讓美麗由內而生。

春季排毒

春季萬物生發，體內陽氣經過整個冬季的積累、堆積，也開始蠢蠢欲動，此時最適合通過運動來保健。中醫理論認為，春季肝氣運行，適合吃綠色食物，以養肝、養肺。

多吃富含蛋白質的食物

春季天氣乍暖還寒，身體需要消耗足夠的能量來保暖，宜進食足夠的優質蛋白，可適量多吃魚、肉、豆製品等。需要注意的是，攝取優質蛋白時也應有所選擇，少吃動物肝臟等高脂肪的食物，應選擇蛋、魚肉、禽肉等優質蛋白。此外，春季天氣轉暖，細菌、病毒等微生物開始繁殖，侵犯人體而致病，宜補充足夠的維生素和礦物質，提高身體免疫力，抵抗病毒侵襲。小白菜、青椒、番茄、檸檬、柑橘、奇異果等富含維生素C的食物，以及紅蘿蔔、南瓜、椰菜、豆芽、芒果等富含胡蘿蔔素的食物，可保護和增強呼吸道黏膜和細胞活力，抵抗感冒病毒。

多吃富含膳食纖維的食物

生活中常見富含膳食纖維的食物有綠葉蔬菜、粗糧、蘋果、梨等水果，但要注意飲食均衡，不要過量攝入，每天食用新鮮蔬菜五百克及水果二百克即可。此外，春季天乾物燥，宜多飲水。

春季多運動

春季春暖花開，身體也需要運動，以助體內陽氣運行，可嘗試慢跑、行山、游泳、戶外徒步等。

夏季排毒

炎熱的夏季，人體水分蒸發快，很多人不願意運動，也不願意忍受炎熱的天氣，所以經常待在空調房間裏享受涼爽，以致身體的毒素積存，不僅容易出暗瘡、膚色暗沉等皮膚問題，更容易導致多種健康問題，如肌肉酸痛、疲倦等，所以夏季也應堅持排毒。

少食冷食，多食熱食

夏季天氣熱，很多人都喜歡吃涼爽的食物，其實此時應吃些溫熱食物。中醫認為，夏季有「伏邪」，即暑、濕之氣，易漸漸侵入體內，導致秋冬季節的疾病；所以炎熱的夏季要煮熱湯吃，吃後出一身汗，身體非常爽快，也將深深藏於體內的「伏邪」發出來，可以袪病。

適當飲用新鮮蔬果汁

夏季人體水分流失快，需要及時補充水分，而夏季很多瓜果蔬菜都已成熟，方便製成新鮮的果蔬汁，保留了蔬菜水果原有的營養，而且含有豐富的膳食纖維、維生素和礦物質，滿足身體對營養的需求，也有助加快身體新陳代謝，促進體內毒素排出。

適量運動

運動不僅可以強身健體，還可以進行排毒。適量運動，讓身體充分流汗，毒素也就跟着排出來了。夏季可以進行散步、游泳、瑜伽、羽毛球等一定強度但不劇烈的運動，有助排汗。需要注意的是，不要在溫度較高的午後運動。

別忘記養肝

夏季很多人喜歡吃燒烤、麻辣鍋等，搭配啤酒食用，感到非常舒暢，然而這樣不僅傷害胃腸，對肝臟也有影響。燒烤、麻辣鍋等食物口味比較濃重，往往還含有大量的油脂，脂肪的代謝增加了肝臟的負擔。因此，夏季也要注意養肝，不要熬夜，要正常休息，平時多吃乳酪、豆製品、蜂蜜等有清熱解毒、健脾益氣作用的食物，以利養肝。

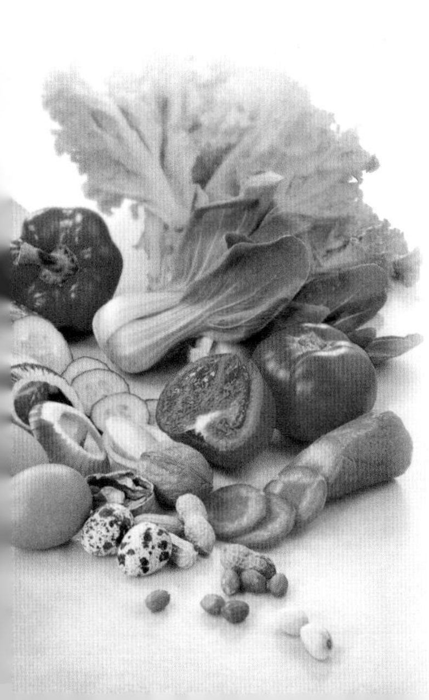

秋季排毒

經歷了夏季暑熱煎熬之後，乾燥的秋季隨之而來。肌膚在夏、秋季節交替之時，很容易出現暗黃、色斑等問題，也變得很容易出油。因炎熱夏季積累的毒素容易此時爆發，有可能出現上呼吸道感染的情況。因此，秋季養生更要注意排毒。

多進行戶外活動，深呼吸

秋高氣爽，天氣好的時候，多出去走走，可以行山、徒步等強度不大的活動，呼吸新鮮空氣之時，也令心情愉悅，提高身體素質。

宜先排毒後滋潤

入秋後，根據氣候變化，在飲食上宜遵從「減辛增酸」的原則，以潤秋燥。這時宜多進食富含水分的蔬菜水果，如冬瓜、芹菜、蓮藕、蘿蔔、百合、葡萄、奇異果等，有潤秋燥、滋養肺部的功效。此外，也可炮製紅棗銀耳湯、雪梨湯等，來排走體內燥氣。

充足的睡眠

每天要有充足的睡眠。人體處於睡眠狀態時，是細胞進行修復並補充所需養分之時，如果長期睡眠不足，受損細胞無法得到修復。每天維持八小時睡眠，並盡量在晚上十一時前進入深度睡眠狀態，有助排毒細胞修復。

給生活舒舒壓

盡量釋放負面情緒，消除身體的情緒毒素。經常聽音樂，和朋友傾訴心事，穿着喜歡的衣服外去走走，或在健身房揮汗如雨，有助於補充正面能量，減輕精神壓力。

按摩排毒

秋季的疲勞也可以通過按摩緩解。按摩可以增強血液循環和身體代謝，促進毒素排出。自行進行按摩時，可以不必準確找穴位，搓熱雙手，用掌心壓感覺疲勞的位置，慢慢上下搓動，可以促進該部位血液循環，提高新陳代謝。如每天用手按壓小臂部位，有助提高小臂部位的新陳代謝，塑造修長手臂，告別拜拜肉。

冬季排毒

冬季天氣寒冷，大多數人都放棄原來的運動計劃，不運動，再加上攝入食物熱量較高，身體新陳代謝自然變慢；所以很多人在冬季都會出現體重增加，長出小肚腩的情況，這些信號都是身體在告訴你：要排毒了。

助腎臟排毒

腎臟是身體重要的排毒器官，它過濾血液中的毒素和蛋白質分解後產生的廢料，並通過尿液排出體外。冬季為養腎的好季節，宜適量多吃養腎補腎的食物，如黑豆、羊肉、馬鈴薯、紅蘿蔔等。

攝入充足的蔬菜、水果

過量的脂肪、鹽、糖以及澱粉質，很容易讓身體攝入過多熱量；因此堅持以新鮮蔬菜和水果作為食物的主要組成部分，能夠降低對這類高熱量食物的慾望。

有研究顯示，每天攝取三份蔬菜和三份水果，對體重的控制也很有幫助。尤其是水果中豐富的膳食纖維，能把體內的油脂廢物排出來。一份蔬菜保持在一百五十克左右即可，水果可在八十至一百克，一般半個蘋果就有一百克左右。

適當按摩排腎毒

每天臨睡前或洗澡後，雙手微微用力，分別從兩側腰部沿着髖部、大腿外側、小腿外側按摩至腳踝部位，每天十五至二十次，以按摩部位微微發熱為宜。

焗桑拿排毒養顏

每週焗桑拿一次，可加快新陳代謝，達到排毒養顏的功效。焗桑拿前飲用一杯水，可幫助加速排毒。焗桑拿的過程多喝點水，使排毒效果更佳。不過，要注意的是，在焗桑拿的過程期間，一旦感到胸悶或其他不適，需立即離開桑拿房。

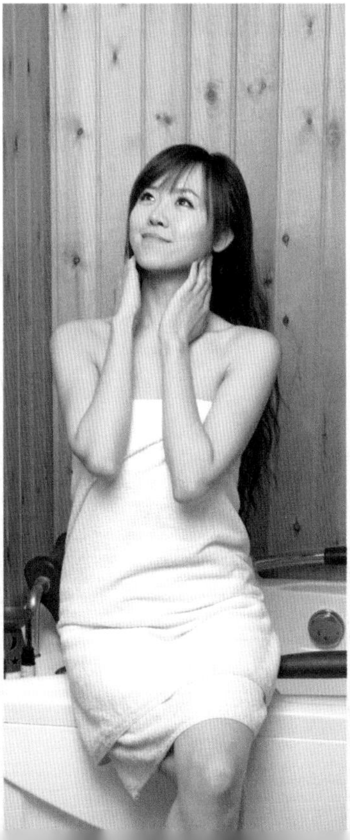

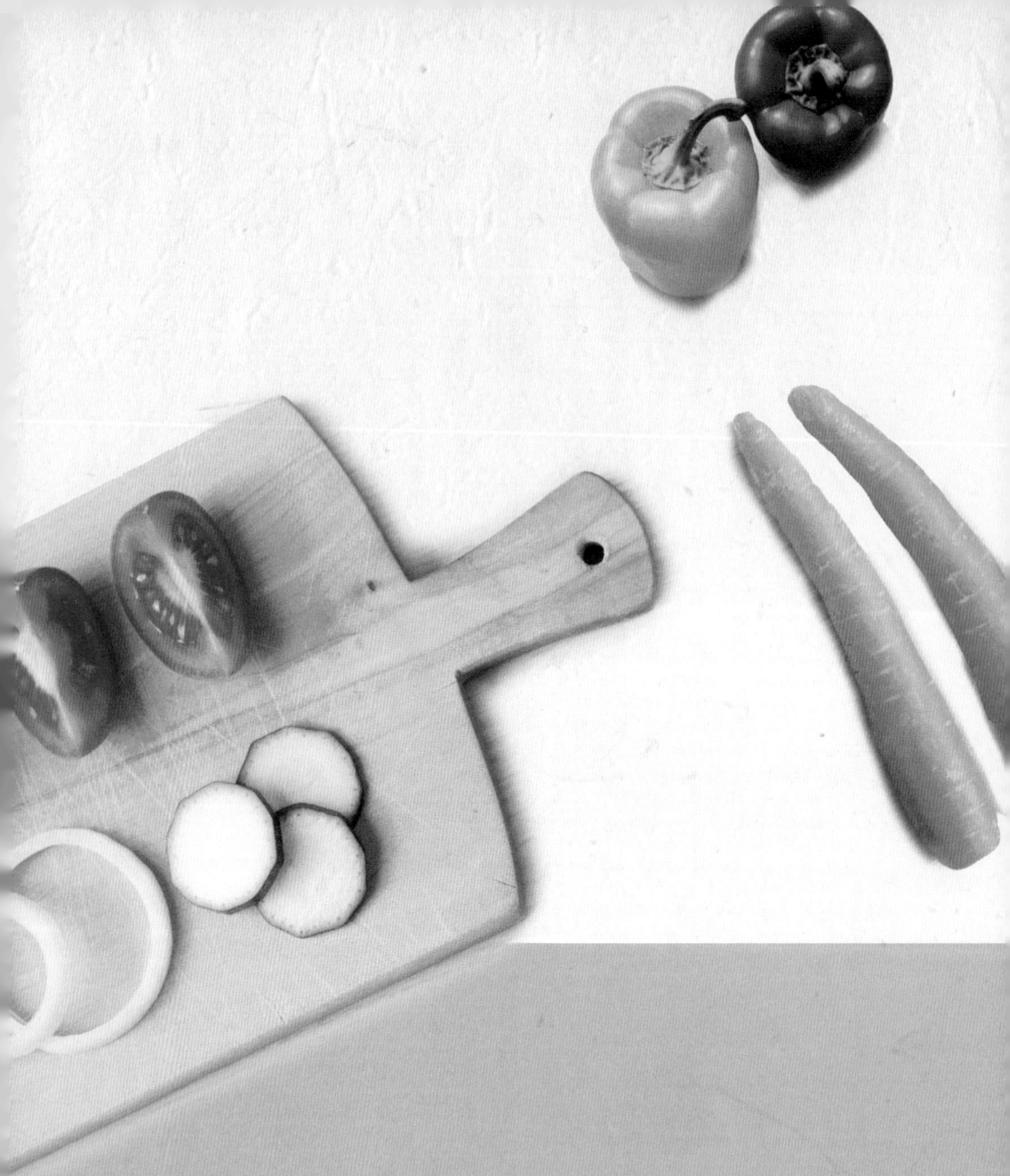

第二章
五臟排毒不生病

五臟即心、肝、脾、肺、腎五個臟器的合稱。五臟的主要生理功能是生化和儲藏精、氣、血、津液和神，故又名五神臟。

精、氣、神是人體生命活動的根本，如果五臟中毒了，會加速五臟衰老，由五臟供養的皮膚、筋骨、肌肉、神經也跟着一起衰老。想不生病、逆生長，就要給五臟排排毒了。

專家說：有助五臟排毒的小習慣

人體就像一個精密而神秘的機器，五臟就如機器裏的部件，每天為了保證人體這部複雜的機器運轉正常，它們晝夜輪流工作，因此，呵護好它們是非常重要。除了保證平時作息規律、健康飲食外，也可以通過改變生活中的小習慣，幫助五臟排毒，以便更輕鬆地達到排毒的效果。

1 心排毒

中醫認為保持心情平和是養心之道，平時應多做深呼吸和自己喜歡的事，每天可以按揉指尖位置的中沖穴；定期外出遊玩，都可以達到一定作用。

2 肝排毒

常見的肝毒是由長期飲酒引起的，在日常生活中，一定要有意識的控制飲酒，如需要頻繁出門應酬，應注意多吃綠色蔬菜，幫助肝排毒。

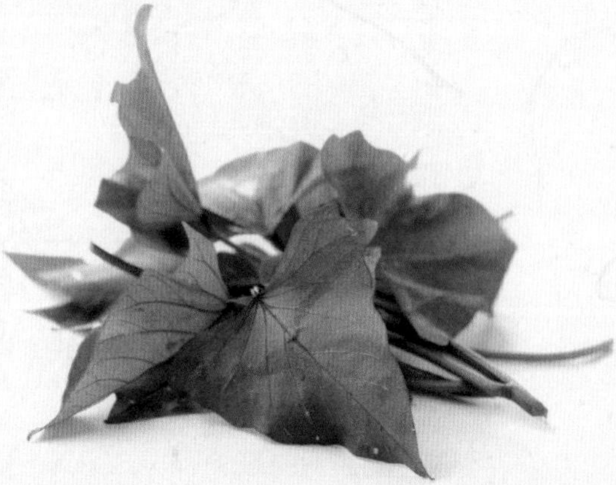

3 脾排毒

吃完飯就坐下來，不僅導致腹部脂肪堆積，而且不利脾臟工作，影響消化；因此吃飯後最好以緩慢的步速散散步，或是緊貼牆壁站立半小時左右。

4 肺排毒

中醫認為「肺喜潤而惡燥」，每天喝足夠八杯水，有助滋潤肺部，促進肺排毒；每天早睡早起，也有助肺排毒。

5 腎排毒

足跟是少陰腎經起源之地，適度的按摩有助於腎排毒，每週可以進行一、兩次足底按摩，也可在鵝卵石小道上走走，但要注意足部保暖。

排出毒素一身輕

五色食物有助五臟排毒

- 紅色▼養心
- 綠色▼養肝
- 黑色▼養腎
- 黃色▼養脾
- 白色▼養肺

心排毒

在五臟之中，心屬火，依靠陽氣的和煦升騰，使身體各部位得以滋養，蘊藏生機。心到底有多重要？舉個最直接的例子，有心跳就證明人還活着。假如一個人活了一百歲，那他的一生約有四十億次心跳，想長命百歲就要做好心排毒，心好氣血才足。

心有毒的常見症狀

舌頭潰瘍：俗稱上火，舌頭有潰瘍。

舌苔產生變化：舌頭發紅，舌苔不明顯，是心虛火；舌苔厚、發黃，是心實火。

額頭長暗瘡：額頭是心臟管轄的部分，心火旺的人額頭容易長暗瘡。

失眠、心悸：心臟處於高強度工作時，會睡不安穩、心慌。

胸悶、刺痛：遇到不順心的事容易生悶氣，會感到胸悶、刺痛。

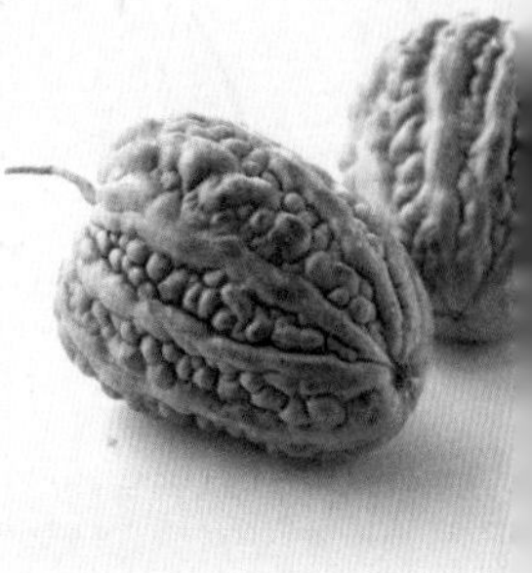

心排毒要吃甚麼？

若要排心毒、清心火，首先必須分清虛實、知其根源。如出現高熱、頭痛、目赤、喜冷飲、煩躁、大便秘結、小便黃、舌紅苔黃、鼻出血等，則為實火。清心時要平抑肝木、清瀉小腸，多吃「苦」；如咽喉乾痛、顴紅升火、心煩少寐，則為虛火，清心時要滋養腎水，減少不必要的汗液流失，保護體內的津液，以潤心陰、心血。

苦是心毒的天敵

苦味食品並不是味道是苦的，主要以蔬菜和野菜居多，如苦瓜、萵筍、絲瓜、芹菜、苔菜等。多吃一些苦味食品，對實火患者起到清涼敗火的作用；但過多使用苦寒之藥，會傷害人的胃氣，並損耗體內的津液，特別是對虛火患者，更是毫無益處。根據中醫「春夏養陽」的原則，夏季飲食宜溫，若過於寒涼則會助濕生痰，困脾傷陽。故清瀉心火時，應考慮環境氣候特點和個人的身體情況。

紅色食物令心越來越年輕

中醫認為，紅為火、為陽，與心相通，故紅色食物進入體內後，可入心、入血。心氣不足、心陽虛弱者，經常食用紅色食物十分有益，而且很多紅色食物具有極強的抗氧化性，具有抗衰老的作用，能為人體提供蛋白質、礦物質、維生素及微量元素，增強心臟和氣血功能。紅色食物如紅棗、紅豆、桂圓等可常吃；紅茶和紅酒可適量飲用；牛、羊、豬等紅肉不宜多吃。

芹菜菠蘿汁　鎮靜降壓

材料：芹菜50克，菠蘿100克。

做法：芹菜去葉、留莖，洗淨，切成小段。菠蘿去皮，果肉切成小塊，用鹽水浸泡十分鐘。將處理好的芹菜段和菠蘿塊放入榨汁機，加適量水榨汁即可。

排毒功效：芹菜味甘辛，清熱解毒、鎮靜降壓，尤其對於經常失眠的人來說，是非常好的睡前食物。

排毒成分：膳食纖維

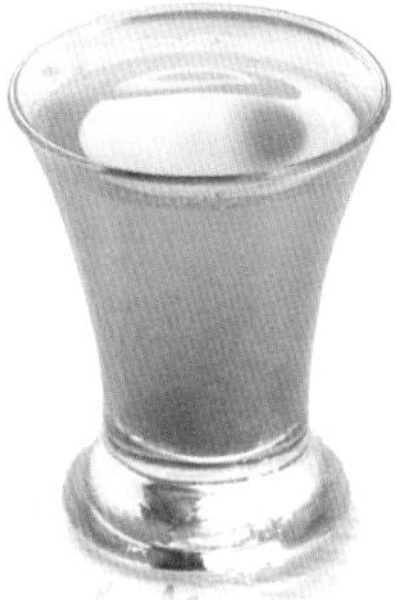

萵筍瘦肉粥　消除緊張

材料：萵筍、瘦肉各30克，米50克，鹽適量。

做法：萵筍洗淨，切絲；瘦肉洗淨，切成肉碎；米洗淨。將萵筍絲、肉碎和米放入鍋，加適量水熬煮。煮至米開花及米粥黏稠，加鹽，稍煮片刻即可。

排毒功效：經常心悸、失眠的人要多吃萵筍，因它富含鉀，常吃能減少心房壓力，消除緊張情緒，幫助睡眠。

排毒成分：鉀

苦瓜煎蛋　消暑熱、降火

材料：苦瓜150克，雞蛋2個，鹽適量。

做法：苦瓜洗淨、去籽，切成薄片，用鹽水略灼，撈出瀝乾，留三片待用，其餘切成幼粒。雞蛋加鹽拂勻，放入苦瓜幼粒拌勻。燒熱油鍋，倒入苦瓜蛋液，小火煎至兩面金黃，關火，切成小塊，放上苦瓜片點綴即可。

排毒功效：苦瓜煎蛋可以消暑熱、降火氣，對常見的上火症狀如長暗瘡、口腔潰瘍有很好的食療作用，幫助身體有效排毒。

排毒成分：苦瓜苷

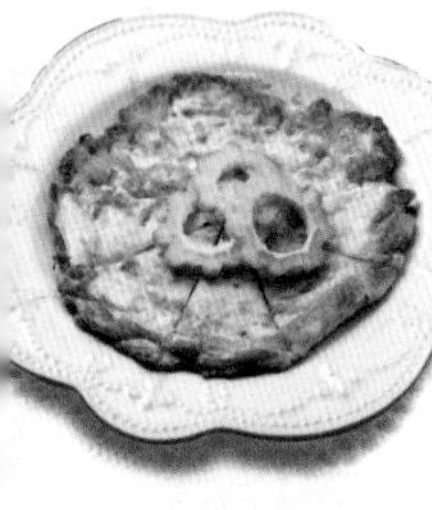

清炒豌豆苗 降低心臟病發病率

材料：豌豆苗100克，辣椒1隻，葱花、薑絲、紅椒絲、鹽各適量。

做法：豌豆苗洗淨，用開水略灼，撈出。油鍋燒熱，放入葱花、薑絲、辣椒爆香，再放豌豆苗翻炒片刻，加鹽調味，上碟，放上紅椒絲點綴即可。

排毒功效：豌豆苗口感好，常吃能降低體內三酸甘油酯的含量，降低心臟病的發病率。

排毒成分：維生素

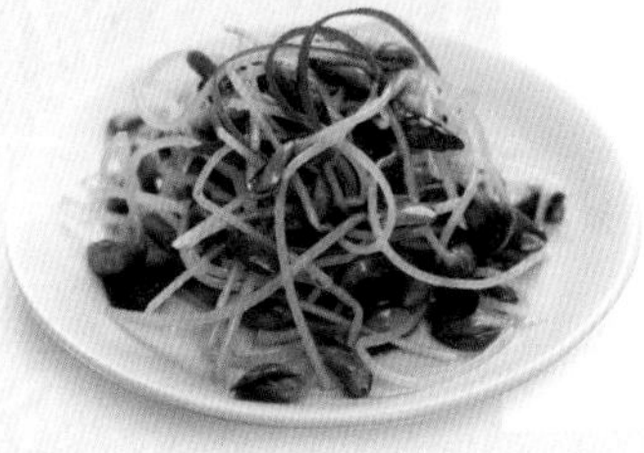

杏仁豆漿 維持血壓正常

材料：黃豆50克，杏仁10克，松子仁5克，冰糖碎適量。

做法：黃豆用水浸泡十至十二小時，撈出洗淨。將黃豆、杏仁、松子仁放入豆漿機，加水啟動。完成後濾出，加適量冰糖碎攪拌至糖融化即可。

排毒功效：杏仁的苦杏仁苷預防心臟病發作，有助保持正常的血壓水平。

排毒成分：苦杏仁苷

冬瓜荷葉薏米湯 健脾利水

材料：鮮荷葉半張，冬瓜200克，薏米30克，鹽適量。

做法：鮮荷葉洗淨，撕成塊狀；薏米洗淨。冬瓜洗淨，去皮，切成塊狀。將薏米、荷葉塊、冬瓜同放鍋內，加適量水煮沸。轉小火煮約半小時，加鹽調味即可。

排毒功效：冬瓜利水消腫、清熱解毒，這款湯利水、排心毒，又能瘦身美容。荷葉、薏米是性味寒涼的食物，女性在月經期間不宜食用。

排毒成分：膳食纖維

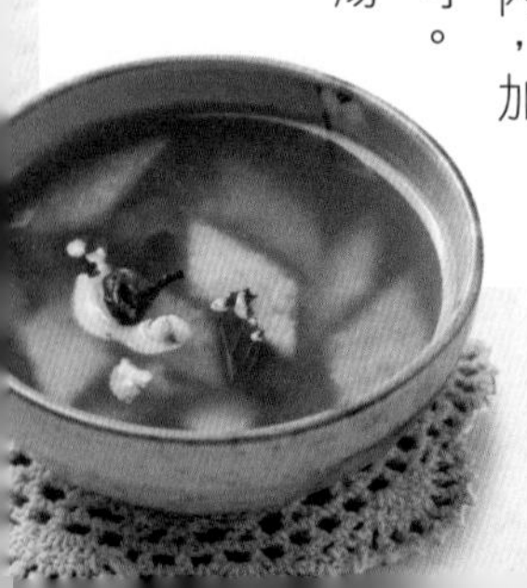

白蘿蔔蓮藕汁　清熱、散瘀

材料：白蘿蔔、蓮藕各100克，蜂蜜適量。

做法：白蘿蔔、蓮藕洗淨，放入攪拌機榨汁，過濾取汁。將白蘿蔔汁與蓮藕汁混合，加蜂蜜攪拌均勻即可。

排毒功效：蓮藕性寒，有清熱除心煩、涼血止血、散血散瘀的功效，但脾胃不好人士應少吃。

排毒成分：鉀

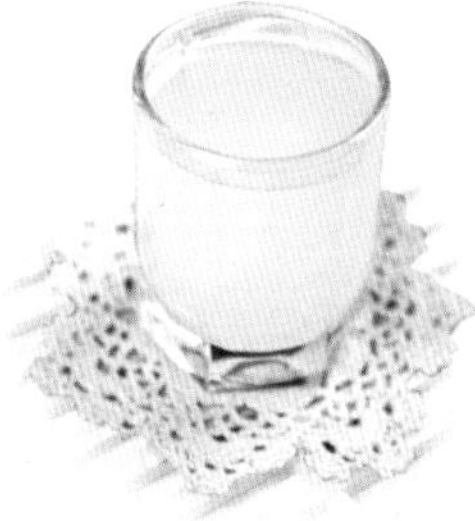

百合粥　祛火除燥，消除憂慮

材料：鮮百合30克，米50克，冰糖適量。

做法：鮮百合撕開，洗淨；米洗淨。米放入鍋內，加適量水，大火燒開。轉小火煮，快熟時放入鮮百合、冰糖，煮至黏稠即可。

排毒功效：心理壓力大、失眠、心悸都是心毒的表現，多吃百合能祛火除燥，使人心情舒暢，遠離焦躁、憂慮的負面情緒。

排毒成分：鉀

甜椒炒牛肉　益氣補血，排心毒

材料：甜椒200克，牛里脊肉100克，雞蛋、料酒、粟粉、薑絲、醬油、高湯、甜麵醬、鹽各適量。

做法：雞蛋取蛋白；牛里脊肉洗淨，切絲，加鹽、蛋白、料酒、粟粉拌勻。甜椒洗淨、切絲；醬油、高湯、粟粉調成芡汁。油鍋燒熱，甜椒絲炒至八分熟，備用。另起油鍋燒熱，放牛肉絲炒散，放入甜麵醬、甜椒絲、薑絲翻炒，倒入芡汁，炒勻即可。

排毒功效：牛肉有補脾和胃、益氣補血、健脾養胃的功效，有助排心毒，尤其適合貧血、血虛、身體虛弱人士食用。

排毒成分：鋅

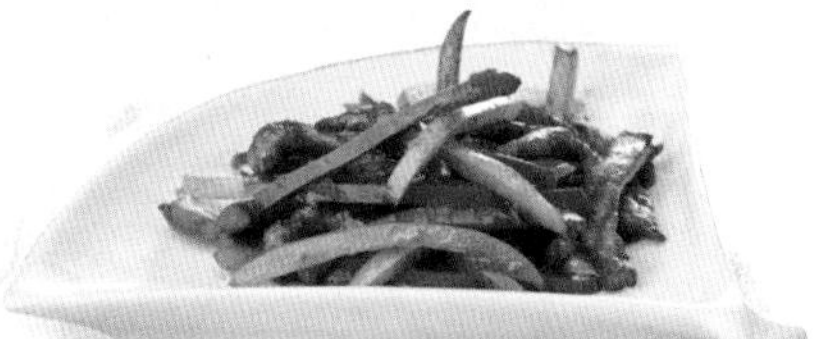

杞子紅棗粥 安神補虛

材料：米60克，紅棗2顆，杞子、薑各8克。

做法：洗淨，用水浸泡兩小時。杞子洗淨，溫水浸泡。紅棗洗淨，去核；薑切塊。將所有材料放入豆漿機，加水至上下水位線之間，啟動程序即可。

排毒功效：杞子安神補虛，對於更年期婦女和情緒急躁人士來說，是排心毒、補氣血的優質食物。

排毒成分：煙酸

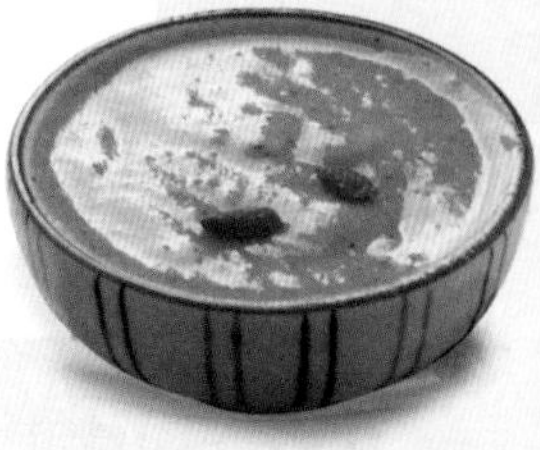

薑棗紅糖茶 補中益氣

材料：薑10克，紅棗10顆，紅糖20克。

做法：紅棗洗淨，去核；薑切細絲。將紅棗、薑絲、紅糖放入鍋，加適量水熬煮。喝湯吃棗，每日兩次即可。

排毒功效：這款食療方不僅能補益中氣，預防感冒，增強心臟血液循環，也能改善女性小腹冷痛、氣血虛弱等症狀。

排毒成分：核黃素

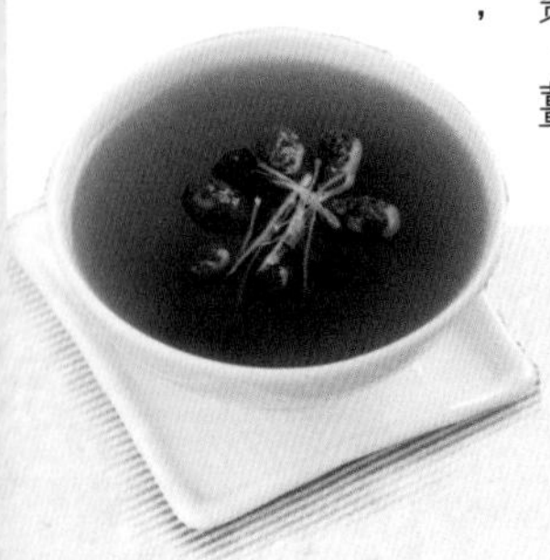

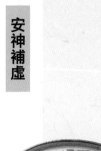

銀耳櫻桃粥 滋陰養顏

材料：銀耳（雪耳）50克，櫻桃30克，米80克，糖桂花、冰糖各適量。

做法：銀耳泡發，去硬蒂，洗淨；櫻桃洗淨。米洗淨，浸泡三十分鐘。米加水煮沸，放入冰糖，轉小火熬煮成粥。放入銀耳、櫻桃、糖桂花，略煮片刻後拌勻即可。

排毒功效：銀耳益氣和血；櫻桃養顏補血。二者搭配滋陰養顏，幫助排出體內的毒素，是一款專為女性打造的調養佳品。

排毒成分：膠質

銀耳桂圓蓮子湯　安心神、補氣血

材料：銀耳（雪耳）、桂圓肉各50克，蓮子15顆，冰糖適量。

做法：蓮子去芯，洗淨，浸泡二至四小時；銀耳泡發，洗淨，去硬蒂，撕成小片；桂圓肉用溫水浸泡五分鐘，沖去雜質備用。銀耳、蓮子、桂圓肉倒入鍋內，加適量水煮開。放入冰糖，轉中小火繼續煮一小時半即可。

排毒功效：桂圓有益心脾、補氣血、安心神的功效，是傳統的補血養心佳品，對心悸、神經衰弱等心毒症狀有很好的治療作用。

排毒成分：磷

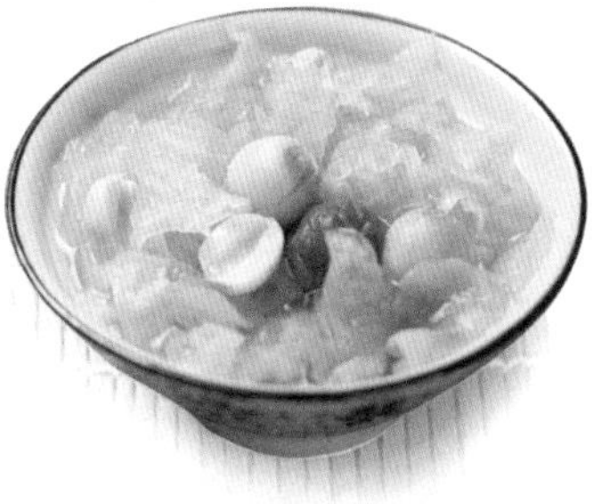

花生番薯湯　預防心腦血管疾病

材料：番薯1個，鮮奶1杯，花生、紅棗各適量。

做法：花生、紅棗洗淨，紅棗去核，用水浸泡三十分鐘；番薯洗淨，去皮，切塊。鍋中放入花生、番薯塊、紅棗，加水浸過兩厘米。小火燒至番薯變軟，關火。盛出煮好的湯，倒入鮮奶即可。

排毒功效：常吃番薯有助降低膽固醇，防止體內毒素沉積，預防動脈粥樣硬化，從而降低心腦血管疾病的發病率。

排毒成分：膳食纖維

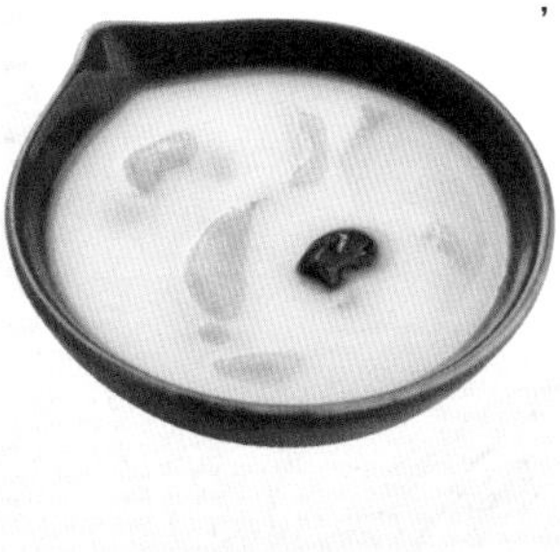

紅棗粥　滋潤氣血、抗毒素

材料：米30克，紅棗6顆。

做法：米、紅棗洗淨，紅棗去核；將所有材料放入鍋，加適量水，大火煮開後，轉小火熬煮成粥即可。

排毒功效：紅棗是補養佳品，食療藥膳常加入紅棗補養身體，滋潤氣血。平時多吃紅棗能抵禦外邪等毒素侵襲。

排毒成分：鐵

肝排毒

五臟中肝屬木，就如自然界中的植物，喜歡無拘無束、隨意地生長。養肝就要保持柔和、舒暢的心情，維持其正常的疏泄功能，但是現代人很難做到；因為現實生活壓力比較大，很多人忙於應酬，酗酒、熬夜、大魚大肉，這些都會讓肝不堪重負。

肝有毒的常見症狀

指甲上有豎紋：指甲表面不光滑，出現一條條豎紋。

情緒抑鬱、暴躁：肝臟調控人的情緒，肝有毒時自然情緒不佳。

手指充血：大拇指和小拇指根部的大小魚際處出現片狀充血或紅斑點。

眼睛不適：眼睛乾澀、刺痛，見風流淚。

月經不調：肝氣鬱結則血流不暢，易出現月經不調甚至閉經。

肝排毒要吃甚麼？

養肝最重要是調節情緒，飲食上根據中醫的原理，可以吃些清肝、補肝的食物進行調理，適當減輕肝的負擔。

寒性食物瀉火，酸甘食物生津

常見的頭痛口苦、眼垢增多、情緒暴躁，大多為肝火上炎所致，屬實火，當以瀉為主；而頭暈目眩、潮熱盜汗、腰膝酸軟，失眠多夢，大多由肝腎陰虛所為，屬虛火，應以補為主。

根據中醫理論，清瀉肝中實火，無論藥療食療，多以苦寒或甘寒之品為主，如夏枯草、野菊花、苦瓜、綠豆等；而滋補腎水肝血，所用之物以鹹寒、甘寒、酸甘為多，如生地、龜板、鱉甲、西瓜等。

中醫認為酸味入肝，具有收斂、固澀、止汗、止瀉等作用；現代臨床研究發現，酸味食物有增強人體消化功能和保護肝臟、降血壓、軟化血管之功效，如烏梅、石榴、山楂、橙等。因辛甘可助陽生火，所以肝火旺盛之人應盡量避免食用辛辣、油炸、肥甘、厚味、溫熱、濕膩的食物；而酸甘則能化陰生津，平時可多食用既酸帶甜的食物，如草莓、番茄、烏梅等，以化津生液，補陰血、退虛火。

青色食物令肝「減負」

肝主青（綠）色，酸味補肝，在五色食物中，綠色食物最養肝。綠色食物在體內常扮演着「清道夫」和「守護神」的角色，達到清熱解毒、疏肝強肝的作用，同時也能減輕和消除各種毒素對人體健康的損害，增強機體的免疫力，消除疲勞，如綠豆、菠菜、西蘭花、青瓜、絲瓜、芹菜、青椒、茼蒿、萵筍、薺菜、四季豆、通菜、苦瓜等。

綠豆蕎麥糊　清肝明目

材料：綠豆50克，蕎麥70克。

做法：綠豆洗淨，用水浸泡十至十二小時。蕎麥洗淨，浸泡三小時。蕎麥、綠豆放入豆漿機，加水至上下水位線之間，啟動程序即可。

排毒功效：綠豆清熱解毒；蕎麥軟化血管，是清肝明目的好食物。

排毒成分：膳食纖維

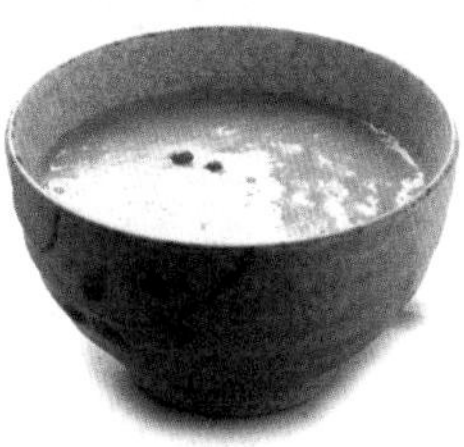

蒜蓉油麥菜　促進消化液分泌

材料：油麥菜300克，蒜蓉、鹽各適量。

做法：油麥菜洗淨，撕成段。油鍋燒熱，放入油麥菜和蒜蓉快炒，至油麥菜顏色翠綠，加鹽調味即可。

排毒功效：油麥菜有清肝利膽的功效，可改善肝臟功能，助肝排毒，促進消化液分泌，增加食慾。

排毒成分：維生素

雜錦西蘭花　預防感冒

材料：西蘭花、椰菜花各200克，紅蘿蔔100克，糖、麻油、鹽各適量。

做法：西蘭花、椰菜花分別洗淨，切成小朵；紅蘿蔔去皮，切片。所有蔬菜放入熱水略灼，盛起待涼。灑入糖、麻油、鹽拌勻即可。

排毒功效：常吃西蘭花和椰菜花有增強肝臟的解毒能力，提高機體免疫力，預防感冒和壞血病的發生。

排毒成分：葉酸

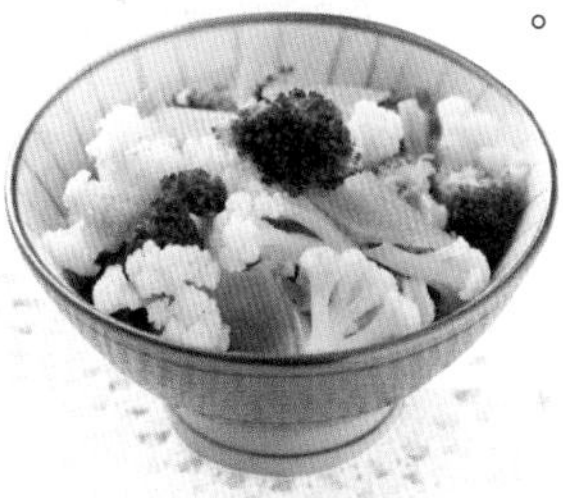

山楂冰糖茶　淨化血液、排瘀毒

材料：山楂30克，綠茶茶葉5克，冰糖適量。

做法：山楂洗淨、切片；冰糖搗碎。砂鍋內加適量水，放入山楂片，煎煮十至十五分鐘，放入綠茶茶葉稍煮，濾去茶葉，調入冰糖即可。

排毒功效：山楂是降壓降脂、健脾開胃、消食化滯、活血化瘀的食材，能排出體內瘀毒，淨化血液。

排毒成分：膳食纖維

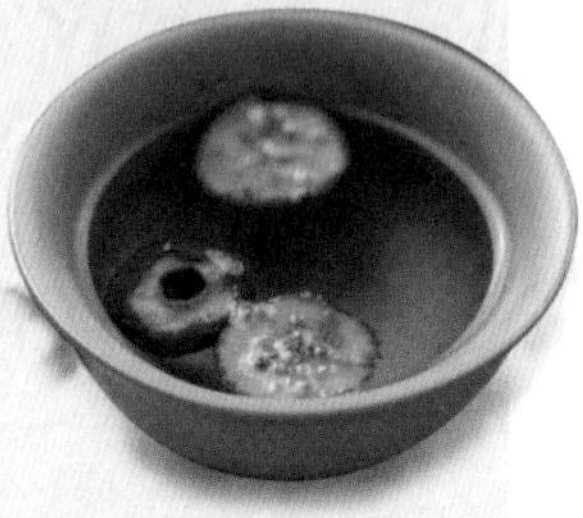

涼拌苦瓜　消暑降火

材料：苦瓜100克，麻油、鹽各適量。

做法：苦瓜洗淨，切片，放入熱水略灼。苦瓜片放入涼開水，浸泡片刻後撈出。加入適量麻油、鹽拌勻即可。

排毒功效：涼拌苦瓜祛暑降火，也保留了苦瓜清脆的口感，很適合上火、食慾缺乏時食用。

排毒成分：苦瓜苷

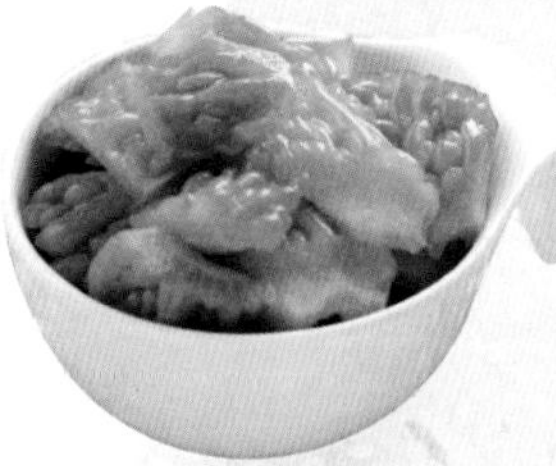

石榴蜂蜜汁　解肝毒

材料：石榴1個，蜂蜜適量。

做法：石榴洗淨，去皮、留籽。石榴子放入榨汁機，加適量溫開水榨汁。製作完成後過濾，加適量蜂蜜調味即可。

排毒功效：石榴具有清熱、解肝毒、補血、活血和止瀉的功效，非常適合久瀉患者及經期過長的女性食用。

排毒成分：維生素B雜

紅蘿蔔橙汁　減輕肝臟排毒負擔

材料：橙2個，紅蘿蔔100克。

做法：橙洗淨，去皮、去核，取橙肉。紅蘿蔔洗淨，去皮，切塊。橙肉、紅蘿蔔放入榨汁機，榨汁即可。

排毒功效：橙味甘酸，和中開胃、寬膈健脾。經常在外應酬人士可在餐前或餐後喝橙汁，減輕肝臟的排毒負擔。

排毒成分：胡蘿蔔素

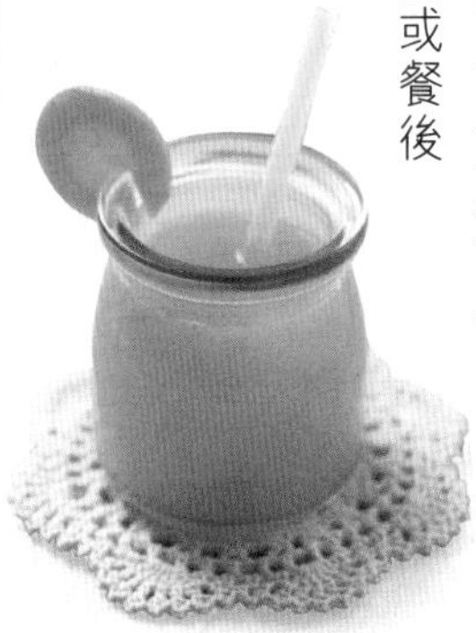

涼拌通菜　排除體內濕毒

材料：通菜250克，蒜蓉、麻油、鹽各適量。

做法：蒜切蓉；通菜洗淨，切段。水燒開，放入通菜略灼，撈出。將蒜蓉、鹽與少量水調勻，加入麻油成調味汁，把調味汁和通菜拌勻即可。

排毒功效：通菜有清熱涼血、利尿除濕的功效，有效排出人體內的濕毒。

排毒成分：膳食纖維

番茄燉牛腩　排走自由基

材料：牛腩250克，番茄2個，洋葱1個，鹽適量。

做法：牛腩切成小塊，汆水，撈出備用。番茄、洋葱分別洗淨，切塊，一同放入湯鍋，加適量水，大火煮開，放入牛腩，轉小火續煲一小時十分鐘，加鹽，用大火再煲十分鐘即可。

排毒功效：番茄清熱止渴、養陰涼血，加熱後的茄紅素的活性有所提高，有利排出體內多餘的自由基，延緩衰老。

排毒成分：茄紅素

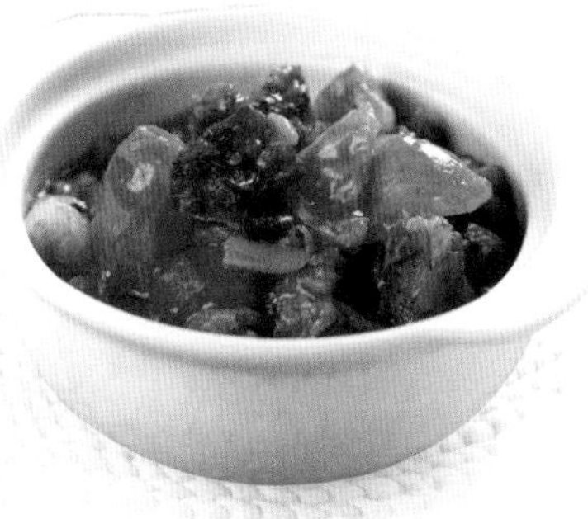

山藥杞子豆漿　益心安神

材料：山藥120克，黃豆40克，杞子10克。

做法：山藥去皮，洗淨，切塊。黃豆洗淨，浸泡十至十二小時；杞子洗淨，泡軟。山藥塊、黃豆、杞子放入豆漿機，加水至上下水位線之間，啟動程序，完成後即可。

排毒功效：山藥有健脾補虛、補肝益腎、固腎益精、益心安神等功效，不僅能排出體內的毒素，還能消除人的精神毒素。

排毒成分：硒

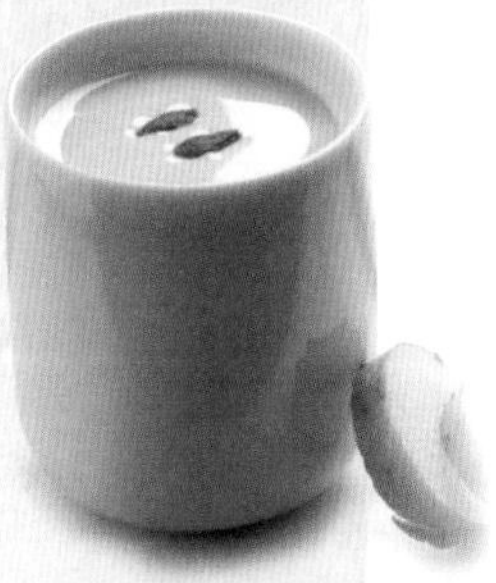

清炒小棠菜　增強肝臟排毒功能

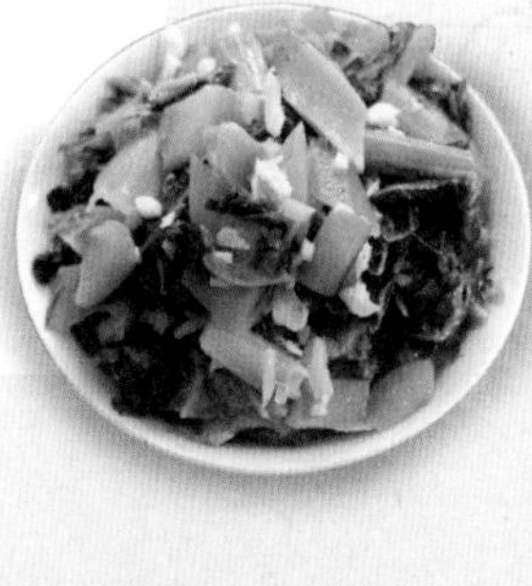

材料：小棠菜250克，薑、蒜、生抽、蠔油、鹽各適量。

做法：薑切絲；蒜切蓉；小棠菜洗淨，切段。油鍋燒熱，放薑絲、蒜蓉爆香。倒入小棠菜炒至軟身，加入生抽、蠔油、鹽調味即可。

排毒功效：小棠菜可行滯活血、消腫解毒，促進血液循環，增強肝臟的排毒功能。

排毒成分：膳食纖維

湯汁燴生菜　清肝利膽

材料：生菜200克，西蘭花100克，鮮奶125毫升，粟粉、高湯、鹽各適量。

做法：生菜、西蘭花洗淨，切成小塊。油鍋燒熱，倒入生菜、西蘭花炒熟，加鹽、高湯調味，盛起。煮鮮奶，加入高湯、粟粉煮成濃汁，澆在菜上即可。

排毒功效：生菜適合生吃，有清肝利膽、消炎殺菌的功效，對人體排毒十分有益。

排毒成分：葉酸

西芹腰果　軟化血管

材料：西芹200克，腰果50克，彩椒絲、鹽各適量。

做法：西芹洗淨，切段。油鍋燒熱，放入腰果炒熟，盛起。放入西芹翻炒，加適量鹽，待西芹炒熟，放入腰果炒一會，下彩椒絲點綴即可。

排毒功效：西芹是降血壓、軟化血管最強的食物之一，也能助肝排毒。它還含有大量的鈣質和鉀，對身體十分有益。

排毒成分：鈣

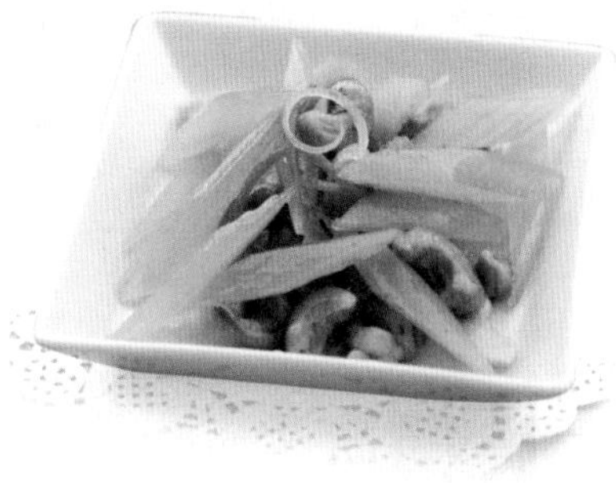

陳皮海帶粥　緩解肝臟排毒壓力

材料：海帶、米各50克，陳皮、糖各適量。

做法：陳皮洗淨，切碎；海帶洗淨，用水浸泡二至四小時，切絲。米洗淨，放入鍋中，加適量水煮沸。放入陳皮碎、海帶絲不停地攪動，用小火煮至粥將熟，下糖調味即可。

排毒功效：經常食用陳皮海帶粥能排除體內的毒素，緩解肝臟的排毒壓力。

排毒成分：膠質

豬膶菠菜粥　補肝抗癌

材料：鮮豬膶20克，米、菠菜各30克。

做法：鮮豬膶洗淨，切碎；米洗淨。菠菜洗淨，切段，用熱水略灼。米放入鍋，小火煮至七成熟。放入豬膶、菠菜段，煮至熟透即可。

排毒功效：中醫理論有以臟補臟的說法，肝臟不佳人士可以吃豬膶、雞肝，幫助肝排毒，還能補肝明目、養血抗癌。

排毒成分：維生素A

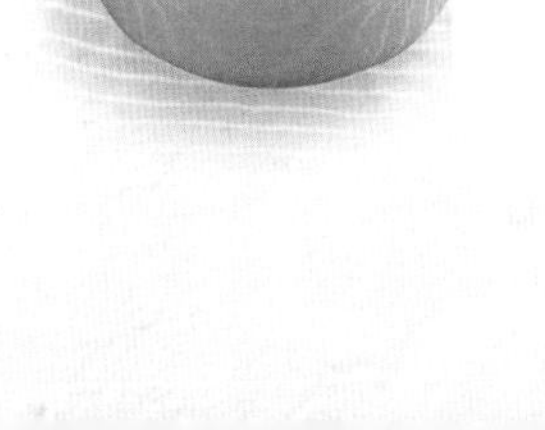

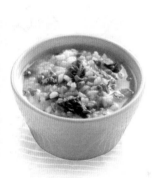

脾排毒

《素問．靈蘭秘典論》有說：「脾胃者，倉廩之官，五味出焉」，將脾胃比喻成人體中的倉廩之官。如人總是損害健康，不注意保養，這副軀殼早晚被掏空了。

脾有毒的常見症狀

舌苔白滑，有齒痕：脾虛導致濕瘀滯於舌，舌體肥大。

身體水腫：脾運化水功能失常，導致體內水液滯留，形成水腫。

白帶過多：體內濕氣過多，超過了脾的吸收範圍，出現白帶增多。

唇色蒼白，周圍長暗瘡：氣血虛少，唇舌蒼白，暗瘡也會冒出來。

臉上長斑：斑就是瘀血，臉上長斑常與氣滯血瘀有關。

脾排毒要吃甚麼？

氣血、津液、精髓等都化生於脾胃，脾胃健旺，化源充足，臟腑功能才能強盛；脾胃又是氣機升降運動的樞紐，脾胃協調，可促進和調節機體新陳代謝，保證生命活動的協調平衡。

甘味食物最補脾

我們吃米飯、喝米粥、吃粟米之時，會覺得嘴裏有淡淡的甜味。一些補藥如人參、桂圓、紅棗、山藥等，吃起來也會有些甜。其實，五穀皆生於土，屬甘味食物，最養脾胃。中國的主食以米、麵為主，搭配雜糧食用，很養脾胃。

人體的臟腑中，脾的作用主要是運化。飲食通過脾胃腐熟，變為水穀精微，即人體消化吸收的營養物質，再由脾將水穀精微輸送到全身。而甘味食物具有滋養、補脾、緩急、潤燥的功效，能幫助脾運化。體質虛弱、氣血不足的人，平時多吃甘味的食物，能逐步改善體質，強身壯體。但過猶不及，如果過度進食甘味，反會使顏面發黑，腎氣失去平衡，同時會使骨骼疼痛，頭髮脫落。

黃色食物令脾胃舒服

五行中黃色為土，五臟中脾為土，因此根據中醫理論，黃色與脾土對應，所以黃色食物攝入體內後，主要作用於中土（脾胃）區域。小米、粟米、南瓜、黃豆等黃色食物，都是健脾養胃之佳品。

現代研究發現，黃色食品中的維生素B雜、維生素D、胡蘿蔔素的含量十分豐富。雖然從營養學角度而言，維生素並不含有能量，但人體的消化吸收、新陳代謝，大多離不開維生素的輔助和促進作用。

金針炒雞蛋 增強皮膚彈力

材料：雞蛋2個，乾金針50克，葱、薑、鹽各適量。

做法：乾金針用溫水泡兩小時，洗淨；葱、薑切絲；雞蛋與適量鹽拂打。油鍋燒熱，倒入蛋液炒成塊，盛起。鍋中留適量油，放入葱絲、薑絲炒香，放入金針翻炒。加鹽，倒入炒好的蛋塊，炒熟即可。

排毒功效：乾金針味甘，能排走脾毒，還能健胃消食、滋潤皮膚、增強皮膚的韌性和彈力。

排毒成分：胡蘿蔔素

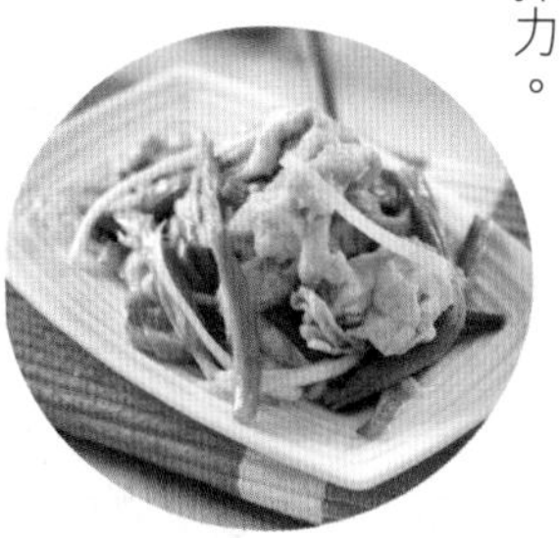

涼拌藕片 消瘀健脾

材料：蓮藕250克，薑、白醋、鹽各適量。

做法：薑切絲。蓮藕洗淨，去皮，切片。蓮藕用熱水灼熟，放入薑絲、白醋、鹽，食用時拌勻即可。

排毒功效：蓮藕有很高的營養價值，生藕以消瘀涼血、清熱除煩為主；熟藕健脾益氣、養心補血。

排毒成分：鉀

銀耳花生湯 助脾排毒

材料：銀耳（雪耳）15克，花生50克，紅棗10顆，糖適量。

做法：銀耳用溫水浸泡，去硬蒂，洗淨；紅棗洗淨，去核。鍋中加水煮沸，放入花生、紅棗。花生煮軟時，放入銀耳煮熟，下糖調味即可。

排毒功效：花生助脾排毒，可以煮食或燉吃。營養不良、食慾缺乏者可以經常食用。

排毒成分：膠質

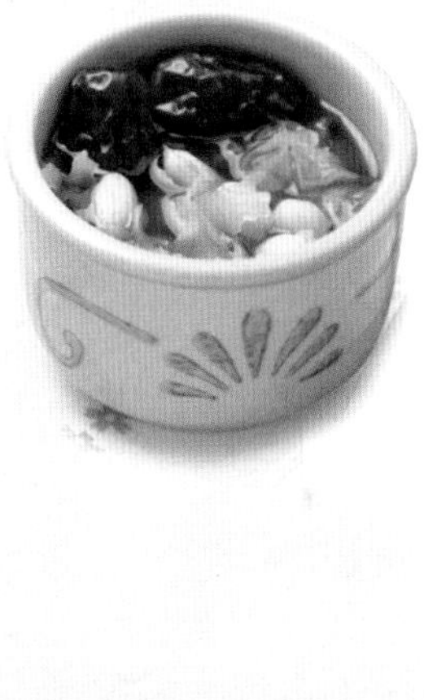

山藥扁豆糕　排濕毒

材料：山藥、紅棗各200克，扁豆50克，陳皮、糯米粉各適量。

做法：山藥洗淨，去皮，切成薄片；紅棗去核，對半切開；陳皮切絲；扁豆煮熟，壓成泥狀，備用。山藥片壓碎，加入扁豆泥、糯米粉及水拌成黏稠的糊狀，放入碗中；將紅棗、陳皮絲均勻撒入，大火蒸十五至二十分鐘，待山藥扁豆糕微溫後，取出切塊即可。

排毒功效：食慾不佳人士應該多吃山藥，健脾利濕，排走濕毒。

排毒成分：膳食纖維

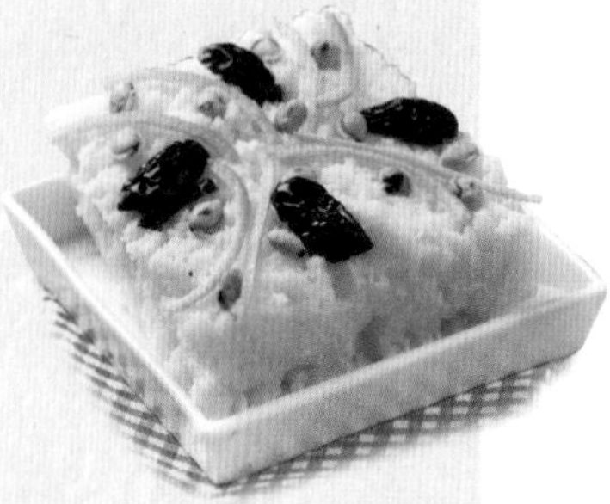

人參蓮子粥　助脾排毒

材料：人參10克，蓮子10顆，米100克，黑芝麻、冰糖適量。

做法：用水將人參浸潤，切成薄片。蓮子去芯，洗淨，用水浸泡三小時。米洗淨，和人參片、蓮子一同加水熬煮。待粥熟後，加適量冰糖至融化，撒入黑芝麻即可。

排毒功效：此粥具有大補元氣、開竅益智的功效，不僅有助脾臟排毒，還能促進兒童智力發育；但人參是大補之物，不宜食用過多。

排毒成分：人參皂苷

小米紅棗粥　維持血壓正常

材料：小米50克，紅棗6顆，蜂蜜適量。

做法：紅棗洗淨、去核；小米洗淨。紅棗放入鍋中，加水煮至沸騰後放入小米，轉小火煮至粥熟。粥微溫後，加些蜂蜜，味道更佳。

排毒功效：小米和紅棗都是補血佳品，粥熬好後，表面漂浮如油膏的油狀物質是「米油」，能排解寒毒。

排毒成分：胡蘿蔔素

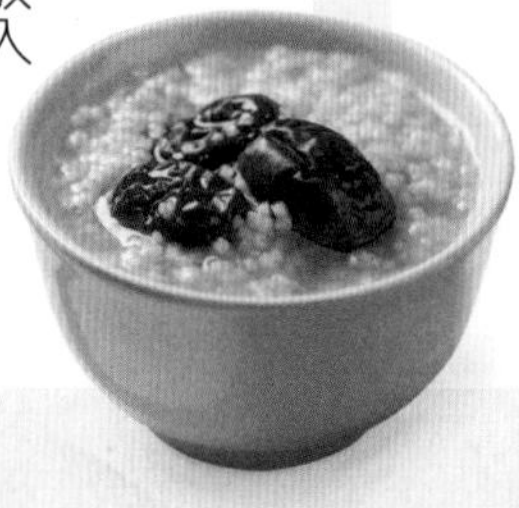

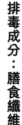

蘋果馬鈴薯蓉　緩解便秘

材料：蘋果、馬鈴薯各1個，核桃仁適量。

做法：馬鈴薯洗淨，蒸熟、去皮，切成小塊。蘋果洗淨，去核，切成小塊。將馬鈴薯、蘋果倒入豆漿機，加適量水攪打細膩。核桃仁壓碎，撒在蘋果馬鈴薯蓉上即可。

排毒功效：常吃馬鈴薯對脾胃虛弱、便秘的人士很有幫助。這款果蓉富含膳食纖維，是排走脾毒、腸毒的理想食療。

排毒成分：膳食纖維

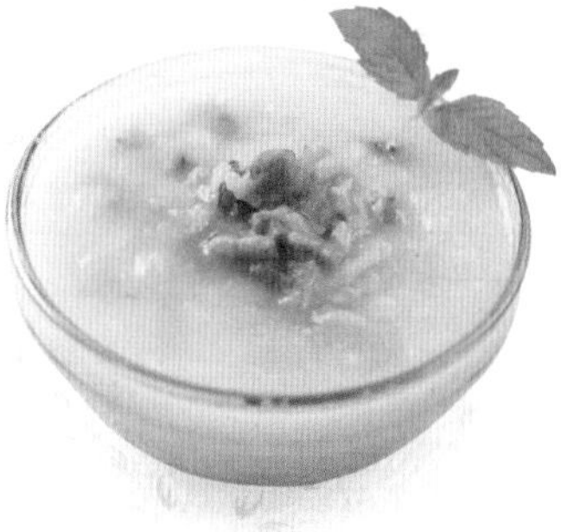

蛋香粟米羹　延緩衰老

材料：粟米粒100克，雞蛋2個，葱、糖、鹽各適量。

做法：雞蛋拂勻；葱切末。粟米粒用攪拌機打成粟米蓉，放入鍋中加適量水，大火煮沸，轉小火續煮二十分鐘。慢慢倒入蛋液不停攪拌，大火煮沸後，加葱末、糖、鹽調味即可。

排毒功效：粟米有益肺、寧心、潤腸通便的功效，能排出體內毒素，延緩衰老，有長壽食品的美稱。

排毒成分：維生素

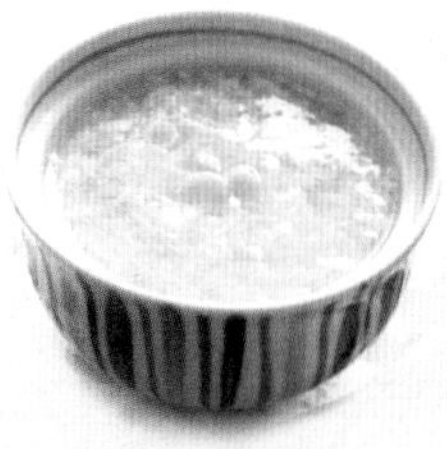

番薯蓉　暖胃、排寒毒

材料：番薯2個，糖適量。

做法：番薯洗淨，蒸熟，趁熱去皮，搗成薯蓉，加糖調味。油鍋燒熱，使油均勻鋪滿鍋底，防止番薯泥黏鍋。倒入番薯蓉快炒，待炒至變色即可。

排毒功效：番薯的暖胃、養胃效果很好，在寒冬季節吃些番薯蓉，既能暖胃又能排寒毒。

排毒成分：膳食纖維

鮮奶木瓜燉雪梨 潤肺、舒筋

材料：鮮奶250毫升，雪梨、木瓜各100克，蜂蜜適量。

做法：雪梨、木瓜分別用水洗淨，去皮，去核，切塊。將雪梨、木瓜放入燉盅，倒入鮮奶和適量水。大火燒開後加蓋，轉小火燉煮。待雪梨、木瓜軟脍後，關火，待溫後加適量蜂蜜調味即可。

排毒功效：木瓜有健胃消食、舒筋通絡的功效，搭配雪梨、蜂蜜能潤肺止咳，是夏秋兩季的排毒佳飲。

排毒成分：維生素

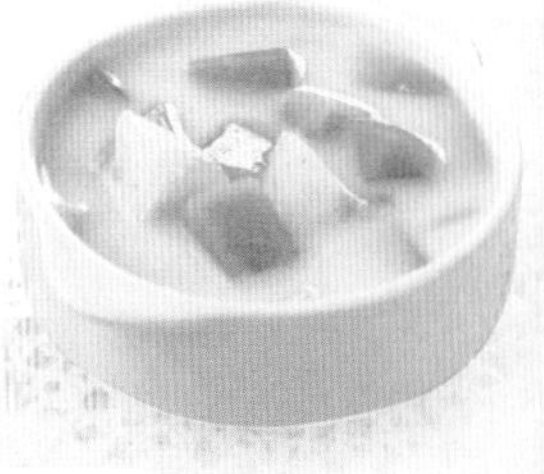

生薑陳皮飲 調養脾胃

材料：生薑、陳皮各10克，紅糖適量。

做法：生薑切絲（留一片裝飾）；陳皮切碎。生薑絲、陳皮與紅糖調味拌勻。加適量水煮成糖水，以生薑片裝飾，作為茶飲。

排毒功效：生薑溫胃散寒；陳皮開胃順氣，二者搭配，讓脾胃得到很好的調養，開胃健脾、促進消化。

排毒成分：膳食纖維

紫菜包飯 抵禦外邪侵襲

材料：糯米100克，雞蛋1個，海苔1張，火腿、青瓜、沙律醬、米醋各適量。

做法：糯米蒸熟，倒入米醋攪拌，待涼。青瓜洗淨，切條，加米醋醃製；火腿切條。油鍋燒熱，倒入蛋液煎成餅狀，切絲。將糯米鋪在海苔上，均勻放上青瓜條、火腿條、蛋絲，抹上沙律醬，捲起，切厚片即可。

排毒功效：糯米能溫暖脾胃、補益中氣，經常食用可滋補營養，而且強壯身體，抵禦外邪侵襲。

排毒成分：胡蘿蔔素

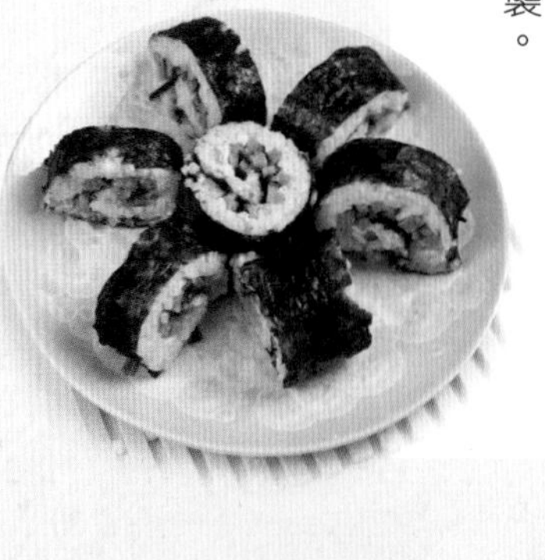

芒果西米露　增進食慾

材料：芒果1個，鮮奶200毫升，西米、蜂蜜各適量。

做法：鍋中加水煮沸，放入西米，用大火煮十分鐘，關火待十五分鐘，取出沖涼。鍋中換水煮沸，放入已沖涼的西米。大火煮五分鐘，關火待十五分鐘。芒果洗淨，切丁，和蜂蜜、西米、鮮奶拌勻即可。

排毒功效：這款芒果西米露適合消化不良、神疲乏力、毒素沉積人士食用，也是夏季的美味甜點。

排毒成分：鉀

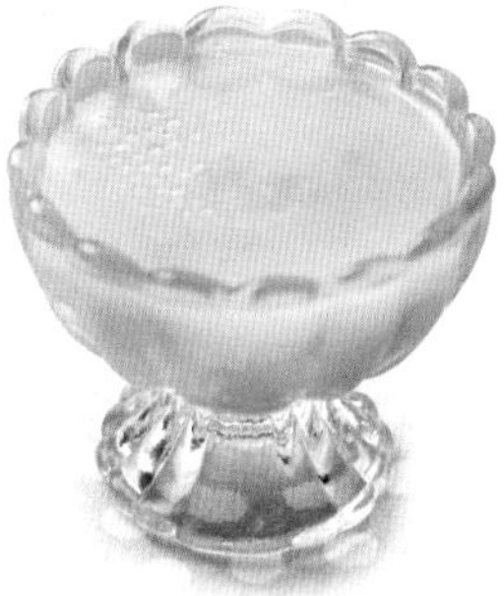

百合薏米糊　健脾解毒

材料：薏米50克，百合20克，糖適量。

做法：百合、薏米預早三小時用水浸泡，盛起。將薏米、百合一起放入豆漿機，加水至上下水位線之間，啟動程序。製作完成後，按個人口味加入糖調味即可。

排毒功效：薏米有健脾益胃、清熱潤肺等功效；百合補中益氣、清熱解毒。

排毒成分：膳食纖維

香菇娃娃菜　抑制腫瘤、降血脂

材料：娃娃菜300克，香菇30克，蒜、糖、鹽各適量。

做法：娃娃菜洗淨；蒜剁成蓉。香菇洗淨，去蒂、切塊。油鍋燒熱，爆香蒜蓉和香菇塊，放入娃娃菜翻炒。轉小火，加適量水炆煮，加入鹽、糖調味即可。

排毒功效：香菇味甘，性平，有扶正補虛、健脾開胃、祛風透疹、化痰理氣的功效。此外，香菇含有香菇多醣等成分，能抑制腫瘤、降低血脂。

排毒成分：香菇多糖

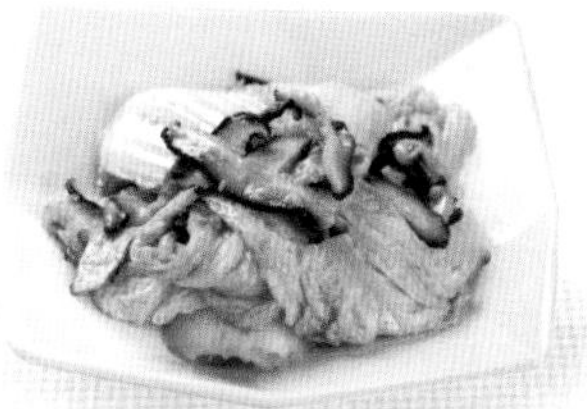

肺排毒

胃納脾化的精穀之氣要經脾臟的「升清」向上送達心肺，經過呼吸作用，與肺吸入的自然之氣混合，形成氣血，才能被運用以維持新陳代謝。而空氣污染、二手煙，甚至廚房的油煙都有可能使人的肺受到嚴重的損害，所以應多吃有利於肺排毒的食物。

肺有毒的常見症狀

咳嗽、咳痰：肺部很嬌嫩，吸入不乾淨的空氣會造成咳嗽、咳痰。

皮膚灰暗、頭髮脫落：肺主皮毛，肺氣不足，皮膚也會出現問題。

聲音低怯、嘶啞：肺氣充足的人聲音洪亮；肺氣虛弱的人聲音低怯。

易患感冒：肺部容易收到外邪侵犯，經常感冒。

便秘：肺使津液輸送至各個臟腑經絡，如果腸道得不到津液會出現便秘。

肺排毒要吃甚麼？

平時吃些清肺、潤肺的食物，少吃辛辣的食物，就能好好養肺。

多酸少辛最適宜

酸味收斂肺氣，辛味發散瀉肺，所以飲食養肺要多酸少辛。特別到了秋天，當空氣中濕度下降，肺、皮膚、大腸等部位就會出現以「燥」為特徵的疾病，秋天應吃滋潤的食物，如酸味的果蔬、山楂、檸檬、柚子、蘋果等。

白色食物令呼吸順暢睡得香

五行中，白屬金，入肺，質輕不黏，偏重於益氣行氣。按照中醫「肺為水之上源」、「肺與大腸相表裏」，及五行中火能剋金，金可耗火的理論，白色食物如馬蹄、銀耳（雪耳）、蓮藕、百合、冰糖、鴨肉，大多具有清熱、利水、通便、化痰等功效。

最常見、最有效的白色食物是白蘿蔔和梨。民間稱「十月蘿蔔小人參」，中醫認為，白蘿蔔味辛甘，性涼，入肺、胃經，具有寬胸舒膈、健胃消食、除痰止咳、潤燥生津、解毒散瘀、通利二便等功效，尤其適合肺氣腫患者和肺熱人士食用。

吃梨清肺已經有相當悠長的歷史。中醫認為，梨性寒、味甘，入肺、胃經，有生津解渴、潤肺去燥、止咳化痰、養陰降火、利咽生津等功效。民間稱梨「生者清六腑之熱，熟者滋五臟之陰」；因此，梨榨汁或生吃能清熱瀉火，治療咽喉疼痛、便秘尿赤等症。梨加冰糖蒸吃，可滋陰潤肺、止咳祛痰、保護咽嗓。

生薑紅棗粥　溫肺化痰

材料：生薑10克，米50克，紅棗5顆。

做法：米洗淨；生薑切碎。紅棗洗淨，去核。所有食材放入鍋中，加適量水熬煮成粥即可。

排毒功效：此粥有效地緩解因寒涼食物攝入過多引起的腹脹、腹痛、腹瀉、嘔吐等症狀，並有溫肺化痰的作用。

排毒成分：薑油酮

蒜蓉茄子　緩解百日咳

材料：茄子400克，芫茜15克，蒜、醬油、麻油、糖、鹽各適量。

做法：芫茜洗淨，切碎；蒜切碎，剁成蒜蓉。茄子放入鹽水浸泡五分鐘，撈出。茄子切成條，油鍋燒熱，放入茄子炸軟，撈出。另起油鍋燒熱，放入蒜蓉炒勻，放入茄子、醬油、糖、鹽，入味後淋上麻油，撒上芫茜碎即可。

排毒功效：蒜頭具有溫中消食、暖胃健脾的功效，對腹痛、百日咳等症狀有明顯的緩解作用。

排毒成分：大蒜素

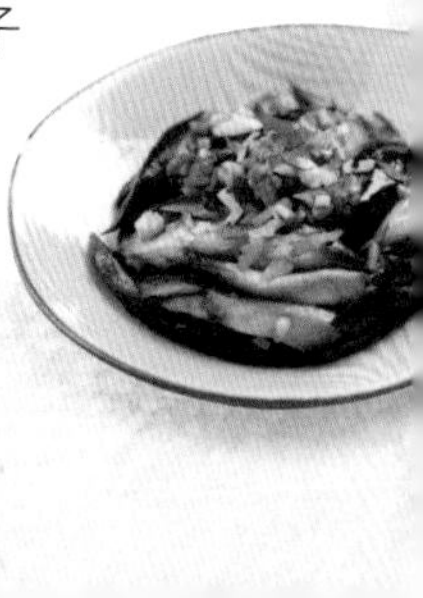

芫茜拌黃豆　助肺、脾排毒

材料：芫茜20克，黃豆50克，花椒、薑、麻油、鹽各適量。

做法：黃豆洗淨，用水浸六小時以上；薑切蓉。泡好的黃豆加花椒、鹽煮熟，待涼。芫茜洗淨，切段，拌入黃豆中，加薑蓉、麻油調味即可。

排毒功效：芫茜味辛，有辛香升散的功效，有助肺、脾排毒。在家常菜加點芫茜能提味，常吃能促進食慾，有助開胃醒脾。

排毒成分：蛋白質

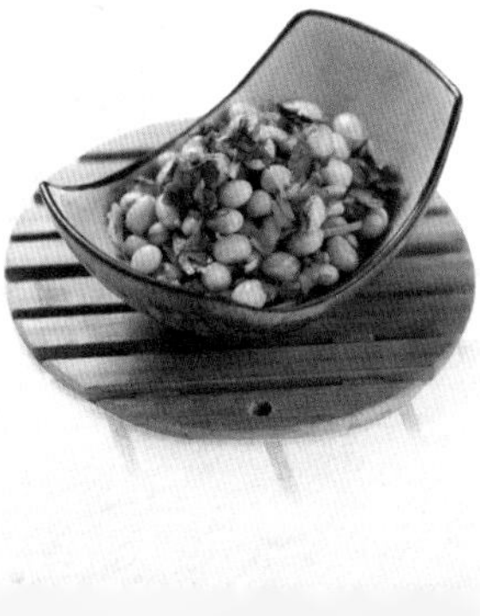

青瓜蘋果粟米湯 皮膚潤澤、有彈性

材料：青瓜半條，蘋果2個，粟米1條，鹽適量。

做法：青瓜、蘋果分別洗淨，切成小塊；粟米洗淨，切段。青瓜、蘋果、粟米放入鍋，加適量水用大火煮開。轉小火煲四十分鐘，加鹽調味即可。

排毒功效：蘋果味甘，微酸，有生津止渴、潤肺除煩、健脾益胃、養心益氣、潤腸止瀉等功效，有助肺排毒，使皮膚滋潤、有彈性。

排毒成分：維生素

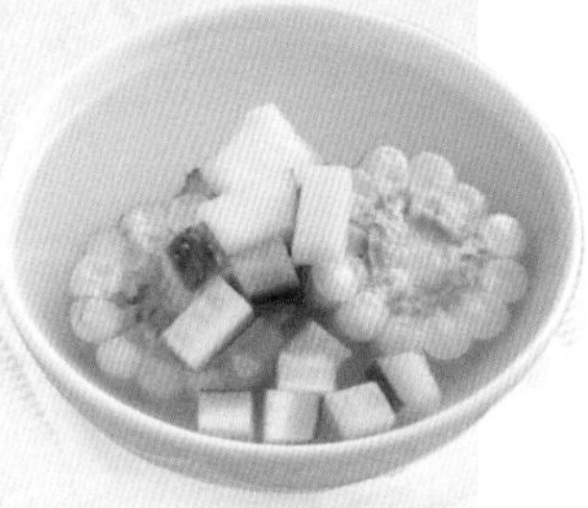

銀耳羹 滋陰潤肺

材料：銀耳（雪耳）50克，櫻桃、草莓、核桃仁、冰糖、粟粉各適量。

做法：銀耳泡發、去硬蒂，洗淨，撕成小朵；櫻桃、草莓分別洗淨。銀耳加水用大火燒開，轉小火煮三十分鐘，放入冰糖、粟粉稍煮片刻。放入櫻桃、草莓、核桃仁，煮開待涼即可。

排毒功效：銀耳有強精補腎、滋陰潤肺、補氣和血、延年益壽的功效。

排毒成分：膠質

西柚芹菜汁 緩解喉嚨疼痛

材料：芹菜1棵，西柚半個，紅蘿蔔50克。

做法：芹菜洗淨，切段。紅蘿蔔、西柚分別洗淨，去皮，切成小塊。芹菜、紅蘿蔔、西柚放入榨汁機，加適量溫開水榨汁即可。

排毒功效：研究發現，每天飲用西柚汁的人甚少出現呼吸系統疾病。於出現感冒、喉嚨疼痛等肺毒症狀時，此飲品能達到緩解作用。

排毒成分：膳食纖維

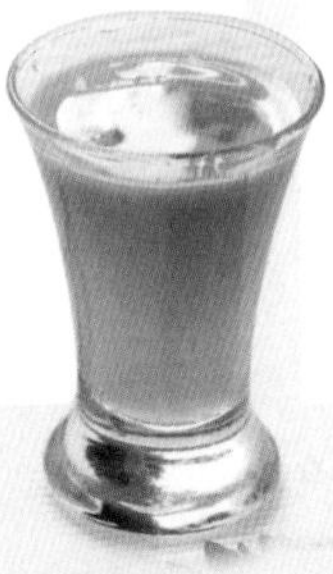

芒果橙汁　排肺毒

材料：芒果、橙各1個。

做法：芒果及橙洗淨，去皮，去核。芒果肉、橙肉切成小塊，放入榨汁機，完成後即可飲用。

排毒功效：中醫認為，橙味甘、酸，入肺經，有生津止渴、開胃下氣的功效。對於支氣管炎患者來說，橙是很好的排肺毒食物。

排毒成分：膳食纖維

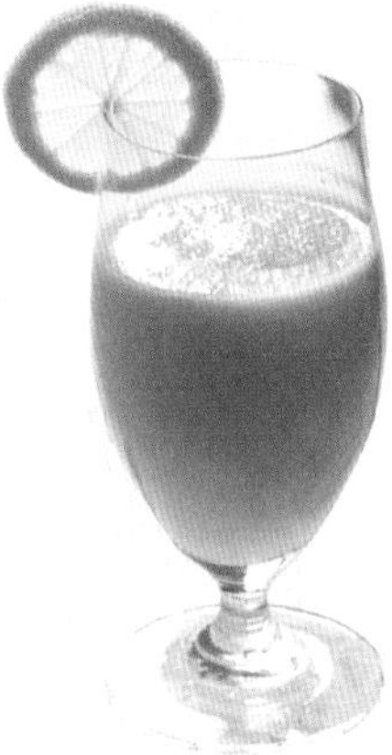

鮮奶洋蔥湯　排出腸道毒素

材料：鮮奶300毫升，洋蔥1個，鹽適量。

做法：洋蔥去蒂，洗淨，切絲。油鍋燒熱，放入洋蔥絲炒香，加水用小火熬煮。待洋蔥軟後，放入鮮奶，煮沸後下鹽調味即可。

排毒功效：牛奶補虛損、健脾益胃、生津潤腸，能排出腸道內的毒素。

排毒成分：膳食纖維

冰糖藕片　緩解咳嗽

材料：蓮藕1節，杞子20克，菠蘿、冰糖各適量。

做法：蓮藕洗淨，去皮，切片；菠蘿去皮，切塊，用清水浸泡十分鐘；杞子洗淨。蓮藕片、菠蘿、冰糖放入鍋，加適量水熬煮。快熟時倒入杞子，煮熟即可。

排毒功效：蓮藕生食能清熱潤肺、涼血行瘀，是排肺毒、瘀毒的佳品。感冒、咳嗽人士不妨試吃冰糖藕片。

排毒成分：抗壞血

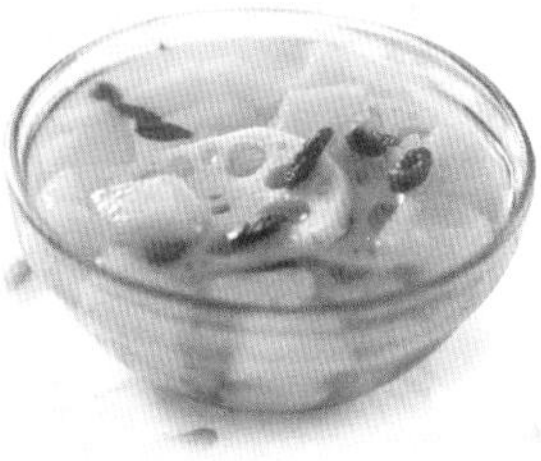

山藥雞肉粥 止咳定喘

材料：山藥、米、雞胸肉各100克，芹菜、料酒、鹽各適量。

做法：山藥洗淨，去皮，切粒；芹菜洗淨，切粒。雞胸肉剁碎，加適量料酒攪勻。米洗淨，加適量水熬煮；粥快熟時，放入山藥、芹菜粒、雞肉碎，加鹽調味即可。

排毒功效：山藥能健脾益氣、止咳定喘，感冒多發的秋冬季節，多吃山藥有效排肺毒。

排毒成分：硒

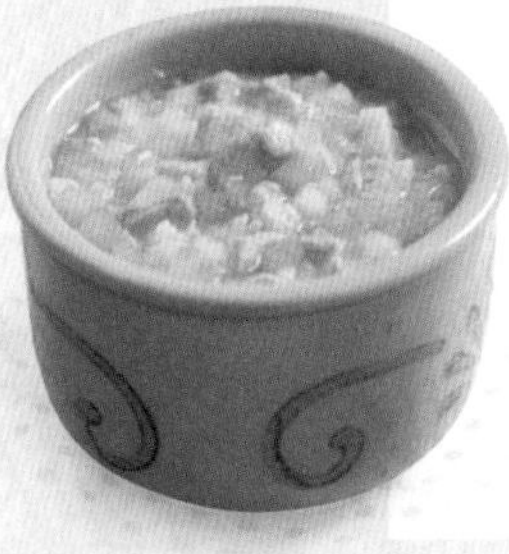

燕麥糙米糊 減少皺紋和色斑

材料：燕麥40克，糙米30克，黑芝麻粉20克，紅棗15克，杞子、冰糖各適量。

做法：糙米洗淨，浸泡十小時。杞子、燕麥分別洗淨；紅棗洗淨，去核。所有食材倒入豆漿機（冰糖除外），加水至上下水位線之間，啟動程序。倒出，加冰糖即可。

排毒功效：燕麥具有很高的營養價值和很好的美容效果，能增加皮膚活性、延緩衰老、減少皺紋和色斑等毒素沉積。

排毒成分：磷

冬瓜鯉魚湯 清熱化痰

材料：鯉魚1條，冬瓜100克，薑、鹽各適量。

做法：冬瓜洗淨，切塊；鯉魚處理乾淨，在魚身劃幾刀；薑切片備用。鍋內加水燒開，放入鯉魚和薑片，燒開後撇去浮沫。放入冬瓜塊，加蓋，中火煮十分鐘。取出薑片，放入鹽再煮兩分鐘即可。

排毒功效：冬瓜有清熱化痰、除煩止渴、消除水腫的功效。

排毒成分：鉀、硒

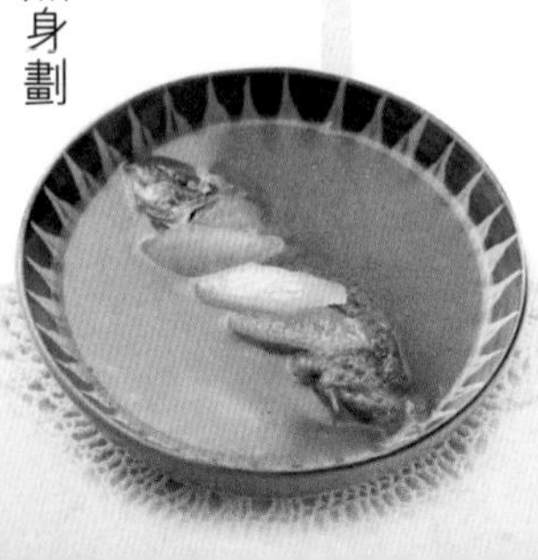

豬肉蘿蔔湯　潤肺止咳

材料：豬肉500克，白蘿蔔250克，蔥花、薑片、鹽各適量。

做法：豬肉、白蘿蔔洗淨、切塊。油鍋燒熱，爆香蔥花、薑片，放入肉塊煸炒，加鹽調味。加適量水燒開，轉小火煮至豬肉軟脍，放入白蘿蔔煮軟即可。

排毒功效：冬天常有燥熱痰多、咳嗽不止等肺毒症狀出現，喝豬肉蘿蔔湯能潤肺止咳、暖身滋補。

排毒成分：蛋白質

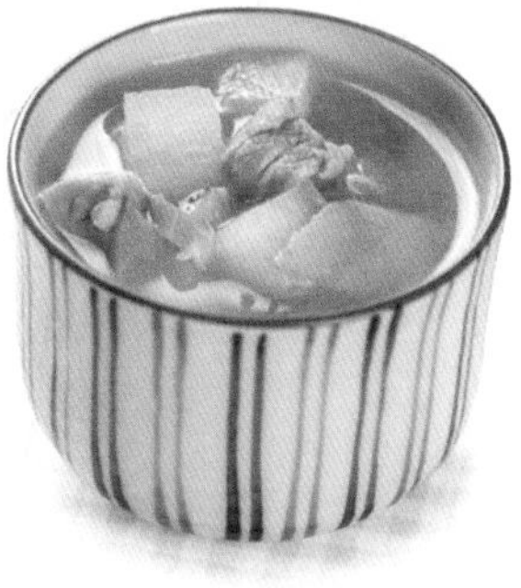

檸檬飯　排濕毒

材料：米200克，檸檬半個，鹽適量。

做法：檸檬洗淨，切成兩半，一半切碎，一半切成薄片。米洗淨，放入適量水和鹽煮。飯熟後放於碗內，撒上檸檬碎，放上檸檬片裝飾即可。

排毒功效：痰多咳嗽、咽喉不適時，以檸檬飯作為主食加以調養，有效排出濕毒。

排毒成分：鎂

蔥爆酸甜牛肉　排出體內病毒

材料：牛里脊肉350克，蔥150克，薑、糖、醋、料酒、醬油各適量。

做法：蔥、薑切絲，少許蔥葉切碎；牛里脊肉剔去筋膜，洗淨，切片。牛肉片加料酒、醬油、糖拌勻。油鍋燒熱，放入牛肉片、蔥絲、薑絲，灑入醋炒熟，上碟，撒上蔥葉碎即可。

排毒功效：蔥有發表通陽、解毒調味的功效。常吃蔥能排除體內的病毒，增強食慾。

排毒成分：大蒜素

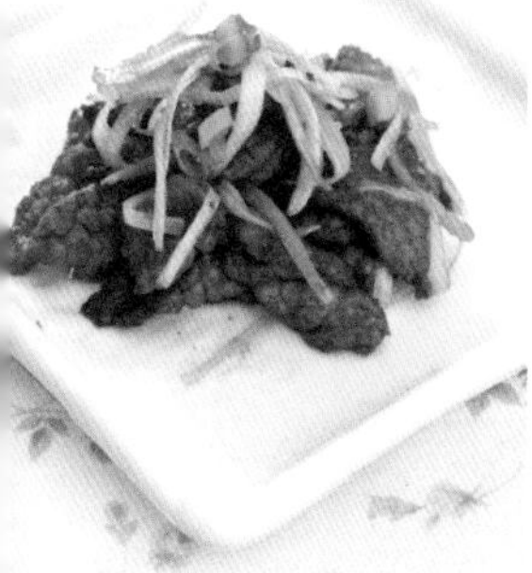

腎排毒

五臟之中，腎屬水，為生命之根。人體的先天之精源於父母，後天之精是脾胃等臟器化生水穀精微所得，這一切封藏於腎，用於人的生長、發育、生殖。做好腎排毒，就能青春不老，厚積薄發。

腎有毒的常見症狀

眼圈發黑，臉部水腫：腎主水運，水液運行不暢，會出現黑眼圈和水腫。

精神不好：長時間無精打采。

月經量少、時間短、顏色暗：腎臟中有毒素，月經會變暗、變少。

大量脫髮：毛髮生長有賴於腎氣。

腰酸：如果腰酸兼有耳鳴、頭暈，要及時看醫生。

小便異常：小便中出現泡沫、小便顏色發紅、夜間排尿次數明顯增多。

腎排毒要吃甚麼？

不少人一聽說自己腎不好了就開始吃藥，但「是藥三分毒」，中醫講究藥食同源，吃對食物就能排毒補腎。

鹹味入腎，但宜少吃

腎有調節水液代謝的作用，攝入適量的鹹味食物，能增強人的腎氣。鹹味食物能調節人體細胞和血液滲透壓平衡及水鹽代謝，增強體力和食慾，防止痙攣。在嘔吐、腹瀉及大汗後，適量補充一點淡鹽水，有利於調節體內礦物質平衡。

世界衛生組織建議，鹽的攝入量每人每天應保持在六克。若過量攝入鹽，會導致腎氣、骨骼受損，出現肌肉萎縮無力、胸悶心悸等異常。一旦人的腎陽受損，心火受到壓抑，氣血、津液循環會出現紊亂與失調，滋生疾病。此時，應減鹹增苦，以平衡水火兩臟；或吃辛熱，以宣肺氣、通水道、充實腎氣。

長期高鹽飲食會導致心腦血管疾病、糖尿病、高血壓等。

黑色食物令大腦靈活精力旺

黑色主水，入腎；因此常食黑色食物可補腎。黑芝麻、木耳、紫菜等營養保健和藥用價值都很高，可減少動脈硬化、冠心病、腦中風等疾病的發生概率，對流感、慢性肝炎、腎病、貧血、脫髮等均有很好的療效。

黑豆味甘、性平，可入脾、腎兩經，具有補腎強身、健脾利水、調中下氣、活血消腫、烏髮潤膚、抗衰老等多種功效，特別適合腎虛者或脾腎兩虛者食用。對學生、白領等腦力工作人士，黑芝麻是很好的食物。

鮮蠔豆腐湯 補腎

材料：鮮蠔、豆腐各200克，葱、蒜、粟粉水、鹽各適量。

做法：鮮蠔取肉，洗淨，切片；豆腐洗淨，切小塊；葱切絲；蒜切片。油鍋燒熱，放入蒜片煸香，加水燒開。加入豆腐、鹽燒開；放入蠔肉、葱絲煮熟。用粟粉水勾薄芡即可。

排毒功效：鮮蠔是補腎佳品，對於陰虛引起的失眠、頭暈、頭痛等腎毒症狀有很好的緩解作用。

排毒成分：維生素B_2

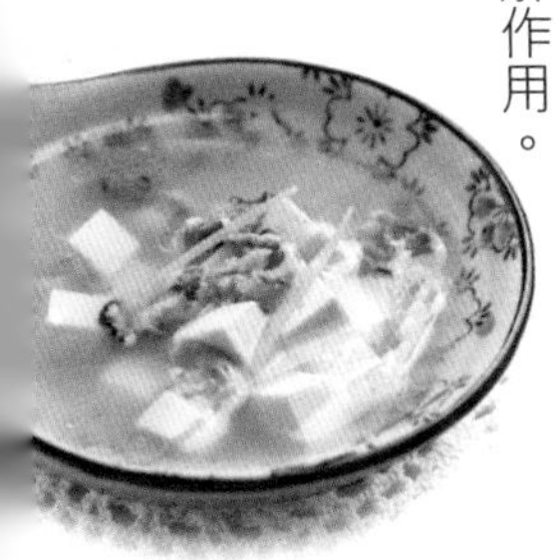

小米海參粥 淨化血液毒素

材料：乾海參20克，小米80克，杞子、鹽各適量。

做法：海參泡發，去內臟，洗淨，切小段。小米洗淨，浸泡四小時，加適量水煮粥。待粥快煮熟時，放入海參段和杞子，小火略煮片刻，加鹽調味即可。

排毒功效：海參中微量元素釩的含量居各種食物之首，可參與血液中鐵的輸送，淨化血液中的毒素，是老少皆宜的滋補食物。

排毒成分：釩

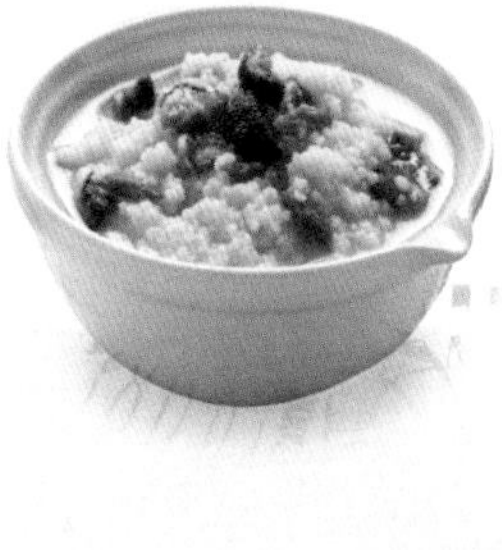

涼拌海蜇 減輕酒精的損害

材料：海蜇皮300克，醋、麻油、鹽各適量。

做法：海蜇皮洗淨，切絲，浸泡兩小時。海蜇絲放入攝氏五十度熱水燙一下，撈出過涼，擠乾水分，上碟。將醋、麻油、鹽調勻，澆在海蜇絲面即可。

排毒功效：海蜇有高碘、高蛋白、低脂肪、低熱量的特點，有利於瘦身。經常喝酒人士吃海蜇，可排腎毒，減輕酒精對身體的損害。

排毒成分：碘

韭菜花炒魷魚 降低血液的膽固醇濃度

材料：鮮魷魚1隻，韭菜花100克，醬油、鹽各適量。

做法：鮮魷魚剖開，洗淨，切成粗條；韭菜花洗淨，切段。魷魚放入開水燙一下，撈出。油鍋燒熱，放入韭菜花翻炒，再放入魷魚。加適量醬油、鹽炒勻即可。

排毒功效：魷魚有補虛養氣、滋陰養顏的功效，能降低血液中膽固醇的濃度，調節血壓，對預防腦退化症等有一定功效。

排毒成分：硒

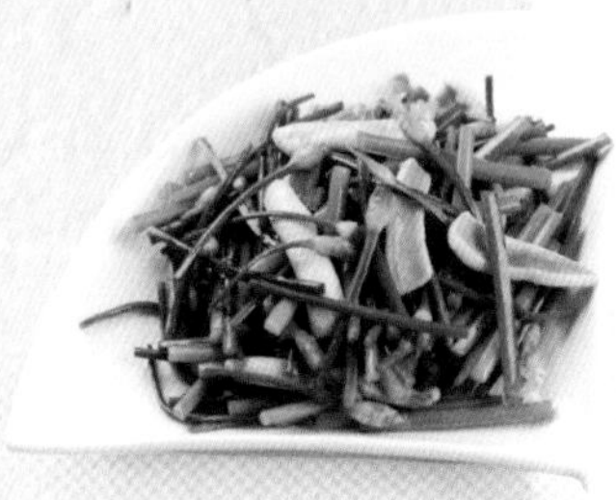

黑芝麻栗子糊 延緩衰老

材料：黑芝麻40克，熟栗子120克。

做法：熟栗子去殼，去皮，切成小塊。黑芝麻放入鍋，小火炒香。所有食材倒入豆漿機，加水至上下水位線之間，啟動程序，製作完成後撒少許熟黑芝麻即可。

排毒功效：《本草綱目》對黑芝麻有以下的評論：「服至百日，能除一切痼疾。一年身面光澤不饑，二年白髮返黑，三年齒落更生」。

排毒成分：維生素E

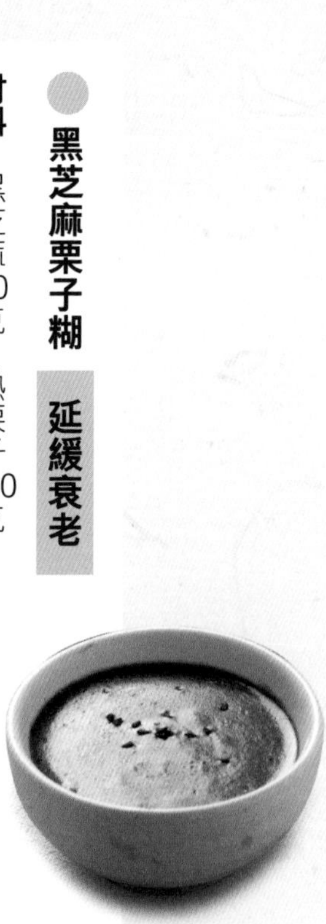

松仁海帶湯 健腦、排腎毒

材料：松子仁50克，黃豆20克，海帶100克，雞湯、鹽各適量。

做法：松子仁洗淨；黃豆洗淨，用水浸泡八小時。海帶洗淨，浸泡二至四小時，切成細絲。鍋內放入雞湯、松子仁、黃豆、海帶絲，用小火煨熟，加鹽調味即可。

排毒功效：海帶含碘量較高，健腦益智，而且也含大量消腫利尿的甘露醇，有助排走腎毒。

排毒成分：甘露醇

芥菜乾貝湯　滋陰補腎

材料：芥菜250克，乾貝5個，雞湯、麻油、鹽各適量。

做法：芥菜洗淨，切段。乾貝用溫水浸泡三小時以上，備用。乾貝洗淨，加水煮軟，拆開乾貝肉。鍋內加入雞湯、芥菜、乾貝肉，煮熟後加麻油、鹽調味即可。

排毒功效：乾貝滋陰補腎、和胃調中，對頭暈目眩、脾胃虛弱等腎毒症狀有很好的排毒效果。

排毒成分：磷

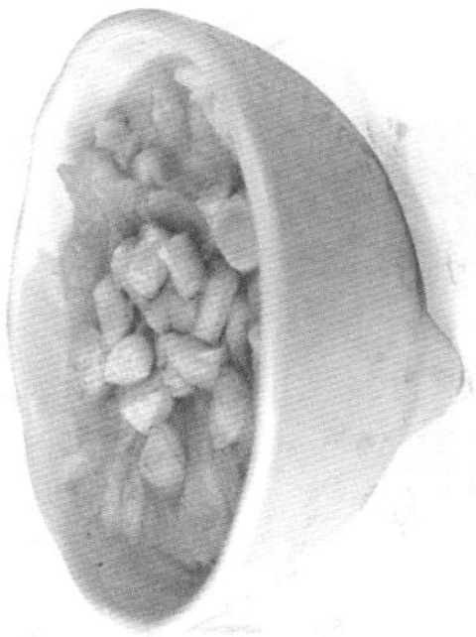

黑米糊　促進腸胃蠕動

材料：黑米50克，紅豆30克，栗子25克，糖適量。

做法：紅豆浸泡十小時；栗子去殼、去衣，洗淨。黑米洗淨，浸泡兩小時。紅豆、栗子、黑米放入豆漿機，加水至上下水位線之間。煮熟後倒出，加適量糖調味。

排毒功效：黑米富含膳食纖維，促進腸胃蠕動，排出毒素，而且其補血效果十分顯著。

排毒成分：膳食纖維

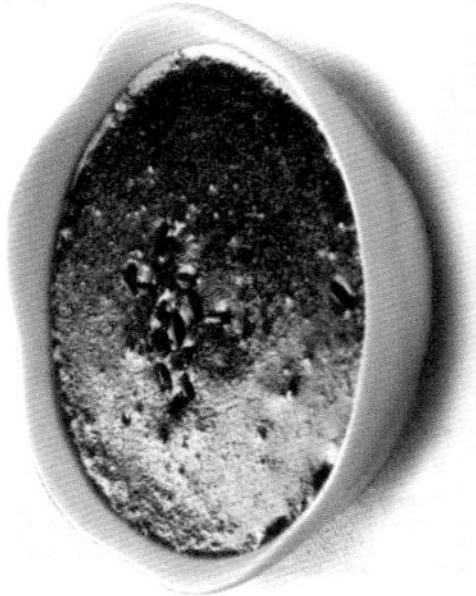

檸檬馬蹄水　防病抗毒

材料：檸檬1個，馬蹄10顆。

做法：檸檬洗淨，切片。馬蹄洗淨，去皮，切片。鍋內加入適量水，放入檸檬片和馬蹄，煮五至十分鐘即可。

排毒功效：馬蹄有益氣安中、開胃消食的功效，也是很好的防病抗毒食品。

排毒成分：磷

核桃仁紫米粥 預防心臟病

材料：紫米、核桃仁各50克，杞子10克。

做法：紫米洗淨，浸泡三十分鐘。核桃仁壓碎；杞子揀去雜質，洗淨。紫米放入鍋，加適量水。大火煮沸後，轉小火續煮三十分鐘。放入核桃仁碎與杞子，煮十五分鐘即可。

排毒功效：紫米和黑米均有補腎的功效，但紫米對消化和吸收更佳，而且富含膳食纖維，降低血液中膽固醇含量，有助預防心臟病。

排毒成分：膳食纖維

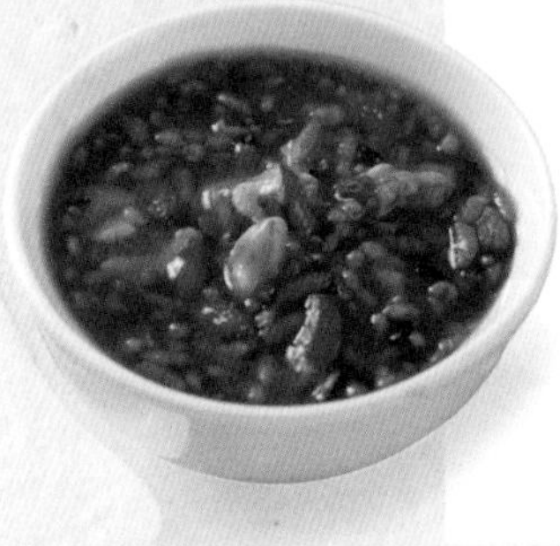

烏梅銀耳紅棗湯 排毒解酒

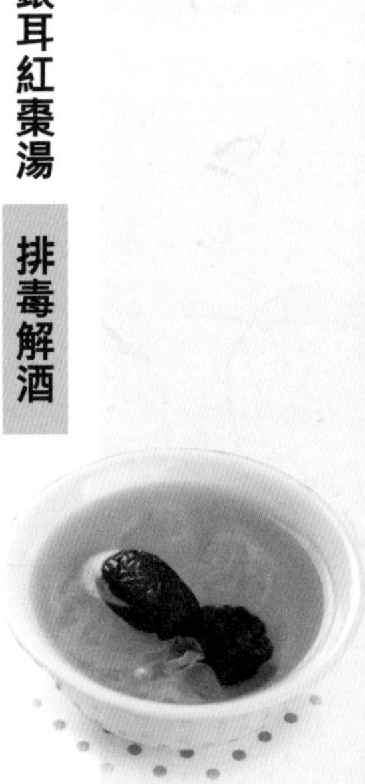

材料：烏梅、銀耳（雪耳）各20克，紅棗30克，冰糖適量。

做法：烏梅、紅棗浸泡、去核、洗淨。銀耳用溫水浸泡兩小時，去硬蒂，洗淨。鍋內加入適量水，放入烏梅、紅棗、銀耳，小火煲一小時，放冰糖調味即可。

排毒功效：烏梅是排毒解酒的好物，對清除口氣也有良好的效果。

排毒成分：膠質

桑葚粥 補肝滋腎

材料：桑葚50克，糯米100克，冰糖適量。

做法：桑葚洗淨；糯米洗淨，浸泡兩小時。鍋置火上，放入糯米和適量水，大火燒沸後改小火熬煮。待粥煮至綿滑時，放入桑葚稍煮，加入冰糖拌勻即可。

排毒功效：桑葚補肝滋腎、益血明目、祛風濕、解酒毒，對肝腎陰虛所致的視力減退、耳鳴、身體虛弱、神經衰弱等症有很好的療效。

排毒成分：蘋果酸

蝦皮紫菜湯　排走體內廢物及毒素

材料：紫菜10克，雞蛋1個，蝦皮、芫茜、葱、薑、麻油、鹽各適量。

做法：蝦皮洗淨；紫菜撕成小塊；雞蛋打散。芫茜洗淨，切段；葱、薑切蓉。油鍋燒熱，放入薑蓉、蝦皮略炒，加適量水煮沸。倒入蛋液，放入紫菜、芫茜段、鹽、葱末、麻油即可。

排毒功效：紫菜含有豐富的膳食纖維及礦物質，幫助排泄身體內的廢物及毒素。

排毒成分：膳食纖維

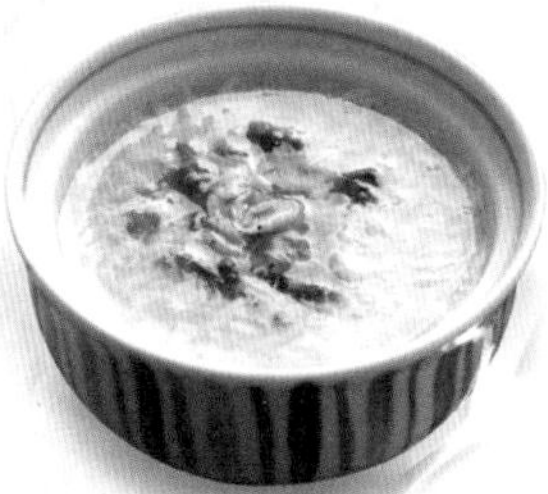

蘆筍花蛤飯　助津液、潤五臟

材料：蘆筍6條，花蛤150克，海苔、米、薑、紅椒絲、糖、醋、麻油、鹽各適量。

做法：蘆筍洗淨，切段；海苔、薑切絲，備用。花蛤泡水，吐淨泥沙後用水煮熟。米洗淨，放入電飯煲，加適量水。海苔絲、薑絲、紅椒絲、糖、醋、鹽拌勻，倒入電飯煲；蘆筍鋪在上面，一起煮熟。將煮熟的米飯盛出，放入花蛤，加麻油拌勻即可。

排毒功效：花蛤味鹹，有助津液、潤五臟、止消渴、開胃、治水腫、化痰積的功效，有助排濕毒。

排毒成分：藻朊酸

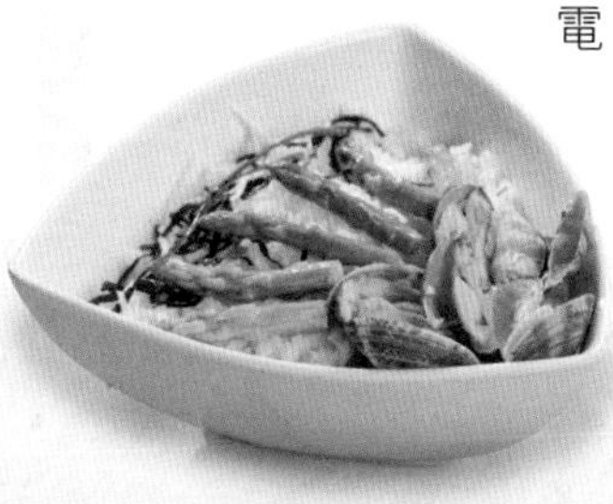

青瓜木耳湯　淨化血液

材料：青瓜150克，木耳、鹽各適量。

做法：青瓜洗淨，切粒。木耳用涼水浸泡六小時，洗淨，去硬蒂，撕小塊。油鍋燒熱，放入木耳翻炒，加適量水煮沸，加入青瓜，下適量鹽調味即可。

排毒功效：木耳含鐵質，被營養學家認為是最天然、最有效的補鐵食物，有淨化血液、排出毒素的作用。

排毒成分：鐵

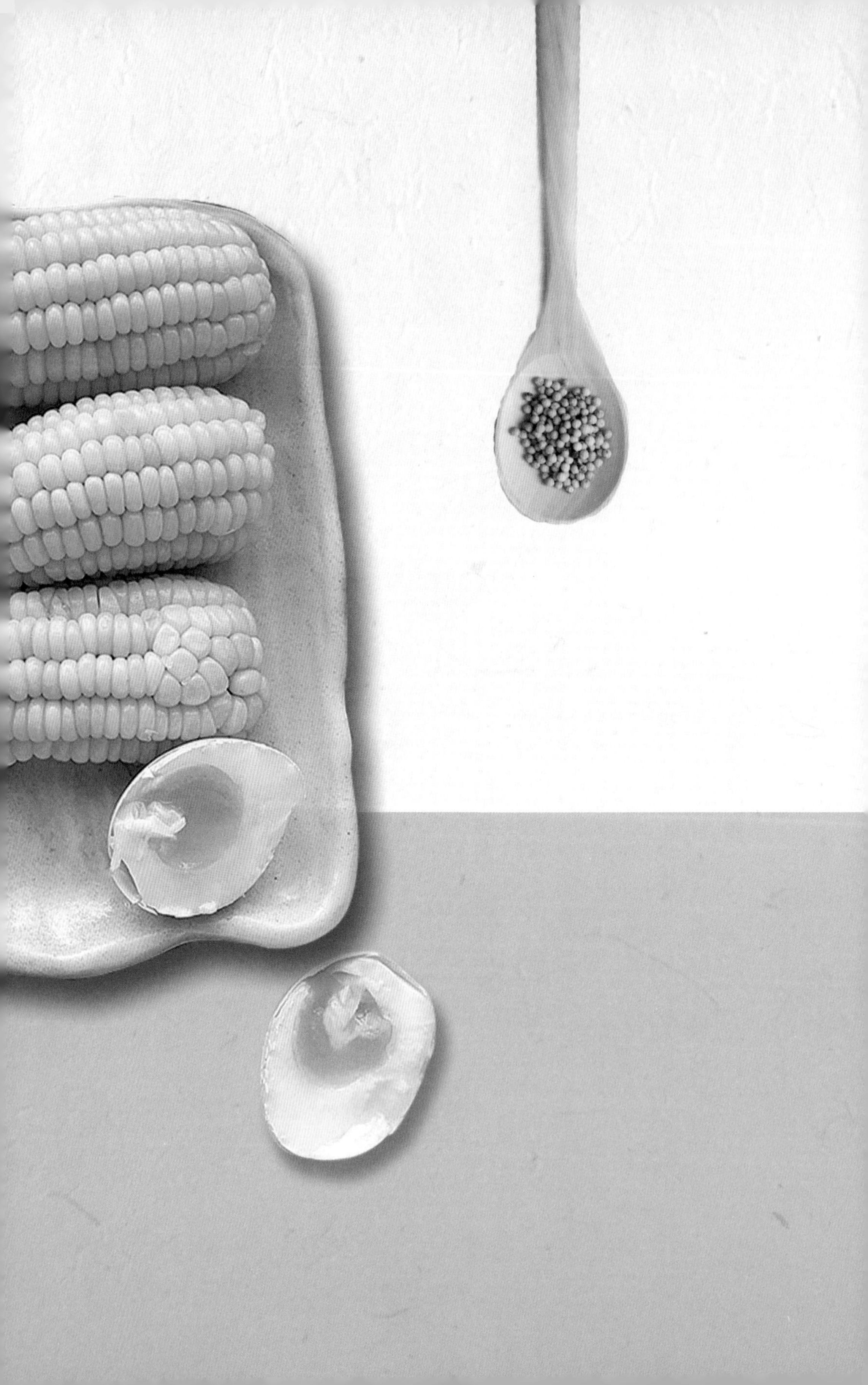

第三章

清腸排毒 一身輕

腸毒是最為普遍的毒素，生活中大多數人都曾經或正在受着便秘的苦惱，所以清腸排毒成為大家最深切的需求，可謂排出腸毒，一身輕鬆。

清腸排毒的方法有很多，服用瀉藥的方式不利於健康，常吃一些具有排毒功能的食物，可幫助清理體內垃圾，有助身體健康。

專家說：清宿便小妙招

飲食喜油膩、三餐不規律、缺乏適當的運動……這些都會引起便秘，使腸道產生毒素，久而久之，會影響氣色、身材甚至其他器官。清腸排毒當然可以採用藥物，但有些藥物是有毒副作用的，所以最好的方法是通過改變生活習慣和進行食物療法，不知不覺中排出腸毒。以下為大家介紹幾種清宿便的小妙招，對排除多餘宿便和清理腸道非常有好處。

1 晨起喝水

早上起床後喝杯水，不僅能及時排除糞便，還能排出夜晚代謝廢物，讓身體舒暢一整天。

2 多吃蔬果

平時要多吃含膳食纖維的蔬菜和水果，如芹菜、菠菜、蘋果、香蕉等。

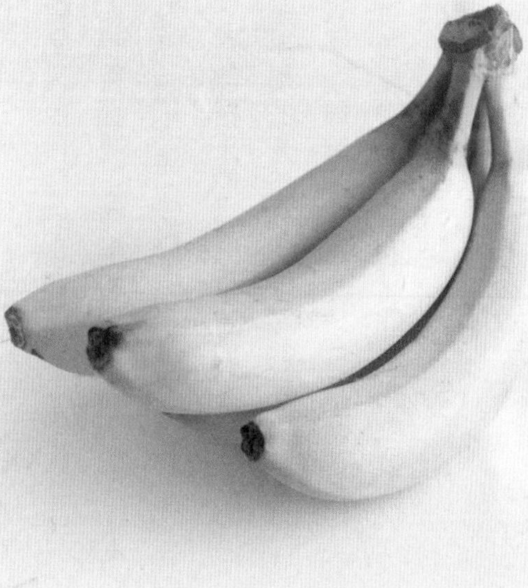

排出毒素一身輕

正確進餐順序，幫助排腸毒

3 按時排便

每天晨起、早飯後或睡前按時排便，不管有無便意都要按時上廁所。只要長期堅持，會養成按時排便的習慣。

4 粗細糧搭配

精製加工米麵的大部分維生素已經流失，剩下的幾乎是碳水化合物。碳水化合物進入胃腸道需要大量水分，易導致便秘。

5 少吃辛辣

辣椒的辛辣味道會刺激胃腸黏膜，長期食用導致胃腸功能紊亂，影響胃腸蠕動，導致便秘。

6 適度運動

堅持適度的運動，能促進腸道蠕動，使腸道內菌群保持平衡，防止腸道老化。

7 保持好心情

要有愉悅的情緒。腸道是人的「第二大腦」，情緒的好壞關乎腸道的安危和消化功能的健全。

早餐

- 一杯溫開水
- 蔬菜
- 粥、麵包

午餐

- 湯
- 蔬菜
- 飯
- 半小時後水果

晚餐

- 湯
- 蔬菜
- 飯

腸排毒信號1：便秘

便秘是腸排毒的重要信號，也是非常普遍的一種症狀，可以影響各個年齡階層人士。生活中很多食物對非功能性便秘都有調節作用，便秘者不妨試試。

燕麥

燕麥富含膳食纖維、維生素B雜、維生素E及氨基酸。其富含的可溶性膳食纖維可加快腸胃蠕動，幫助排便，有助排出膽固醇；其含有的皂苷可調節腸胃功能。

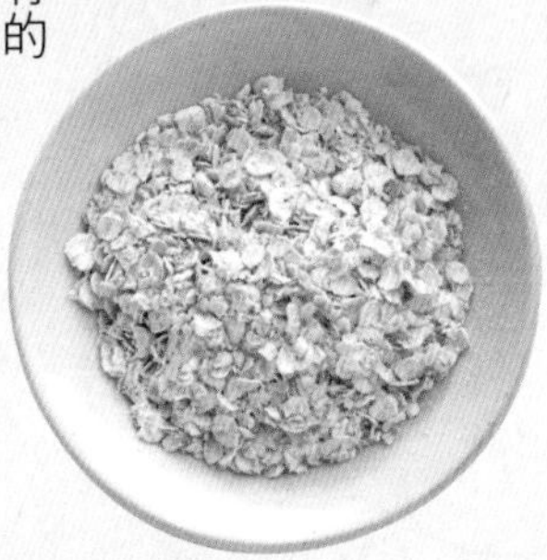

排毒方法你要懂

未經加工的燕麥雖然口感一般，但營養價值高，用小火煮出來的燕麥粥，有利於吸收和排毒。上班族可以食用即沖燕麥片，簡單快捷，是不錯的選擇。

宜注意

燕麥不要作晚餐食用，最好作為早餐，因為早上是排毒的最佳時機。每次食用量不宜過多，以四十克為宜，小孩或長者應更少，以免引起胃腸不適。將燕麥片與奶粉按比例二比一沖調，味道最好。

搭配宜忌

宜｜牛奶

適合早餐食用補鈣、清腸

忌｜番薯

容易導致胃部不適影響消化

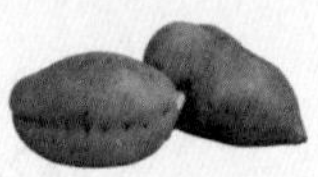

燕麥南瓜粥 防便秘

材料：燕麥、米各50克，南瓜30克。

做法：南瓜洗淨、削皮，切成小塊；米、燕麥洗淨，浸泡半小時。鍋中放入米、燕麥及適量水，大火煮沸後轉小火煮二十分鐘；放入南瓜塊用小火煮十分鐘至軟腍即可。

排毒功效：燕麥是公認防治便秘的食材，與南瓜搭配，營養價值更高。

乳酪

乳酪中對人體有益的脂肪酸和果聚糖含量極高，可以提高人體免疫力。果聚糖有助於保持腸道菌群平衡，改善便秘、腹瀉、腸炎等情況。乳酪富含維生素B雜，常喝乳酪能提高人體抵禦輻射損傷的能力。

排毒方法你要懂

飯後半小時至兩小時之間喝乳酪，能有效促進胃腸蠕動，抵抗有害菌，改善胃腸環境。

不同時間喝乳酪對健康有不同的影響。早餐後喝乳酪是最排毒；晚上喝乳酪則最補鈣質。

宜注意

不要空腹喝乳酪，因當中有益身體的乳酸菌不耐受胃液，空腹喝乳酪，胃酸會使乳酸菌失去活性，使乳酪失去排腸毒的效果。

每天喝一、兩杯即可。乳酪不宜多喝，每天早上一杯，晚上再喝一杯，這樣的搭配最為理想，可以調節腸道菌群。

搭配宜忌

宜｜香蕉

促進腸胃蠕動
潤腸通便

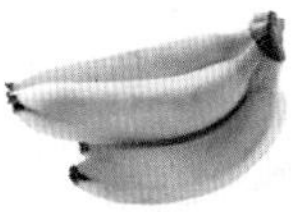

忌｜香腸

容易生成亞硝酸胺
影響健康

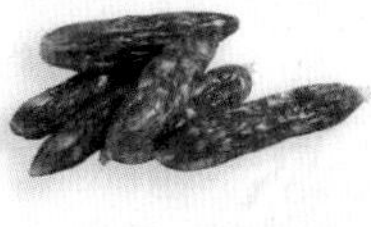

香蕉乳酪汁　提高腸胃菌群活躍度

材料：香蕉1隻，乳酪200毫升。

做法：香蕉去皮，切成小塊。將香蕉塊、乳酪放入榨汁機，加水至上下水位線之間，榨汁即可。

排毒功效：香蕉有清熱潤腸的功效，促進腸胃蠕動；乳酪的果聚糖能提高腸胃菌群的活躍度，縮短排泄物在結腸內的停留時間，預防毒素沉積。

排毒成分：果聚糖

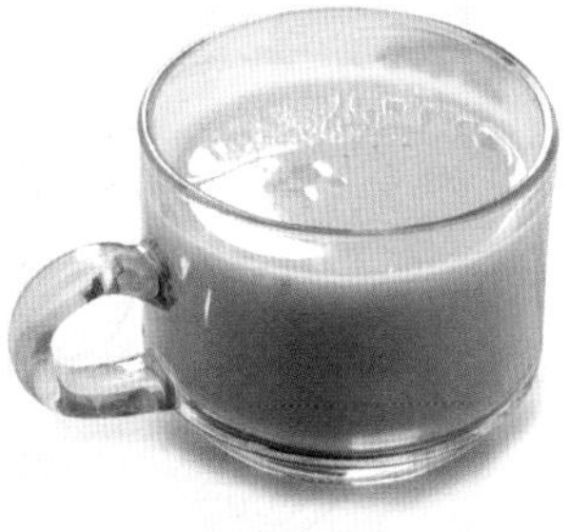

蘋果

蘋果是一種低熱量食物，其所含的膳食纖維多為可溶性膳食纖維，易被身體吸收。蘋果還含有豐富的維生素C，能提高機體免疫力，增強細胞的抗氧化能力，對保護消化道黏膜健康有重要的意義。

蘋果促使脂肪分解，經常食用蘋果可以防止肥胖。減肥的人，可以吃蘋果幫助改善身體狀況。

排毒方法你要懂

蘋果的維生素、果膠、抗氧化物質等營養成分多含在皮和近核部分，將蘋果洗淨食用，盡量不要削去表皮，每天吃一個即可。

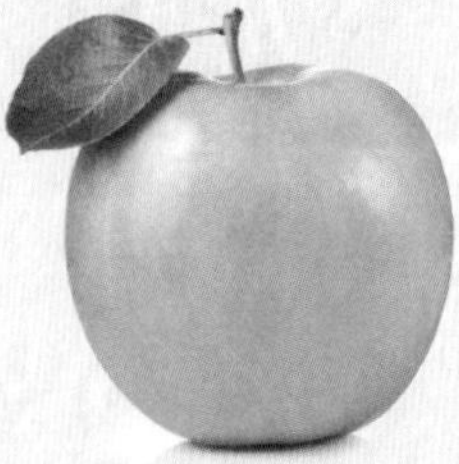

宜注意

晚餐後吃水果不利消化。吃蘋果最好選擇在下午前，可在飯前半小時，或兩餐之間食用。蘋果促進胃腸蠕動的效果非常明顯，便秘者可以偶爾一兩天空腹吃一個蘋果。

搭配宜忌

宜－紅蘿蔔

潤肺、潤腸
補虛潤燥

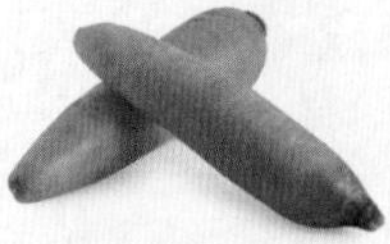

宜－南瓜

清腸、強健心臟
保護心臟

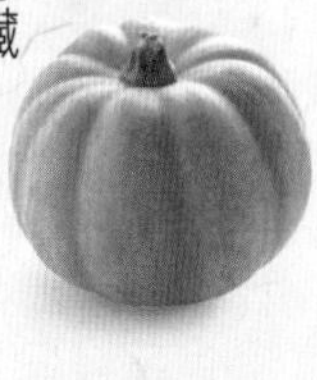

葡萄乾蘋果粥　補血排腸毒

材料：米50克，蘋果1個，葡萄乾20克，蜂蜜適量。

做法：米洗淨、瀝乾備用；蘋果洗淨、去皮，切成小粒，立即放入清水鍋，以免氧化後成褐色。鍋內放入米，加適量清水大火煮沸，改用小火熬煮四十分鐘，待溫後加入蜂蜜、葡萄乾攪勻即可。

排毒功效：蘋果和葡萄乾含有膳食纖維、果膠及果酸，有助排毒排便，緩解便秘。

排毒成分：果膠

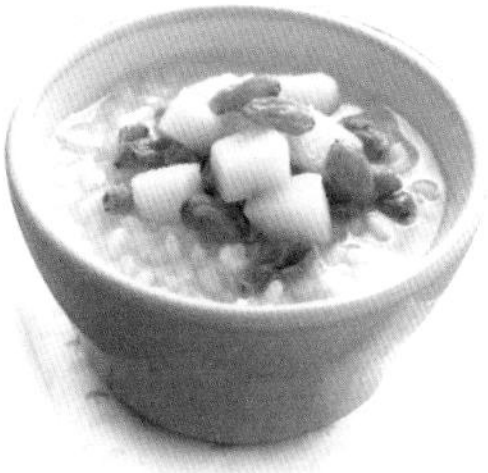

蘋果芹菜汁　通腸排便

材料：蘋果1個，芹菜50克。

做法：芹菜洗淨，切小段。蘋果洗淨，去皮，去核，切小塊。將芹菜段、蘋果放入榨汁機，加適量溫開水榨汁即可。

排毒功效：蘋果和芹菜搭配，膳食纖維含量更加豐富，能帶走腸道內大部分毒素。

排毒成分：膳食纖維

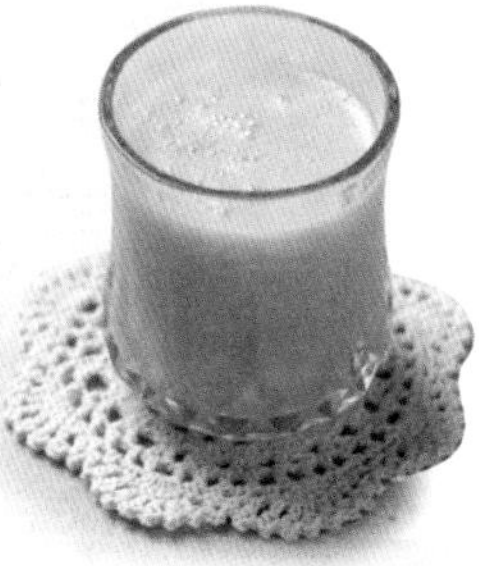

蘋果粟米湯　平衡腸道菌群

材料：蘋果2個，粟米1條。

做法：蘋果切塊、粟米切段。將粟米、蘋果放入湯鍋，加適量水，大火煮開，再轉小火煲四十分鐘即可。

排毒功效：此湯含有豐富的鉀、鐵及膳食纖維，有利於預防和緩解便秘和高血壓。

排毒成分：鉀

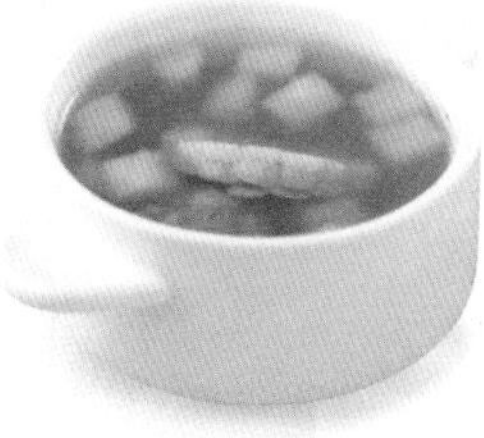

白菜

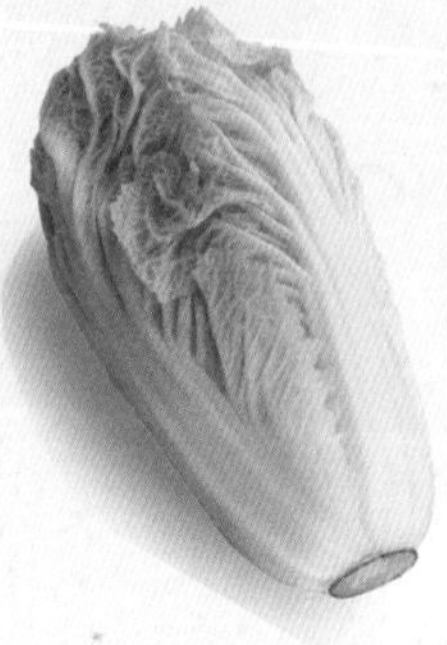

白菜的膳食纖維和水分，具有排腸毒的效果，這是便秘人士最易缺乏的兩種營養。與白菜同科屬的蔬菜，如小白菜、小棠菜等，含有膳食纖維，便秘者可適當轉換食用。大部分人都可以食用白菜。

排毒方法你要懂

白菜適合煮湯，其含有的膳食纖維和礦物質經過烹煮後，更容易被胃腸吸收。午餐或晚餐時，先喝一碗白菜湯再吃飯，促進大便排出。

宜注意

白菜性微寒，脾胃虛寒者不宜生吃，容易加重脾胃虛寒症狀。適當吃些白菜根，有清熱利水的功效。將白菜根洗淨、切片，與薑、葱白等煎湯服用，可緩解胃熱陰傷型便秘。

搭配宜忌

宜 豆腐

補鈣、清腸

清理腸胃

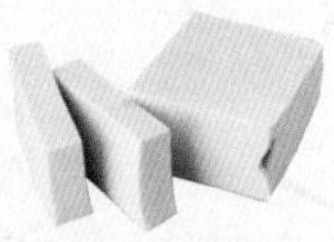

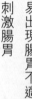

忌 山竹

易出現腸胃不適

刺激腸胃

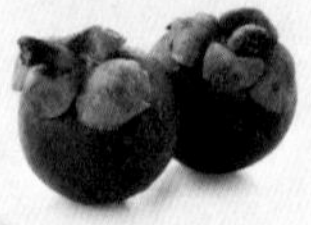

白菜燉豆腐 補充營養

材料：白菜、豆腐各200克，葱段、薑片、蒜片、鹽、胡椒粉、杞子各適量。

做法：白菜洗淨，切片；豆腐洗淨，切塊。油鍋燒熱，放葱段、薑片、蒜片炒香，加適量水，放入豆腐塊、白菜片、杞子煮至熟透，加入鹽、胡椒粉調味即可。

排毒功效：白菜富含膳食纖維，與豆腐搭配能補充蛋白質不足，而且豆腐有利清腸胃。

排毒成分：膳食纖維

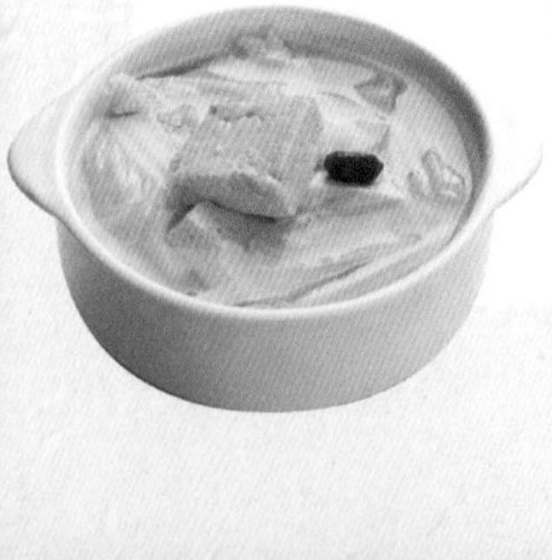

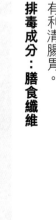

白蘿蔔

白蘿蔔有通氣、潤燥的作用，而且含有豐富的水分，可促進腸蠕動。白蘿蔔之中，尤其蘿蔔葉含有豐富的芥子油，增強食慾；所含的膳食纖維能促消化。白蘿蔔可以生食，也可炒、煲湯，能入肝、胃、肺、大腸經，是排腸毒、潤肺的食療佳品。

排毒方法你要懂

生白蘿蔔中的芥子油成分有一定的刺激性，燉煮後的白蘿蔔保留了大部分營養，去除了刺激性，更適合通利腸道。白蘿蔔與雪梨一起榨汁飲用，可改善結腸乾燥引起的便秘。

宜注意

白蘿蔔味辛辣，不要空腹食用，容易對胃腸黏膜產生刺激，導致胃腸不適。不過，攝入了大量肉類後，可生吃兩片白蘿蔔，非常清爽，也有助消化肉類。

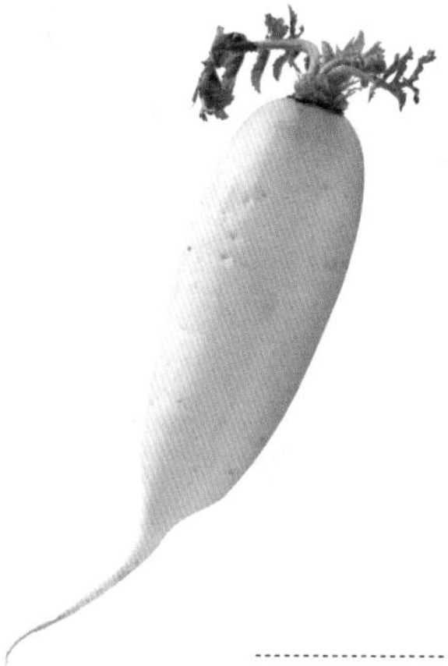

搭配宜忌

宜－海帶

幫助排出腸毒
潤燥生津

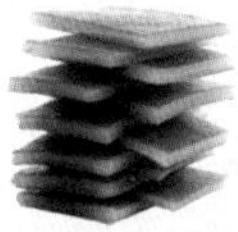

忌－人參

抵消人參的功效
降低營養

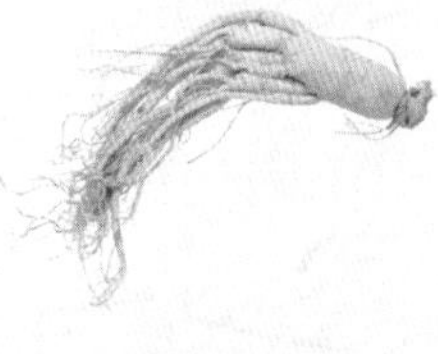

白蘿蔔燉羊肉　補中益氣

材料：白蘿蔔500克，羊肉250克，蔥段、薑片、八角、料酒、鹽、芫茜段各適量。

做法：羊肉洗淨，切塊；白蘿蔔洗淨，去皮、切塊。油鍋燒熱，加蔥段、薑片翻炒，放入羊肉續炒。加入適量水，大火燒開，加料酒後用小火慢煮。待羊肉塊六成熟，加入白蘿蔔塊煮至軟腍，下鹽調味，撒上芫茜段即可。

排毒功效：有補中益氣的功效。

排毒成分：芥子油

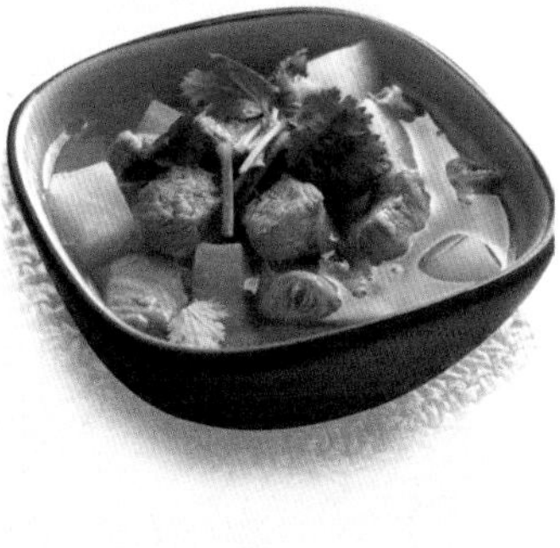

竹筍

竹筍包括冬筍、春筍等，含有豐富的膳食纖維、磷、鉀等營養素，能夠促進胃腸蠕動，而且鮮嫩清香，很適合搭配肉類食用。竹筍適合大部分人食用，每次以不超過二百克為宜，以免腸蠕動過於劇烈，引起胃腸不適。

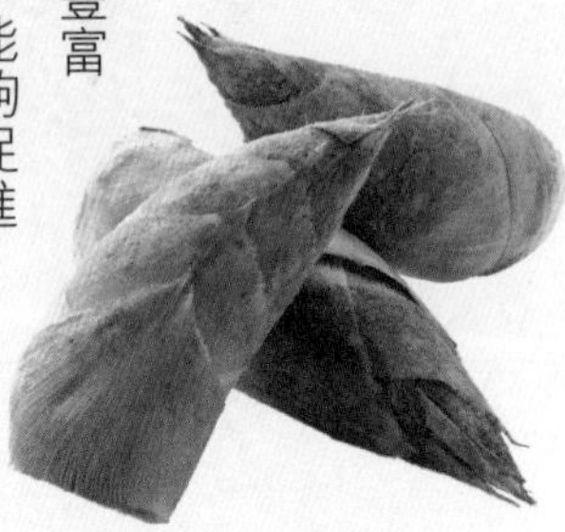

排毒方法你要懂

竹筍適合與肉類搭配，因為其草酸含量非常高，單獨食用有苦澀味，與肉類同炒味道特別鮮美。竹筍做湯最排毒，與肉類搭配煮湯，既能促進胃腸蠕動，又有助補充腸道水分，有利排去腸毒。

宜注意

竹筍含有豐富的草酸，烹製前先用沸水灼五分鐘，可去除草酸。竹筍要現買現吃，其生長力非常強，被採摘後仍會生長，保留時間愈長，其中不能被消化吸收的木質素愈多。

搭配宜忌

宜－鮮蠔

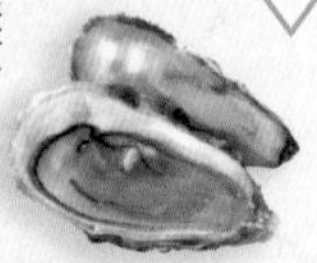

維護消化系統健康
清除腸毒

忌－辣椒

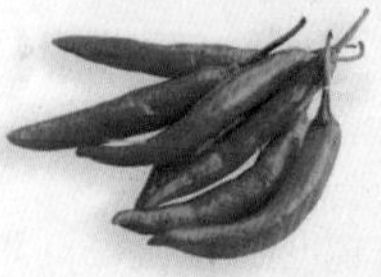

增加上火症狀
加重便秘

竹筍芹菜肉絲湯　營養均衡排腸毒

材料：竹筍、芹菜各100克，牛肉50克，鹽、高湯各適量。

做法：竹筍洗淨，切絲，放入沸水灼五分鐘；芹菜摘洗乾淨，切段；牛肉洗淨，切絲。油鍋燒熱，放入牛肉絲炒至變色，加入竹筍絲、芹菜段翻炒。加入高湯，小火煮二十分鐘，加鹽調味即可。

排毒功效：竹筍與牛肉搭配，既能補充蛋白質，又能提供充足的膳食纖維，營養更均衡。

排毒成分：膳食纖維

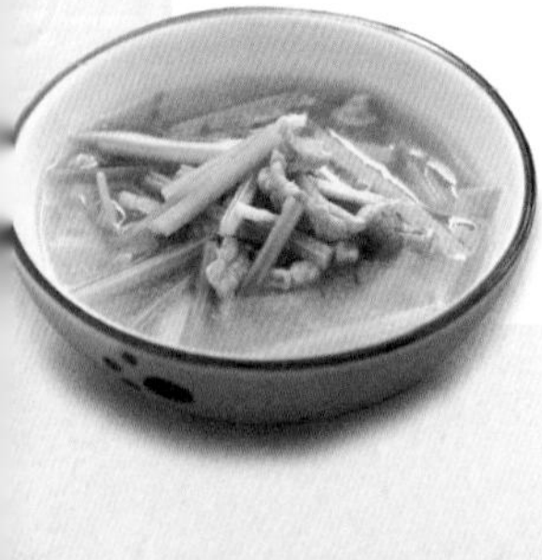

堅果

堅果包括很多品種，如葵花子、核桃、杏仁、花生等，所有堅果所含膳食纖維都很高。堅果的膳食纖維與油脂共同作用，有很好的潤腸效果，對防治便秘非常有益。堅果每天不必吃太多，一小把即可，否則容易攝入過多熱量。

排毒方法你要懂

吃飯時進食堅果最佳，有利增加飽腹感，特別如杏仁、榛子等富含膳食纖維的堅果。可以通過煮粥、做糕點等方式攝入。果仁和米搭配煮粥最養胃腸，每天食用一碗，暖胃又養身。

宜注意

一定要注意食用量，不宜吃太多，核桃、碧根果仁等每天吃四、五個即可；葵花子、花生等小果仁每天可吃一小把。

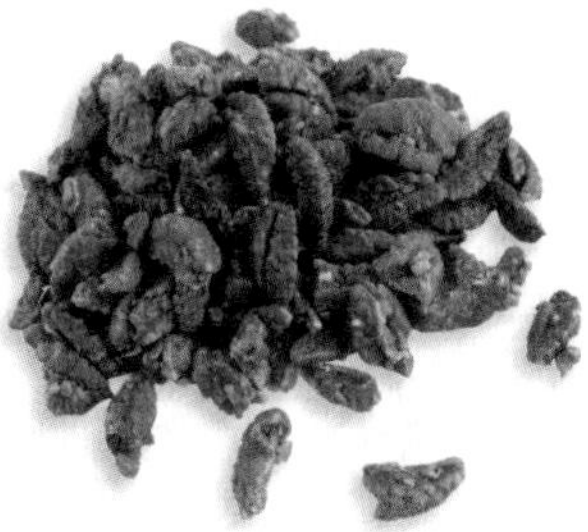

搭配宜忌

宜｜乳酪

維護消化系統健康
清除腸毒

忌｜濃茶

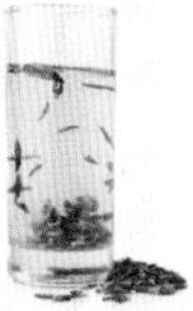

增加腸胃負擔
消化不良

五仁大米粥 潤腸排毒

材料：米100克，黑芝麻、核桃仁、杏仁、花生、葵花子仁、冰糖各適量。

做法：黑芝麻、核桃仁、杏仁、花生、葵花子仁混合後碾碎；米洗淨。米煮成稀粥，加入冰糖，待其溶化後起鍋，將五仁碎撒在粥面即可。

排毒功效：堅果潤腸通便，可幫助身體排出體內多餘的廢物，達到治療便秘的作用。

排毒成分：油脂

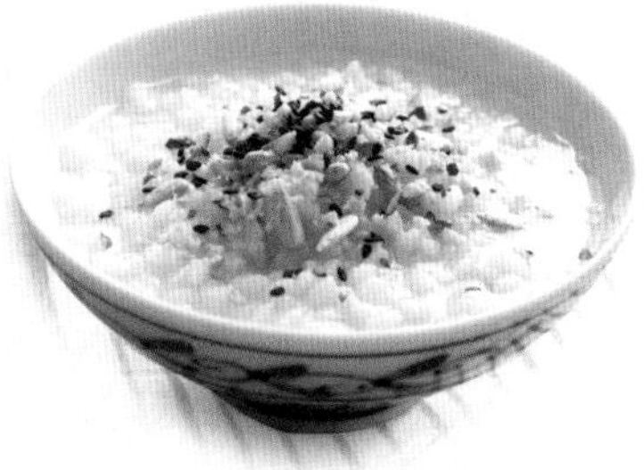

綠葉蔬菜

綠葉蔬菜是所有綠色帶葉蔬菜的統稱，如菠菜、小棠菜、油麥菜、韭菜等都屬綠葉蔬菜。綠葉蔬菜含有豐富的膳食纖維、維生素C、胡蘿蔔素、礦物質和水，是人類飲食結構中不可或缺的一部分。每個人每天最好攝入五百克蔬菜，其中有一半是綠色蔬菜最佳。

排毒方法你要懂

綠葉蔬菜可生食，也可以煮熟後吃，這樣胃腸更容易接受，蔬菜也更容易被消化，而且也有助殺菌。蔬菜生食能最大限度地保留其原有營養，但生食前最好將洗好的蔬菜放在淡鹽水浸泡十至十五分鐘，以清除菜葉上殘留的有害物質。

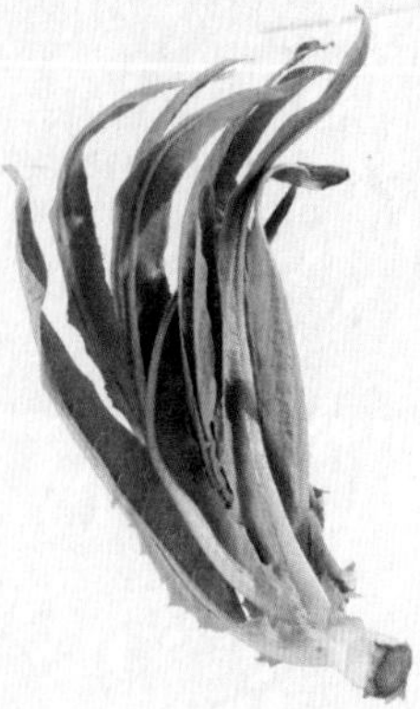

宜注意

綠葉蔬菜的維生素大多是水溶性維生素，在烹製過程中可能會流失，所以要大火快炒，才能最大限度地減少營養素流失。

搭配宜忌

宜｜蒜頭

清熱排毒
調節口味

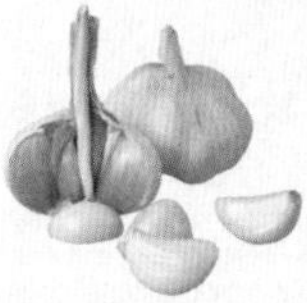

宜｜雞蛋

補充蛋白質
營養均衡

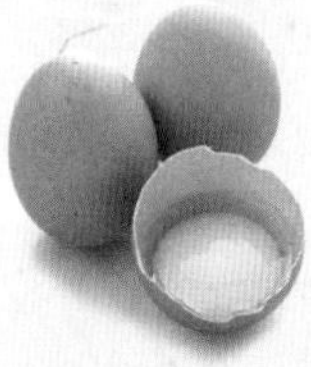

韭菜炒雞蛋　補營養、促排便

材料：雞蛋2個，韭菜300克，鹽適量。

做法：韭菜洗淨，切小段。雞蛋拂勻。油鍋燒熱，倒入雞蛋液，炒至凝固時，倒入韭菜炒勻。出鍋前加鹽調味即可。

排毒功效：韭菜富含膳食纖維，促進排便，與雞蛋搭配可補充氨基酸和礦物質，容易被腸胃接受。

排毒成分：膳食纖維

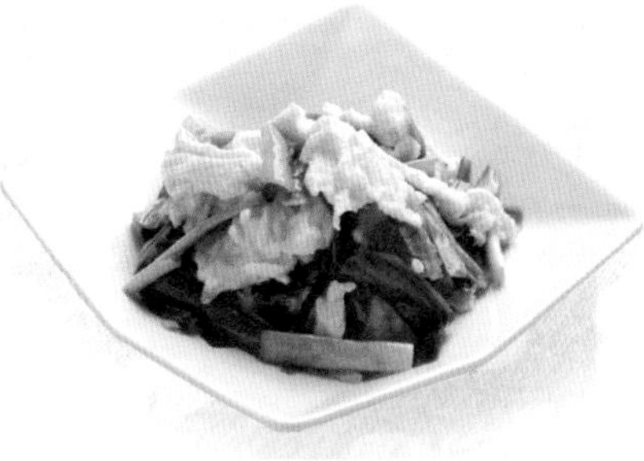

麻醬油麥菜　平衡腸道菌群

材料：油麥菜200克，鹽、蒜蓉、芝麻醬各適量。

做法：油麥菜洗淨，放入淡鹽水浸泡三至五分鐘，洗淨，切長段備用。芝麻醬加入涼開水稀釋，拌成麻醬汁，加鹽調味。將調好的芝麻醬淋在油麥菜，撒蒜蓉，食用時拌勻即可。

排毒功效：油麥菜含有豐富的維生素和膳食纖維，水分也充足，有清燥、潤腸通便的功效。

排毒成分：維生素C

蒜蓉茼蒿　通腸排便

材料：茼蒿200克，蒜蓉、鹽適量。

做法：茼蒿洗淨、切段。油鍋燒熱，放入蒜蓉煸香，倒入茼蒿炒至變色。出鍋前加鹽調味即可。

排毒功效：茼蒿含特殊香味的揮發油，可消食開胃，並且含有豐富的膳食纖維，可以促進腸道蠕動，幫助人體及時排出毒素。

排毒成分：膳食纖維

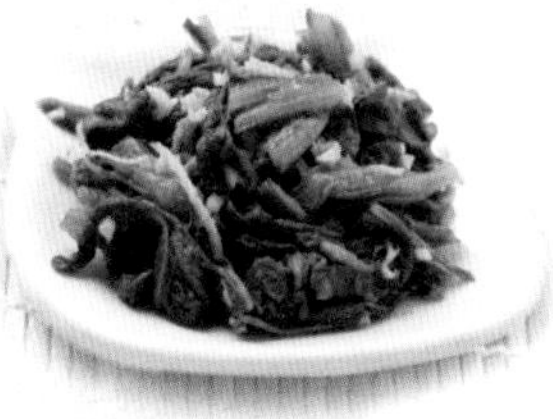

腸排毒信號2：口腔潰瘍

口腔潰瘍常常與便秘同時發生，中醫認為，口腔潰瘍是陰虛的表現，往往還伴隨口臭、牙齦紅腫、嘴唇乾裂、慢性咽炎等症狀。飲食對口腔潰瘍影響很大，可通過補充富含維生素和礦物質的食物來緩解。

綠豆

綠豆是夏季解暑盛品，可清暑開胃。口腔潰瘍創面常有細菌感染，導致創面不易癒合，而綠豆對創面常見的葡萄球菌和病毒有抑制作用，能促進創面快速恢復。

排毒方法你要懂

綠豆的清熱功效在於皮，解毒之功在肉，夏季煮綠豆湯解暑氣最好。綠豆性微寒，陰虛之人食用綠豆湯時宜與米搭配煮粥，既能養胃，又有排毒功效。

宜注意

綠豆不宜煮得過爛，因為綠豆的維生素和有機酸在持續的高溫加熱易被破壞，從而降低綠豆的清熱解毒效果。

搭配宜忌

宜 黃豆

中和綠豆的涼性

清熱解毒

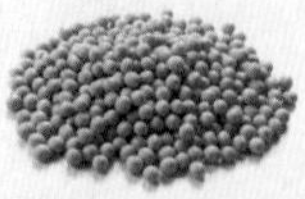

宜 芹菜

排毒效果更佳

祛痘降火

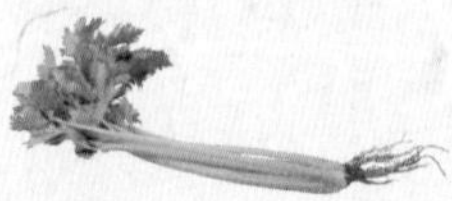

棗蓮三寶粥　緩解口腔潰瘍

材料：綠豆30克，米50克，蓮子5顆，紅棗2顆，紅糖適量。

做法：綠豆、米、蓮子、紅棗分別洗淨；蓮子去芯，紅棗去核；綠豆、蓮子用開水浸泡一小時。綠豆、蓮子放入鍋，加水燒開，再加入紅棗和米，用小火煮至粥稠，加適量紅糖調味即可。

排毒功效：綠豆可緩解夏季身熱口渴、赤尿或頭暈乏力等不適，對口腔潰瘍有食療效果。

番茄

番茄的類黃酮和維生素C成分，能強健血管，提高皮膚抵抗力。研究發現，每人每天食用五十至一百克新鮮番茄，能滿足身體對維生素C、鉀、鋅、錳等礦物質的需要。每天口含番茄汁，使其接觸口腔潰瘍創面，每次數分鐘，每天數次，有助於創面癒合。

排毒方法你要懂

生食番茄是最補充維生素C的方法，可涼拌、也可製成沙律。番茄的茄紅素在加熱後活性大大提高；因此，想要獲得抗衰老的效果，最好將番茄加熱後食用，如炒吃、燉煮等。

宜注意

不宜空腹生食番茄，對胃黏膜產生刺激，導致胃酸分泌增多，令胃腸不適。茄紅素遇光、熱和氧氣易分解，失去保健作用，應避免長時間高溫加熱。

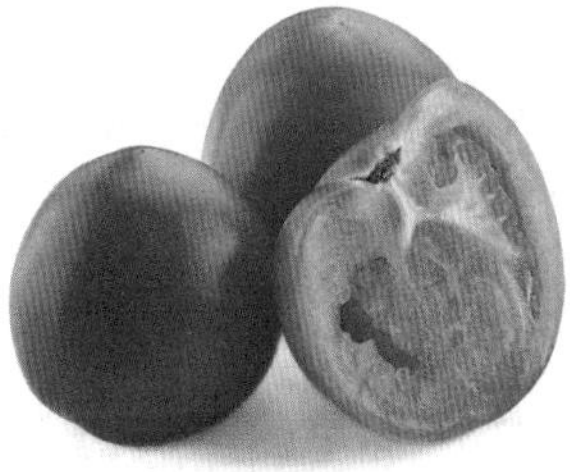

搭配宜忌

宜—雞蛋
補充足夠的維生素
老少皆宜

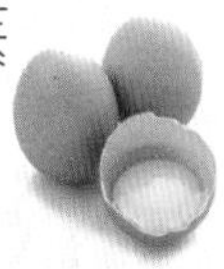

忌—魚肉
影響對銅的吸收
降低營養

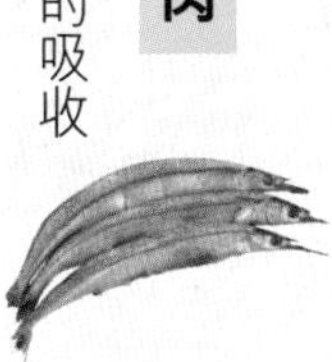

番茄炒翠玉瓜　緩解口腔潰瘍

材料：番茄1個，翠玉瓜半個，葱花、鹽、麻油各適量。

做法：番茄洗淨，切粒；翠玉瓜洗淨，切片。鍋油燒熱，放入葱花爆香，下翠玉瓜翻炒，加鹽調味。番茄放入鍋續炒，出鍋前加入麻油調味即可。

排毒功效：此菜富含維生素C和膳食纖維，可降低因便秘引起的火氣，緩解口腔潰瘍。

排毒成分：維生素C

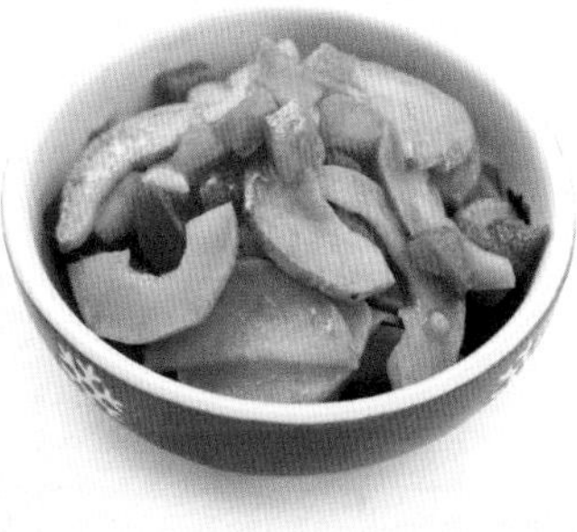

紅蘿蔔

紅蘿蔔含有胡蘿蔔素，有助修復上皮細胞，常食紅蘿蔔對口腔潰瘍恢復非常有益。紅蘿蔔性平、味甘，有清熱解毒的功效，也很適合降胃火。紅蘿蔔很適合與肉類一起炒、燉，更有利於營養物質吸收，經常食用還能保護視力，預防視力下降。

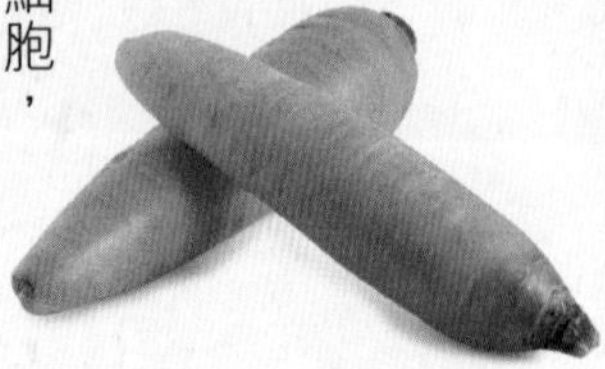

紅蘿蔔富含胡蘿蔔素和葉黃素，保護視力，讓眼睛更明亮。長期使用電腦或用神工作的人士，多吃紅蘿蔔可預防眼睛疲勞。

排毒方法你要懂

紅蘿蔔需要與富含油脂的食物同吃。紅蘿蔔的胡蘿蔔素屬脂溶性物質，只有溶解在油脂才能在人體中轉變成維生素A。有研究發現，每天吃兩條紅蘿蔔，可使血中膽固醇降低10%，有助清理血液、保護血管、預防心臟疾病和腫瘤。

宜注意

胡蘿蔔素主要存在於紅蘿蔔的細胞壁中，而細胞壁由膳食纖維構成，只有切碎、煮熟後使細胞壁破碎，營養素才能釋放出來，所以做餡料或切絲炒煮最好。

搭配宜忌

宜 橙

適合榨汁飲用
保護口腔

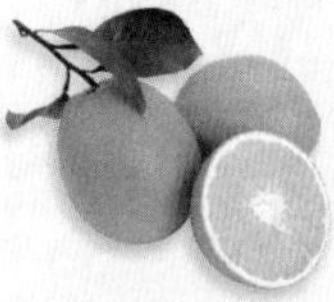

紅蘿蔔炆牛肉　修復上皮細胞

材料：牛腱肉300克，紅蘿蔔150克，葱段、薑片、八角、醬油、料酒、鹽各適量。

做法：牛腱肉洗淨，切塊；紅蘿蔔洗淨，切塊。油鍋燒熱，放入葱段、薑片煸炒出香味，放入牛肉塊煸炒片刻，然後放入八角、料酒、醬油、鹽及適量水，大火煮至水開。改小火炆至肉八成熟，加入紅蘿蔔塊炆熟即可。

排毒功效：紅蘿蔔與油脂加熱後食用，其中的胡蘿蔔素更容易被人體吸收。

排毒成分：胡蘿蔔素

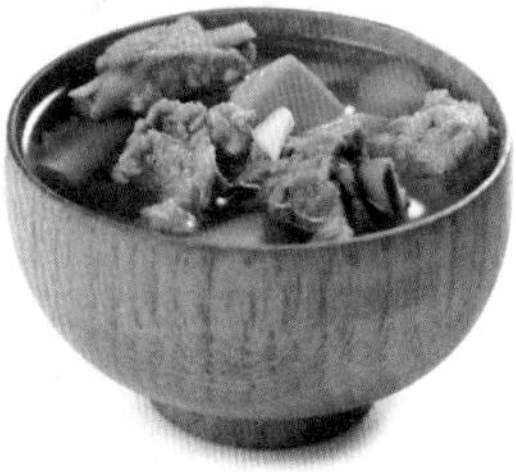

紅蘿蔔炒豌豆　促進新陳代謝

材料：紅蘿蔔150克，豌豆200克，薑片、鹽各適量。

做法：紅蘿蔔洗淨，去皮，切成小粒；豌豆洗淨。紅蘿蔔與豌豆在開水灼一分鐘。油鍋燒熱，放薑片爆香，加入紅蘿蔔粒與豌豆炒熟，加鹽調味即可。

排毒功效：此菜式清熱解毒、益中平氣、降脂降糖，幫助腸胃吸收和排毒。

排毒成分：礦物質

紅蘿蔔蘋果汁　促進細胞修復

材料：紅蘿蔔150克，蘋果1個。

做法：紅蘿蔔、蘋果分別洗淨，切塊。紅蘿蔔塊和蘋果塊放入榨汁機，加入適量溫開水榨汁即可。

排毒功效：紅蘿蔔蘋果汁含有豐富的維生素和礦物質，有利於口腔及消化道黏膜修復，每天就餐時可喝一杯。

排毒成分：維生素

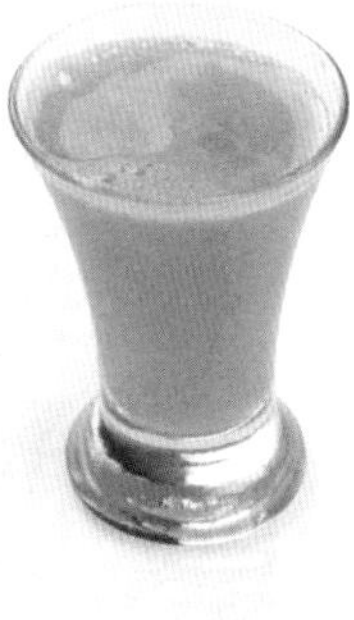

雞蛋

雞蛋是營養全面、均衡的食物之一，含有蛋白質、維生素及礦物質等營養，而且極易被身體吸收。因此，雞蛋成為日常補益身體的必選食物。雞蛋含有卵磷脂成分，能夠修復受損細胞，對口腔潰瘍恢復很有幫助。

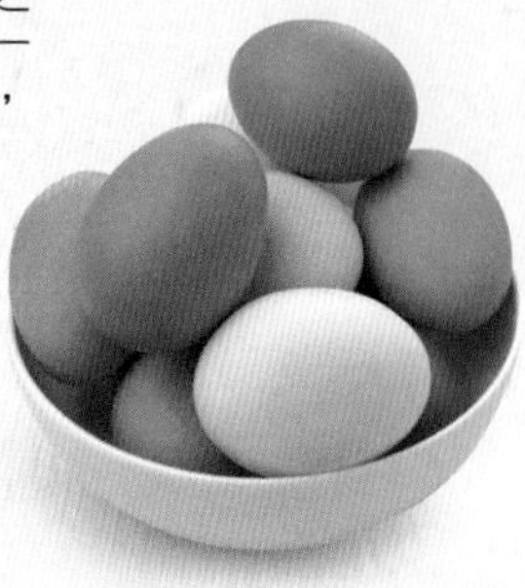

排毒方法你要懂

在各種烹製方法中，水煮蛋能更好地保留雞蛋的營養和功效。不過，水煮雞蛋不宜空腹食用，容易引起消化不良，在餐膳時食用最佳。雞蛋缺乏維生素C，與富含維生素C的番茄、青菜等搭配，令營養吸收更全面。

宜注意

雞蛋營養豐富，但不宜多吃。人體每天只能吸收一、兩個雞蛋的營養，過多食用雞蛋，身體無法吸收。

搭配宜忌

宜｜苦瓜

改善口腔潰瘍
降火

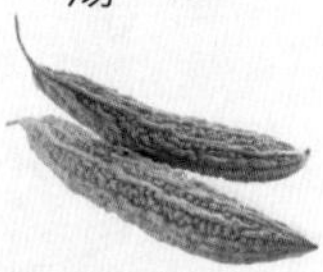

忌｜柿子

容易引發急性腸胃炎
腹痛

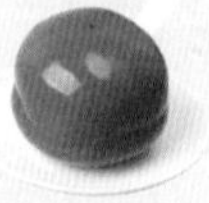

番薯蛋黃蓉　修復受損細胞

材料：番薯80克，雞蛋1個。

做法：番薯洗淨，煮熟後去皮，切塊，壓成蓉。雞蛋煮熟，去殼，取出蛋黃，將蛋黃壓成蓉；加入番薯蓉拌勻即可。

排毒功效：蛋黃蓉在補充卵磷脂、修復受損細胞之時，能促進腸胃蠕動，維護腸道健康。

排毒成分：卵磷脂

鮮蠔

鮮蠔含有豐富的蛋白鋅和磷，這兩種物質都是修復細胞的重要物質。「三高」人士也宜適當吃鮮蠔，當中含有豐富的牛磺酸，可抑制血小板凝集，有降低血脂、保持人體正常血壓和防治動脈硬化的作用。鮮蠔不宜吃太多，每週兩次即可。

排毒方法你要懂

用鮮蠔煲湯非常鮮美，部分營養成分會溶入水中，與青菜、豆腐等搭配，能更好地補養胃腸，降低胃腸火氣，改善口腔潰瘍，緩解便秘。

宜注意

鮮蠔性涼，應避免與寒涼食物同食，不宜與通菜、茭白、西瓜等同食，會導致胃腸不適，加重虛火，延緩口腔潰瘍痊癒。最好不要與啤酒同食，因為啤酒與海鮮搭配很容易產生過多的尿酸，引發痛風。

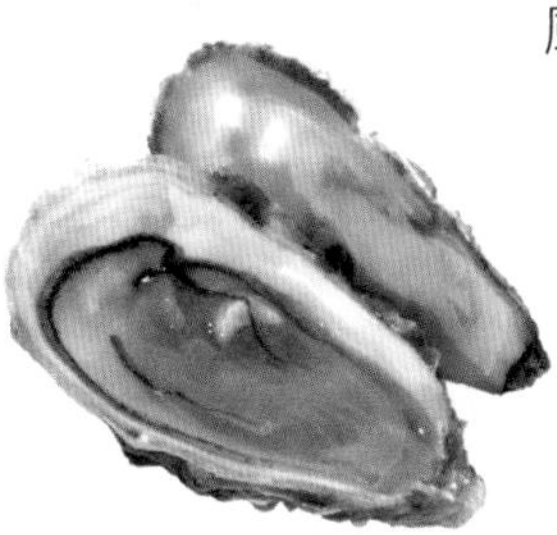

搭配宜忌

宜 山藥

有利排出腸毒
調養腸胃

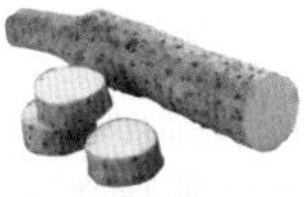

忌 啤酒

導致尿酸上升
引起痛風

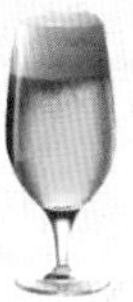

秀珍菇鮮蠔湯 有助細胞修復

材料：蠔肉50克，秀珍菇100克，紫菜10克，鹽、料酒、薑末各適量。

做法：蠔肉洗淨；紫菜洗淨，撕成小塊；秀珍菇洗淨，撕成小朵。鍋中加適量水，加入秀珍菇、紫菜塊、蠔肉、薑、料酒煮成湯，最後加鹽調味即可。

排毒功效：鮮蠔的磷對口腔潰瘍修復很有好處，其富含的牛磺酸有降「三高」的作用。

排毒成分：磷

動物肝臟

動物肝臟含有豐富的營養，也含有較高的膽固醇、脂肪等，不宜多吃，每次宜吃五十克，每月兩次。動物肝臟富含鋅，利於口腔創面恢復。適合炒食或烹製後與薑絲、蒜蓉等涼拌食用，可達到補虛、補血的作用。

排毒方法你要懂

相對於牛、羊、豬等肝臟，雞肝、鴨肝的脂肪和膽固醇含量比較低些，更適合排毒食用。要與各種蔬菜搭配食用，可以補充膳食纖維和水，降低動物肝臟對人體健康的不利影響。

宜注意

動物肝臟在烹調前一定要徹底洗淨，可先用水喉水沖洗兩三遍，再放入溫水清洗，或放入沸水灼三分鐘，以去除動物肝臟中的雜質和毒素。有「三高」症狀或有脂肪肝等人士不宜吃動物肝臟。

搭配宜忌

宜—薑

殺菌、助排毒

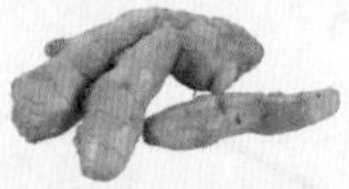

忌—山藥

破壞肝臟中的微量元素
降低營養

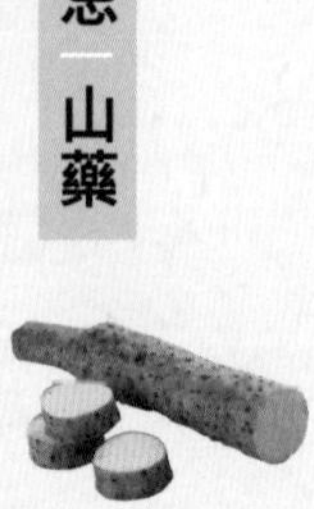

馬蹄炒鴨肝　修復細胞膜

材料：鴨肝50克，馬蹄200克，醬油、料酒、薑蓉、鹽各適量。

做法：鴨肝洗淨，切片，加醬油、料酒醃片刻；馬蹄去皮，洗淨，切片。油鍋燒熱，下薑蓉熗炒幾下，再加入鴨肝片、馬蹄片翻炒，加鹽調味，炒至全熟即可。

排毒功效：鴨肝富含鋅，對口腔潰瘍創面有修復功效，並且還有補血、解毒的功效。

排毒成分：鋅

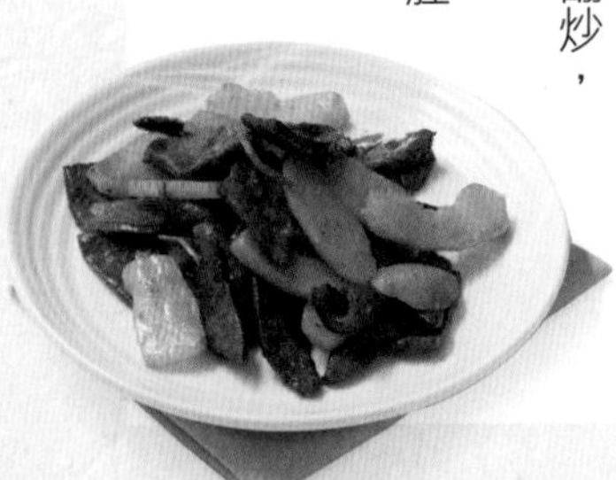

腸排毒信號3：消化不良

每個人都曾試過消化不良的困擾，沒有按時進食或暴飲暴食等不良飲食習慣，都會導致胃動力不足，出現消化不良、胃痛等症狀。這時需要多吃些健脾和胃、疏肝理氣、消食導滯的五穀果蔬，少吃番薯、韭菜等易產氣、不易消化的食物。

糯米

糯米是養胃佳品，它經常給人留下「不好消化」的印象，是因為糯米大多是支鏈澱粉，在分支的地方有一種人體不能消化的物質。不過，糯米在加熱狀態下，支鏈澱粉更易消化。糯米含有維生素B雜，保護胃腸黏膜；但糯米一次不宜吃太多。

排毒方法你要懂

糯米的食用方法很多，可以做成年糕、豆包等，對身體都是有益的。

宜注意

糯米一定要熱食，因為糯米冷卻後，澱粉支鏈會變成不易被人體吸收的大分子，反而不利消化。

搭配宜忌

宜｜紅豆

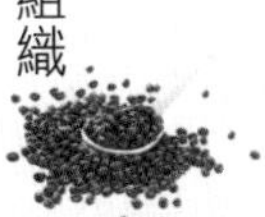

保護消化道黏膜組織

改善脾虛

忌｜蘋果

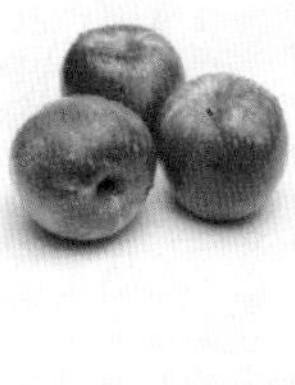

影響腸胃功能

消化不良

南瓜雜糧飯　保護腸胃

材料：小南瓜1個，糯米30克，燕麥、薏米各20克，葡萄乾、蜂蜜各適量。

做法：糯米、燕麥、薏米分別洗淨、泡水；小南瓜洗淨，切去頂部，挖去瓜瓤，去皮，切粒。糯米、薏米、燕麥、南瓜丁、葡萄乾拌勻，放入蒸鍋大火蒸約四十分鐘，食用時淋上蜂蜜即可。

排毒功效：糯米養胃，南瓜綿軟適口，兩者搭配對老年人的腸胃有保護作用。

菠蘿

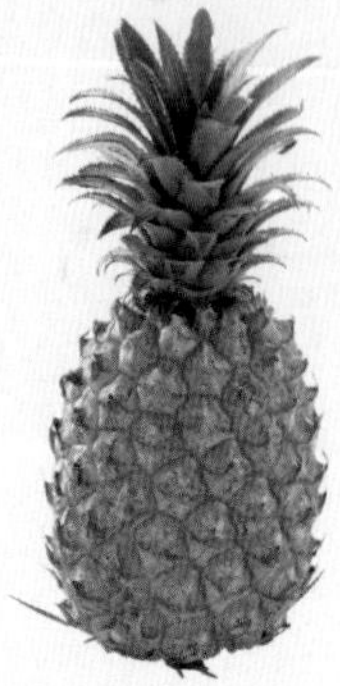

菠蘿含有的菠蘿蛋白酶可分解蛋白質，溶解阻塞於組織的脂質，有改善局部血液循環、降低血液黏稠度的作用，所以經常食用高脂肪、高熱量食物的人應多吃菠蘿，能解油膩、促進消化。菠蘿一次不宜吃太多，最多不超過半個。

排毒方法你要懂

菠蘿所含的蛋白質分解酵素有分解蛋白質及助消化的功能，飯後食用菠蘿可消除油膩感，促進消化，減少毒素在腸道沉積。與米飯搭配製成菠蘿飯，可以解油膩，達到助消化、緩解便秘的作用。

宜注意

吃菠蘿前宜先用淡鹽水浸泡，可去除菠蘿中的酸澀味道，更利消化。口腔潰瘍或有牙齦疾病者不宜吃菠蘿，會刺激口腔黏膜出現不適。

搭配宜忌

宜－蘋果

利於降血壓、降血促進消化

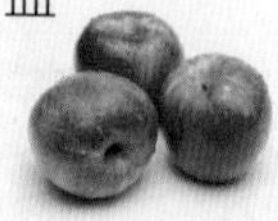

忌－鮮奶

影響蛋白質吸收降低營養

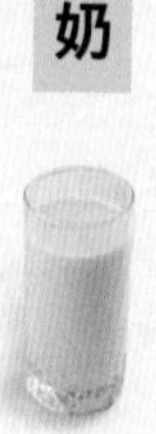

菠蘿蝦仁炒飯　溶解脂質

材料：蝦仁7隻，菠蘿半個，豌豆20克，米飯1碗，蒜蓉、鹽、糖、麻油各適量。

做法：蝦仁洗淨，瀝乾水分；菠蘿肉切小粒；豌豆洗淨、灼熟，撈起備用。油鍋燒熱，爆香蒜蓉，加入蝦仁炒至八成熟，加入豌豆、米飯、菠蘿快炒至飯粒散開，加鹽、糖、麻油調味即可。

排毒功效：菠蘿蝦仁炒飯不油膩且營養豐富，有助於促進消化，保護腸胃。

排毒成分：蛋白酶

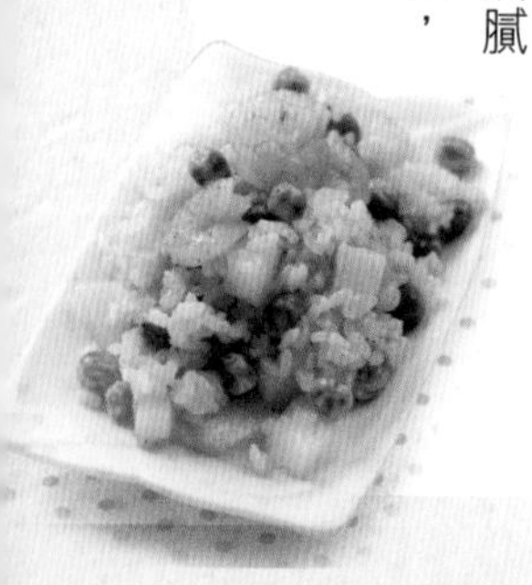

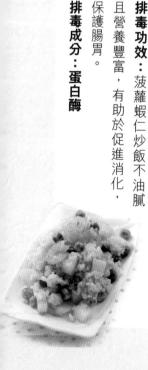

木瓜

木瓜的有機酸包括蘋果酸、檸檬酸、酒石酸等，進入身體有刺激胃酸分泌、加快胃腸蠕動的作用，有助消化。半個中等大小的木瓜能提供成人一天所需的維生素C；但其中的番木瓜鹼有小毒，不宜多吃。

排毒方法你要懂

木瓜的酵素有促進消化的作用，飯後吃木瓜能減輕胃腸負擔，防治便秘，所以飯後吃木瓜最適宜。

宜注意

用木瓜炮製菜式時，最好選擇青木瓜，因青木瓜耐煮；但榨汁或生食則選熟透的木瓜，對身體健康更有益。木瓜不宜與海鮮一起食用，吃過海鮮後，就不要大量吃木瓜，容易導致腹痛、腹瀉。

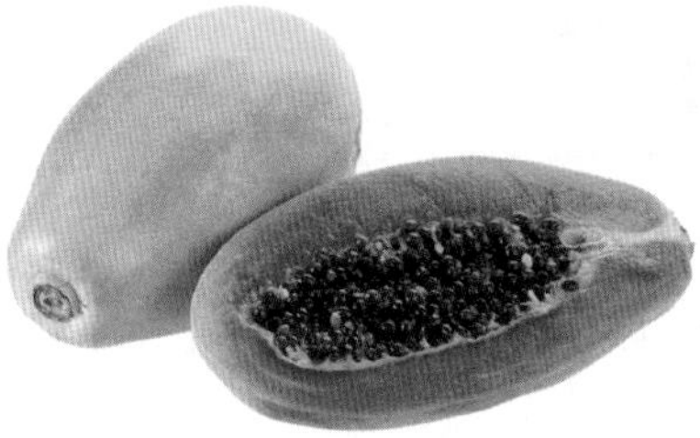

搭配宜忌

宜 帶魚
促進消化
滋養補虛

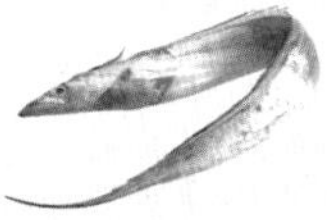

宜 鮮奶
補充多種營養
促消化

鮮奶木瓜雪梨湯　幫助消化

材料：木瓜半個，雪梨1個，鮮奶、糖各適量。

做法：木瓜、雪梨去皮、切塊。木瓜、雪梨放入鍋，倒入適量鮮奶煮至雪梨變軟，加糖調味即可。

排毒功效：木瓜與鮮奶一起煮，或製成果汁飲用，可保護及修復胃腸黏膜。木瓜能將胃腸的脂肪分解為脂肪酸，更容易被身體吸收。

排毒成分：有機酸

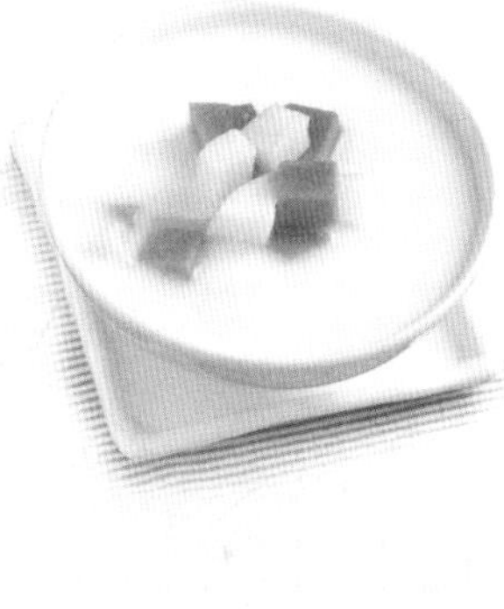

山楂

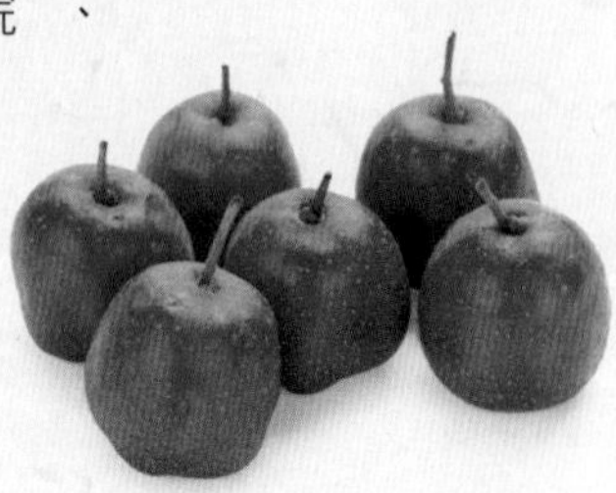

《唐本草》記載，山楂消食健胃、行氣散瘀，常用於肉食積滯、胃烷脹滿、瀉痢腹痛。炮製山楂入藥，每次宜用十克左右，鮮食以不超過一百克為宜。一般人都可以食用；但脾胃虛寒者、胃酸分泌過多者，以及懷孕女性不宜多食。

排毒方法你要懂

中醫認為，山楂搭配紅糖食用，對女性痛經、經血不暢有食療功效。新鮮的山楂含有果酸，促使口腔分泌更多唾液，進入胃後促進胃酸分泌；但不宜多食。做成山楂製品，其酸味降低，可適量多食。

宜注意

煮菜炆肉時放點山楂乾，有助增強食慾，還有助蛋白質消化；但山楂一次不宜吃太多，當中含有大量的果酸，多吃對牙齒不利。

搭配宜忌

宜－蜂蜜	忌－豬膶
口感更順滑	影響鐵質吸收
促進消化	降低營養

蕎麥山楂餅　提高食慾、促消化

材料：蕎麥麵粉500克，山楂200克，陳皮、石榴皮、烏梅、糖各適量。

做法：陳皮、石榴皮、烏梅放入鍋，加水、糖煮半小時後濾渣留汁，待涼。山楂洗淨、煮熟，去核，壓成蓉備用。蕎麥麵粉加陳皮烏梅汁揉成麵糰，加入山楂蓉，做成一個個圓餅。圓餅下油鍋煎熟即可。

排毒功效：新鮮山楂製成山楂餅，對胃的刺激小，有開胃、保護腸胃的功效。

排毒成分：有機酸

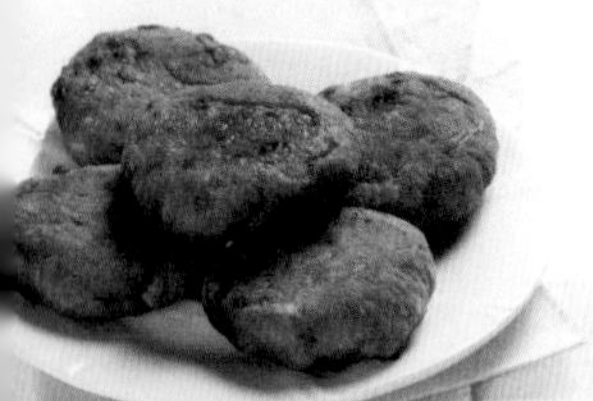

腸排毒信號4：口氣

口氣是令人尷尬的症狀，睡眠不足、肝火旺盛、便秘等都會導致口腔異味，繼而引發食慾減退、心情煩躁、臉部油膩等症狀。有口氣時，需要注意排除體內熱毒，多吃滋陰降火的五穀蔬菜如小米、南瓜等，少吃蒜頭、八角、孜然、咖喱、辣椒等溫熱食物，也不要飲酒。

小米

小米不含麩質，所含膳食纖維較為溫和，不會刺激腸道壁，因此適合排毒食用。消化不良、口腔內細菌太多也是導致口氣出現的重要原因，而小米能調理胃腸，減少口腔內細菌，很適合有口氣的人食用。

排毒方法你要懂

小米煮粥能最大限度地保留營養，粥表面有一層膜即為米油，可延年益壽。小米鍋巴具有消積止瀉、補氣健脾的作用，能緩解食積之毒，治療小兒消化不良。

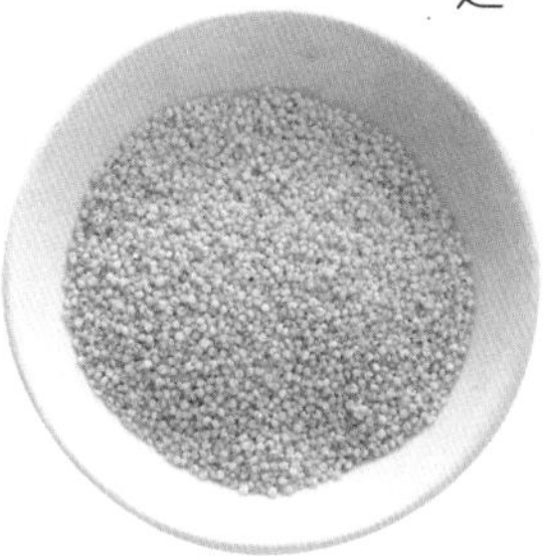

宜注意

氣滯虛寒人士宜少吃小米。冬天總感覺冷，或者生氣時覺得胸悶難疏，生活中喜歡歎氣，經常有腹瀉、乳房脹痛等症狀者為氣滯虛寒體質。

搭配宜忌

宜｜紅糖

幫助減少口氣
補血益氣

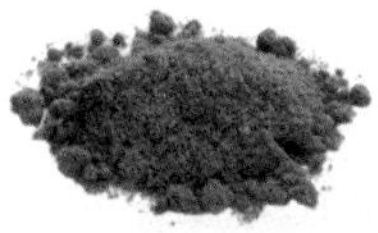

忌｜醋

破壞小米的胡蘿蔔素
降低營養

紅蘿蔔小米粥 促進腸道蠕動

材料：小米50克，紅蘿蔔半個。

做法：小米洗淨；紅蘿蔔洗淨，去皮、切粒。小米和紅蘿蔔放入鍋，加適量水，大火煮沸，轉小火煮至紅蘿蔔綿軟即可。

排毒功效：紅蘿蔔小米粥有促進胃腸蠕動、降胃火的功效，胃腸順暢，口氣自然清新。

南瓜

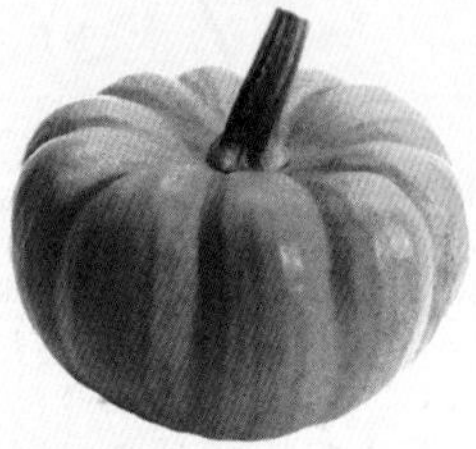

口氣很大程度上是由脾胃功能失調、消化不良引起，南瓜含有豐富的膳食纖維和活性蛋白，能夠保護胃黏膜，幫助食物消化，調節脾胃功能，進而改善口氣問題。不過，南瓜不適合所有人食用，改善口氣需要與其他食物搭配。

南瓜含有鈷，能促進造血功能，讓臉色更紅潤。脾胃差、貧血人士可以經常吃南瓜。

排毒方法你要懂

南瓜瓤含有豐富的胡蘿蔔素，對延緩衰老、美容排毒十分有益，所以食用南瓜時最好連瓜瓤一起食用，瓜瓤做菜不成型，可以榨汁不影響口感。與番茄搭配煮成湯，有助排出體內毒素，有清胃腸、潤腸燥的功效。

宜注意

用南瓜炮製菜式時不要加醋，因南瓜的營養素遇醋會分解，降低其營養價值。南瓜不宜作早餐單獨食用，容易引起胃酸分泌過多，引起胃腸不適。

搭配宜忌

宜—紫薯

增強人體免疫力
改善消化

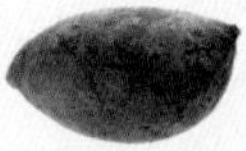

忌—羊肉

易引起腸燥便秘
不易消化

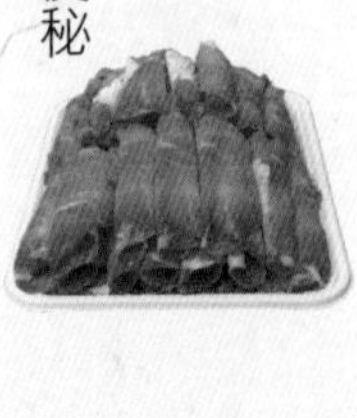

南瓜糯米餅　促進消化

材料：南瓜300克，糯米粉、糖各適量。

做法：南瓜去皮，切塊，蒸熟，搗成蓉。南瓜蓉加入糯米粉、糖，加適量水一起拌成麵糰。麵糰均分五等份，做成餅狀。油鍋燒熱，下南瓜餅煎至兩面金黃即可。

排毒功效：南瓜糯米餅健脾養胃，促進消化、降低血壓和防癌抗癌。

排毒成分：膳食纖維

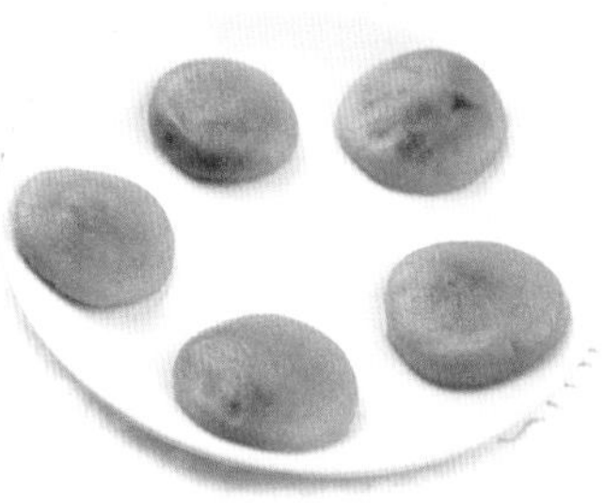

南瓜番薯軟飯　改善口氣

材料：南瓜、番薯各50克，米30克，小米20克。

做法：米、小米洗淨後加水浸泡一小時；南瓜、番薯去皮後洗淨，切粒。米、小米和南瓜粒、番薯粒放入電飯煲，加適量水煮熟即可。

排毒功效：南瓜番薯軟飯可以幫助調節脾胃功能，改善口氣問題。

排毒成分：活性蛋白

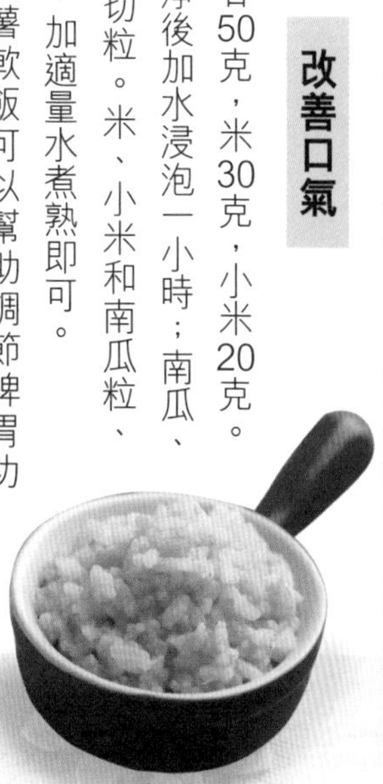

蜜汁南瓜　養胃補血

材料：南瓜500克，紅棗、銀杏、杞子、糖各適量。

做法：南瓜去皮，洗淨，切塊。南瓜蒸熟，上碟。鍋內加水，加入紅棗、銀杏、杞子煮至軟，加糖熬成蜜汁。將蜜汁澆在南瓜塊即可。

排毒功效：蜜汁南瓜可以潤肺、補血、養胃，女性食用還可以養顏嫩膚。

排毒成分：礦物質

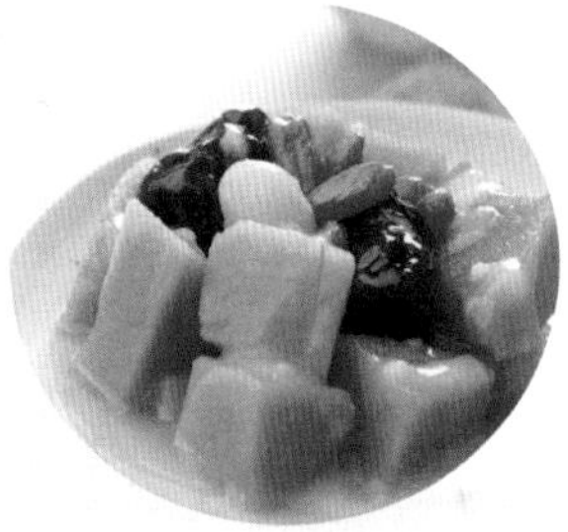

番薯

番薯是低脂肪、低熱量的食物，在清除體內自由基有非常好的作用。番薯可以作為主食，也可以炮製成菜餚，大多數人都可以食用，但由於其含膳食纖維過多，腹脹、腹痛者不宜多食。此外，番薯一次不宜吃太多，以不超過二百克為宜。

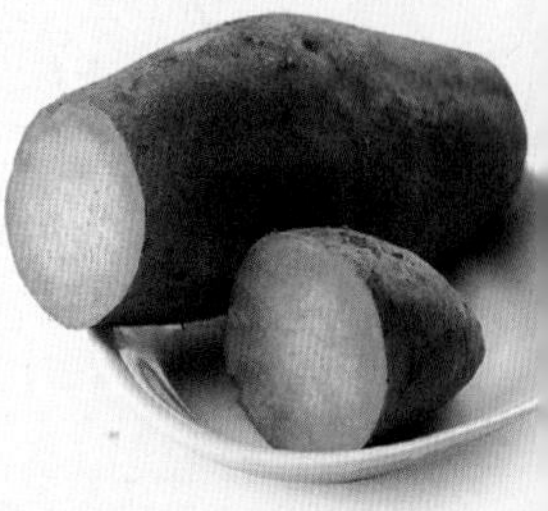

排毒方法你要懂

富含膳食纖維和糖的番薯需要搭配綠葉蔬菜，這樣排毒效果更好。番薯一定要煮熟食用，通過加熱可以破壞儲存澱粉的細胞，更利於消化。

宜注意

番薯不宜單獨食用，易導致脹氣。可以在煮米飯或煮粥時放點番薯，大大緩解番薯產氣的情況。番薯缺少蛋白質，與富含蛋白質的食物一起吃，合理搭配可使營養更均衡。

搭配宜忌

宜—麵粉

番薯餅營養又好吃
瘦身排毒

忌—柿子

易引起腸胃蠕動過激
胃痛

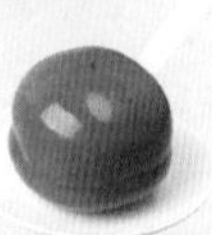

番薯餅 排毒、除口氣

材料：番薯100克，糯米粉400克，豆沙餡、蜜棗、杞子、葡萄乾、糖各適量。

做法：番薯洗淨、煮熟，搗碎後加入糯米粉揉成番薯麵糰。葡萄乾、杞子用水浸泡，瀝乾水分，加入蜜棗、豆沙餡、糖拌成餡料。番薯麵糰揉成丸子狀，鋪平，包入餡料，壓扁。油鍋燒熱，放入番薯餅煎至兩面金黃熟透即可。

排毒功效：只吃番薯容易腹脹，與糯米粉搭配就可以避免，在排毒之時可以減少口氣。

排毒成分：果膠

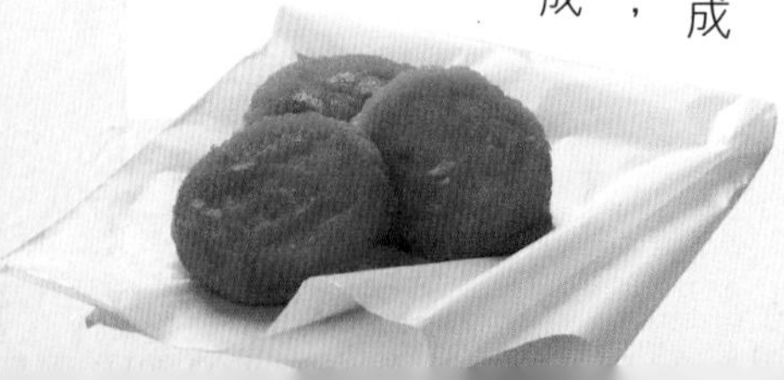

柑

柑本身帶有濃郁的清香味道，吃後令口氣清新，尤其是柑皮和柑絡，其中含有香精油，經常咀嚼有助於改善口氣。與柑有相同功效的水果有很多，金橘、柚子、橙等都能令口氣清新。

排毒方法你要懂

柑瓤外白色的網狀筋絡就是柑絡，含有一定的香精油，口含或者咀嚼有助於緩解口氣。生食新鮮柑子能最大限度地保留其營養，清新的味道也會在口腔中保持很久。

宜注意

鮮柑皮不宜泡水喝，泡水或當作中藥時，宜選擇陳皮。去除口氣時，可取一小片鮮柑皮，洗淨後咀嚼片刻再吐出。柑汁不宜與牛奶混合飲用，因為牛奶的蛋白質容易與柑子中的果酸、維生素C發生反應，凝固成塊，影響消化吸收。

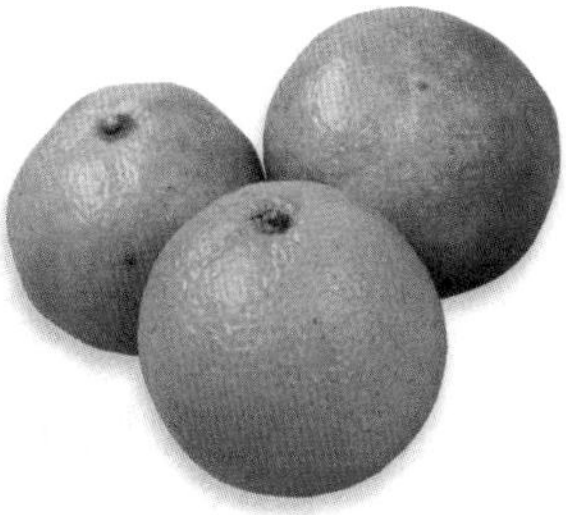

搭配宜忌

宜｜檸檬

有助於口腔環境平衡
清新口氣

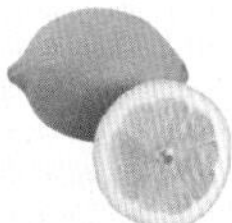

宜｜銀耳

保護腸胃
潤膚養顏

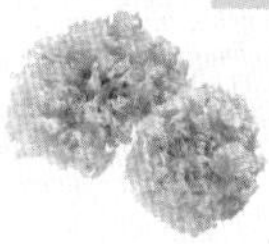

銀耳柑羹　保持口腔健康

材料：銀耳（雪耳）100克，柑1個，冰糖適量。

做法：銀耳泡發洗淨，撕成小朵。柑洗淨，去皮、去核。銀耳放入煲，加適量水煮至銀耳黏稠，加入柑肉、冰糖煮片刻即可。

排毒功效：柑有助於改善口氣，加上銀耳中果膠有排毒功效，兩者搭配對保持口腔健康有益。

排毒成分：維生素C

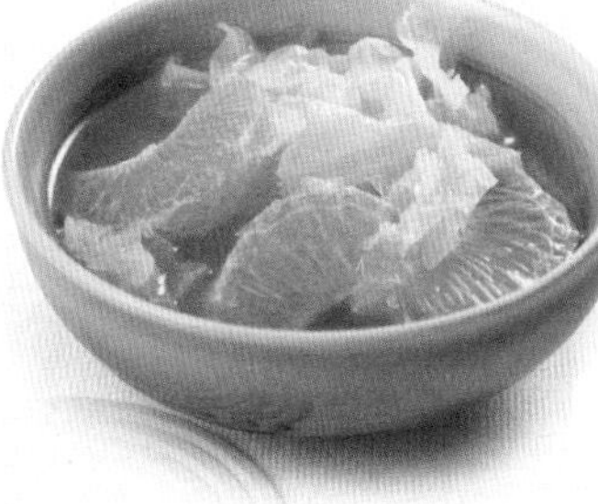

檸檬

檸檬的香味濃郁，常被用來當作調味料，但檸檬並不適合單獨食用，可以切片與其他果茶或花草茶一起泡茶，或與其他水果一起搭配榨汁飲用。去除口氣主要是檸檬皮中的檸檬香精油發揮的作用，也可以咀嚼檸檬皮，幫助改善口氣問題。

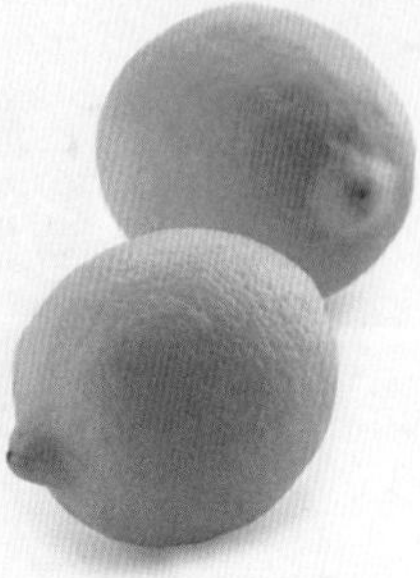

排毒方法你要懂

用檸檬榨汁保留了檸檬的所有營養，尤其是香氣，有口氣者可經常喝。痰多、咽喉不適時，將檸檬榨汁飲用，有助緩解症狀。

宜注意

檸檬的果酸和有機酸會刺激胃酸分泌，空腹食用會導致胃酸過多，從而損傷胃黏膜，因此不宜空腹喝檸檬水或吃檸檬，也不宜多吃檸檬，否則容易傷胃，影響消化功能。另外，酸入肝經，春天不宜多食，夏秋食用效果較好。

搭配宜忌

宜 蜂蜜

潤喉生津

去除口氣

忌 山楂

過於刺激胃黏膜

腸胃不適

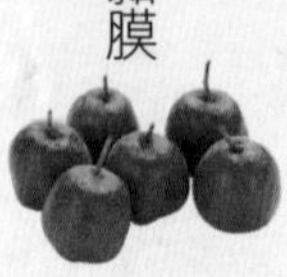

冰涼檸檬蓮藕 讓口氣清新

材料：蓮藕300克，檸檬半個，橙汁、蜂蜜各適量。

做法：蓮藕洗淨，去皮，切薄片；用手擠檸檬取汁，檸檬皮洗淨、切絲。蓮藕片灼熟，待涼。橙汁、檸檬汁及蜂蜜調勻，淋在蓮藕片上即可。

排毒功效：蜂蜜的果糖可以中和檸檬酸，讓排毒更溫和，幫助改善口氣問題。

排毒成分：香精油

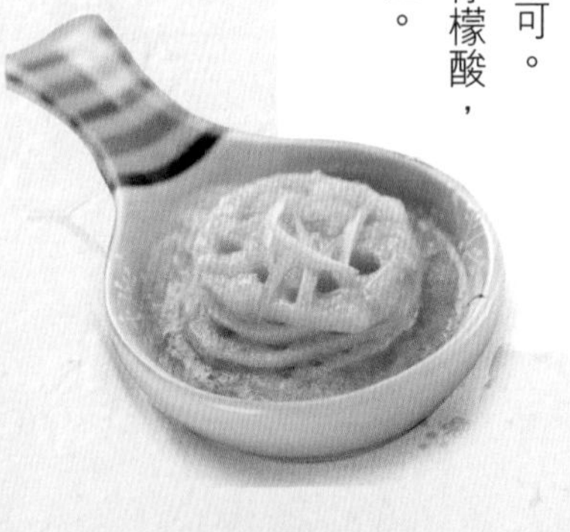

綠茶

茶葉含有豐富的芳香物質，經過加工製作會散發出來，幾乎所有茶葉都有清新的味道，如紅茶、花茶、青茶等適合飲用。其中綠茶可以降胃火，因胃腸不適引起的口氣者可以多飲用一些。一般在早上或午後喝茶最宜。

排毒方法你要懂

喝茶有助排毒，但不要空腹飲茶，否則易傷胃。可在兩餐之間喝茶，或在飯後十五至二十分鐘後喝茶，提高茶的排毒效果。紅茶、綠茶、花茶可以輪換着飲，每隔一段時間換一種茶飲，更有利健康。

宜注意

泡綠茶的水溫不必要攝氏一百度，這樣會把綠茶燙熟，可用攝氏八十度左右的熱水泡茶。茶葉沖泡後，不要一直泡在水中，可以選購有過濾功能的茶具。

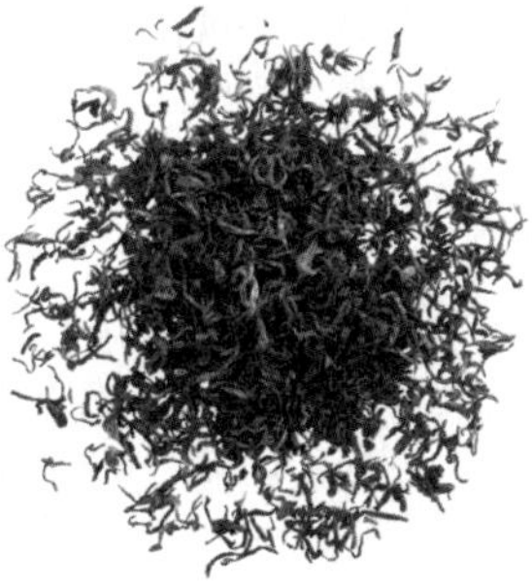

搭配宜忌

宜 玫瑰花

讓口唇留香
美容養顏

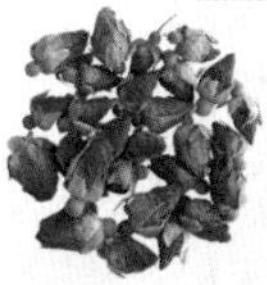

忌 杞子

影響營養吸收
降低營養

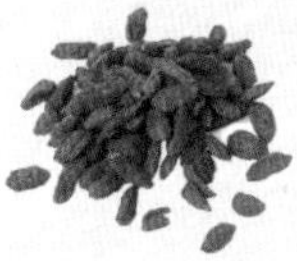

五味子綠茶　保持口氣清新

材料：烏梅、紅棗各3顆，綠茶、杞子、五味子各適量。

做法：所有材料放入杯，倒入熱開水，加蓋，待三至五分鐘即可飲用。

排毒功效：綠茶有助於殺滅口腔中的細菌；五味子有消炎作用，兩者搭配有利於保持口氣清新。

排毒成分：茶多酚

腸排毒信號5：排氣

排氣是人體代謝的正常現象，這是由於食物進入消化道，通過菌群的分解，產生了較多的氣體。一般情況下，排氣是無味的，但如果排出氣體過臭，則表明可能有消化不良、胃腸疾病發生，需要注意胃腸功能，調整飲食。

米

米的胚芽與糊粉層中含有近90%以上的人體必需營養素，且較為均衡，非常補益身體。從古時起就有「晨起食粥，以生津液」的說法。經常喝點米粥有助於津液產生，有調理脾胃、滋陰潤肺的功效。煮粥時，加點水果，排毒效果更佳。

排毒方法你要懂

濃稠的米湯能治療虛證，補益元氣，防止外邪入侵。將米熬煮後表面出現的黏稠的油狀物質即米油，不僅有利於身體排毒，還能滋陰補腎、延緩衰老。

宜注意

米淘洗次數多容易導致營養流失，所以淘洗米兩遍左右最佳。米中的維生素易流失，與糙米等粗糧搭配，能補充維生素不足，有助於維持胃腸消化功能。

搭配宜忌

宜｜栗子

補充豐富的礦物質
健脾養胃

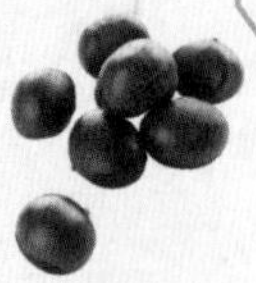

宜｜堅果

補充油脂
營養豐富

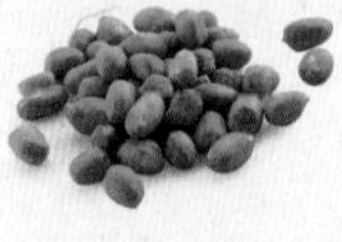

紅豆軟飯　補中益氣

材料：紅豆10克，米50克。

做法：米、紅豆分別洗淨，浸泡一小時。紅豆和米一起放入電飯煲內，加適量水（比平時煮米飯略多），煮至飯熟即可。

排毒功效：米與紅豆搭配，能增強補中益氣的功效，減輕腸胃消化負擔。

菠菜

菠菜含有大量的膳食纖維，利於排出腸道中的有毒物質，可潤腸通便，對便秘有益。它還含有豐富的維生素B_1、維生素B_2，能增強人體的抵抗力，加強抗病毒能力。菠菜富含胡蘿蔔素，它是一種抗氧化物，可清除自由基。

排毒方法你要懂

菠菜含有大量的草酸，不僅口味澀，進入體內還會影響鈣質吸收。烹煮菠菜之前，先放入沸水灼兩分鐘，菠菜的草酸含量會大大降低，而且口感也變得柔嫩，沒有苦澀味。菠菜不宜長時間放置，否則亞硝酸鹽的含量會逐漸上升，葉子會萎縮甚至腐爛，就不要吃了。

宜注意

吃完菠菜要注意保護牙齒，菠菜等綠葉蔬菜含有一定數量的草酸，吃完之後，牙齒會有澀澀的感覺，這是因為草酸附着牙齒上，可通過漱口、刷牙來緩解。

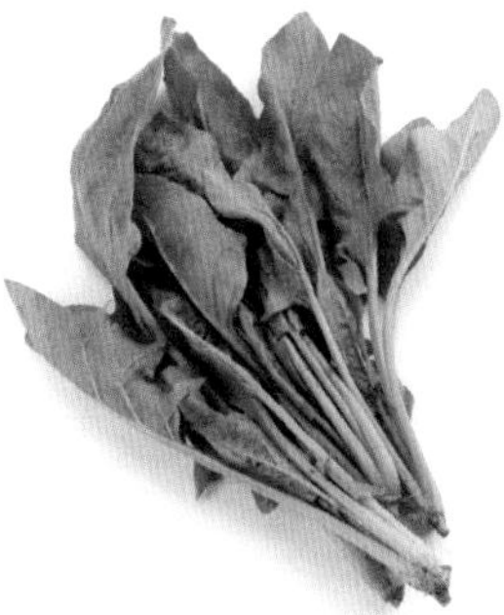

搭配宜忌

宜 豬膶
讓肌膚紅潤有光澤
補鐵補血

忌 青瓜
阻礙維生素C的吸收
降低營養

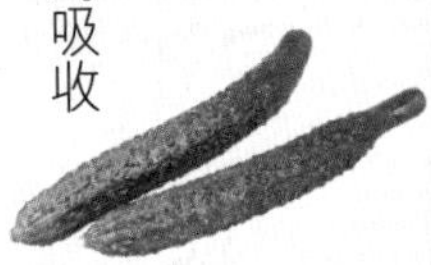

豬膶拌菠菜 促排腸道毒素

材料：豬膶100克，菠菜200克，芫茜碎、麻油、鹽、醋各適量。

做法：豬膶洗淨，煮熟，切成薄片；菠菜洗淨，灼燙，切段。用鹽、醋、麻油調成汁。菠菜段放在碟內，放入豬膶片、芫茜碎，倒上調味汁拌勻即可。

排毒功效：豬膶拌菠菜富含膳食纖維、維生素和鐵，能排出腸道中的有毒物質，緩解排氣，還有補血功效。

排毒成分：膳食纖維

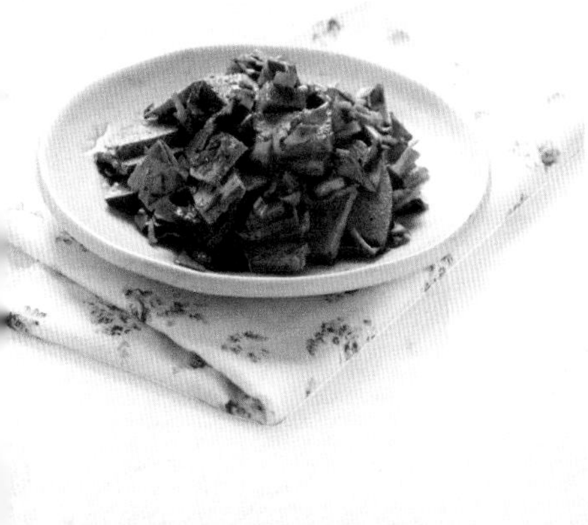

蓮藕

蓮藕清熱解毒，有生吃、熟吃之分別，生食可涼拌或直接食用，清熱解毒，所含豐富的膳食纖維能促進胃腸蠕動，緩解排氣情況；蓮藕熟吃降低其涼性，更適合脾胃虛弱人士食用。此外，蓮藕含有豐富的維生素K，具有止血的作用。蓮藕富含維生素B_6，有助於減少煩躁、緩解頭痛。上班族吃點涼拌藕片可幫助減輕壓力。

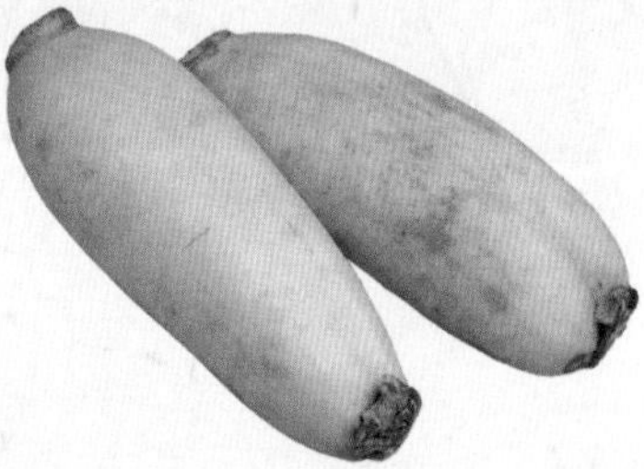

排毒方法你要懂

蓮藕生吃基本保留了所有營養，具有清熱除煩、涼血止血、散血散瘀的功效，不過其性寒，不適合脾胃寒涼者食用。如將蓮藕燉湯，有助於保護胃腸的消化功能，達到潤腸的功效，緩解排氣問題。

宜注意

切好的蓮藕容易氧化變黑，如果不立即炮製，可先放入水中浸泡，烹煮時撈出。新鮮的蓮藕別儲存太久，以免持續生長、氧化。

搭配宜忌

宜－糯米

減少消化不良帶來的排氣

調節腸胃

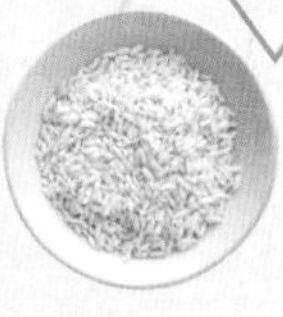

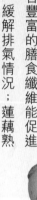

忌－黃豆

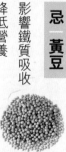

影響鐵質吸收

降低營養

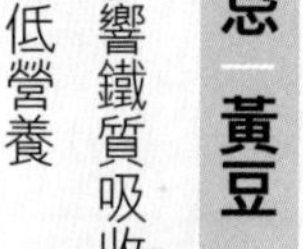

橙蜜藕　健脾開胃

材料：蓮藕200克，橙汁、蜂蜜各適量。

做法：蓮藕洗淨，去皮，切薄片。蓮藕片灼熟，待涼。橙汁與蜂蜜調勻，淋在蓮藕片即可。

排毒功效：橙蜜藕有很好的健脾開胃、提高食慾的功效，還能滋陰養血、補益五臟。

排毒成分：維生素

荷塘小炒　緩解消化不良

材料：蓮藕200克，紅蘿蔔半個，木耳20克，荷蘭豆、鹽、蒜片各適量。

做法：蓮藕、紅蘿蔔去皮，洗淨，切片；木耳溫水泡發，撕成小朵，洗淨；荷蘭豆洗淨、切段。油鍋燒熱，放入蒜片炒香，下其餘食材快炒，加鹽調味即可。

排毒功效：荷塘小炒有清熱祛火、調節脾胃的功能，可緩解消化不良，減少排氣。

排毒成分：膳食纖維

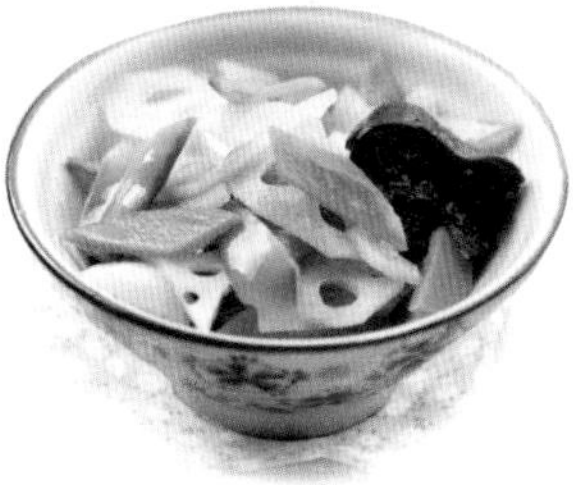

炸藕盒　緩解排氣

材料：蓮藕200克，豬肉碎100克，鹽、醬油、料酒、蛋白、粟粉、麵粉、葱花、薑蓉各適量。

做法：蓮藕洗淨，切厚片，從中間切一刀，不要切斷。肉碎加入鹽、醬油、料酒、蛋白、薑蓉、葱花拌勻，填入藕片。麵粉、粟粉、蛋白加水拌成麵糊。油鍋燒熱，蓮藕沾上麵糊，放入油鍋炸至金黃即可。

排毒功效：炸藕盒在潤腸、緩解排氣之時，也能補血益氣、增強體力。

排毒成分：膳食纖維

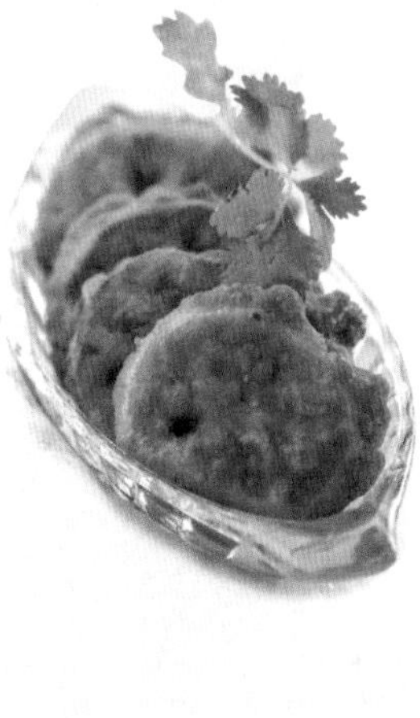

腸排毒信號6：胃脹氣

飲食不規律、精神壓力大、進食時狼吞虎嚥等都很容易出現胃脹氣，表現為噯氣、肚脹、大便不暢、消化不良等。胃脹氣需要食用一些理氣通腸的五穀果蔬，盡量少吃豆類、豆漿、紫椰菜等容易產氣的食物。

薑

味辛、性微溫，含有辛辣和芳香的成分，可通過發汗使寒邪從表而解。薑辣素對胃黏膜有刺激作用，可刺激胃張力、節律和蠕動，對因胃腸寒涼引起的脹氣有很好的緩解作用。薑是不可少的調味料，除陽盛陰虛者外，大多數人都可以吃薑。

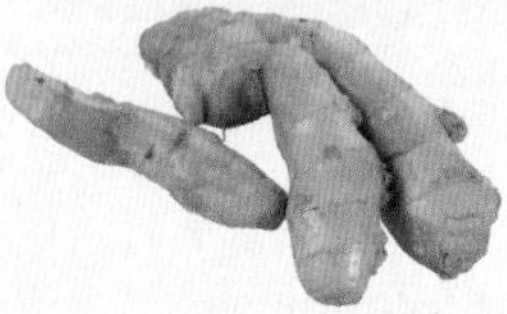

排毒方法你要懂

夏季要多吃薑，在炎熱的天氣，人們喜歡吃冷飲、冷食，容易造成胃腸不適，此時吃點薑，無論是生食，還是炮製菜餚時放一點，都可達到暖胃、散寒解表的作用。胃寒涼脹氣時，可用熱水泡薑片飲用，也有緩解作用。

宜注意

薑腐爛、凍薑不要吃。薑宜放置在乾燥、通風、陰涼處保存，稍不注意很容易變質。

搭配宜忌

宜 蜂蜜

暖胃

健胃活血

葡萄薑茶 緩解胃脹氣

材料：葡萄200克，生薑汁30毫升，蜂蜜適量。

做法：葡萄洗淨，榨汁。放入生薑汁、蜂蜜拌勻即可。

排毒功效：薑的薑辣素有暖胃的功效，促進胃腸的蠕動，緩解胃脹氣。

粟米

粟米是非常健康的低熱量食物，很適合減肥的人食用。粟米的膳食纖維、維生素B_6、煙酸能促進胃腸蠕動，加快宿便排出，對胃脹氣、便秘等胃腸疾病有一定緩解作用。粟米所有人都能吃，但由於含有大量膳食纖維，胃腸潰瘍者不宜多食。

排毒方法你要懂

多吃鮮粟米，鮮粟米中的活性物、維生素等營養成分比老粟米豐富很多，潤腸排毒效果也好。粟米胚芽位於粟米粒的尖端，它是粟米的精華，富含蛋白質、油脂、維生素和膳食纖維等物質，對保護心腦血管、抗衰老十分有益。

宜注意

胚芽是粟米中最有營養的部分，含有豐富的維生素、葉黃素等，食用熟粟米或剝粟米粒時，一定不要捨棄胚芽部分，以免浪費。

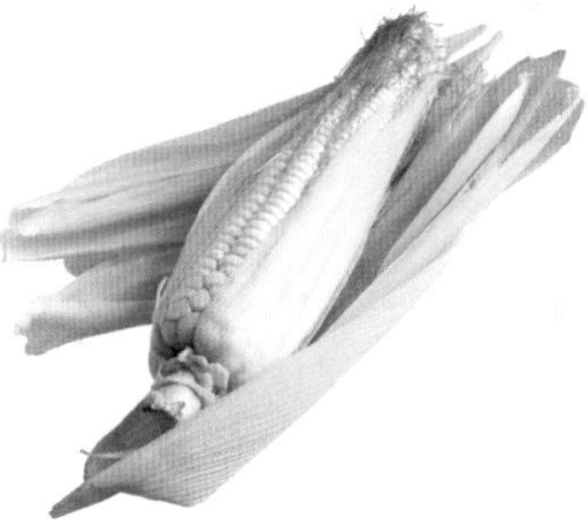

搭配宜忌

宜｜堅果

保持胃腸黏膜的活力，助消化

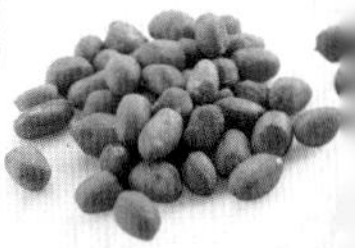

忌｜番薯

增加腸胃的負擔，腸胃不適

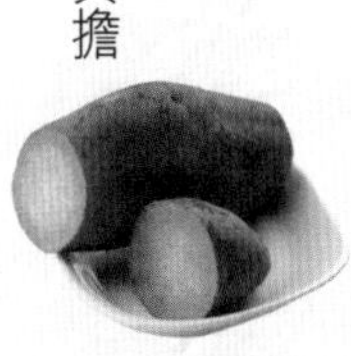

松子仁粟米　緩解胃脹氣

材料：鮮粟米粒100克，青瓜50克，紅蘿蔔、松子仁各20克，鹽適量。

做法：青瓜、紅蘿蔔洗淨，切粒。油鍋燒熱，依次放入紅蘿蔔粒、鮮粟米粒、松子仁、青瓜粒，不斷翻炒均勻，加鹽調味即可。

排毒功效：粟米與松子仁、青瓜搭配，增加維生素的含量，對胃脹氣等胃腸疾病有食療作用。

排毒成分：維生素

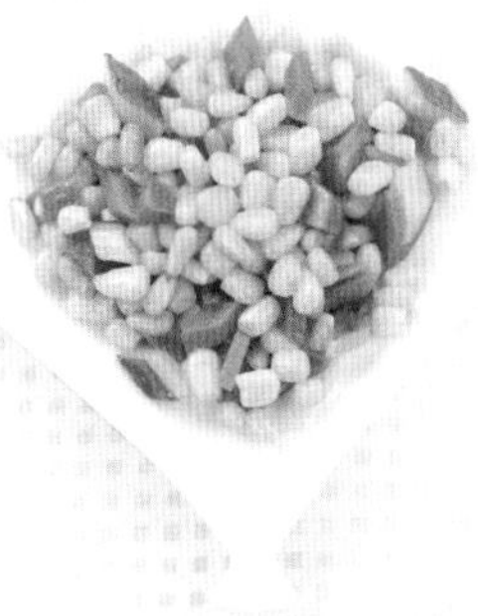

洋蔥

洋蔥含有少量的棉子糖，這是一種功能性低聚糖，可增殖人體雙歧桿菌，達到潤腸通便、降脂降壓等作用。洋蔥所含的二烯丙基硫化物，有預防血管硬化、降低血脂的功能。胃脹氣時，適量吃點熟洋蔥，有助於排氣，緩解脹痛。

排毒方法你要懂

洋蔥有白皮、黃皮、紫皮的區別，其中紫洋蔥含有的花青素是一種強抗氧化物質，可保護人體免受自由基損傷，抑制炎症和過敏，還能抗衰老。生吃洋蔥可以殺菌排毒，提高人體免疫力。

宜注意

炒洋蔥要少放油，因為洋蔥有辛辣的味道，炮製時多放油或用調味料，都不適宜排毒。夏季可以適當多食生洋蔥，如沙律或涼拌菜等。

搭配宜忌

宜｜馬鈴薯

利於排空胃部氣體
潤腸通便

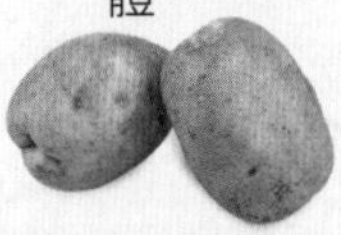

忌｜蜂蜜

加劇胃脹氣
腸胃不適

蝦米炒洋蔥　潤腸通便

材料：蝦米10克，洋蔥1個，薑絲、蔥花、鹽、醬油、料酒、麻油各適量。

做法：洋蔥去皮、洗淨，切絲；蝦米洗淨，瀝乾水分。料酒、醬油、鹽、薑絲、麻油調成汁。油鍋燒熱後，加入洋蔥絲、蝦米炒勻，加入調味汁炒至洋蔥綿軟，上碟，撒上蔥花即可。

排毒功效：洋蔥的棉子糖成分有潤腸通便的作用，胃脹氣時吃點洋蔥有助排氣。

排毒成分：棉子糖

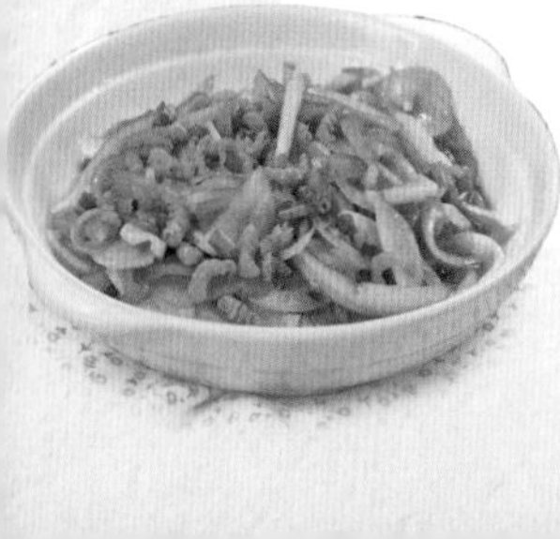

香菇

香菇是高蛋白、低脂肪、多醣食物，還含有多種氨基酸和多種維生素，其提取物對人體內過氧化氫有清除作用，有助於抗氧化。香菇含有的嘌呤、膽鹼、酪氨酸、氧化酶，達到降血壓、降膽固醇、降血脂的作用，很適合「三高」人士食用。

排毒方法你要懂

宜選用乾香菇，市售乾香菇多為烘乾，可使香菇還原糖和香菇多糖得到最大的保留，而且其轉化的維生素D也比鮮品更高。煲湯、燉煮的方式使香菇的營養成分充分溶解在湯，增強腸道的抗病毒能力。

宜注意

乾香菇要用溫水泡發。先用冷水沖洗兩遍，然後放入溫水泡一小時，至菇傘撐開待軟，清洗更容易。

搭配宜忌

宜｜小棠菜

健脾胃
補氣益腎

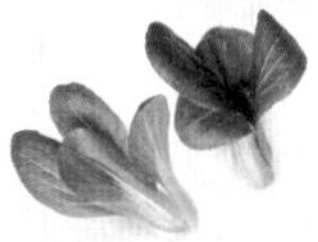

宜｜西蘭花

促進食慾
滋補元氣

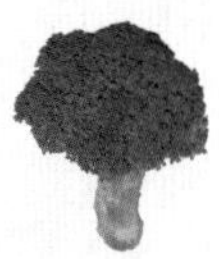

香菇小棠菜　排走胃中氣體

材料：小棠菜250克，乾香菇6朵，醬油、鹽各適量。

做法：小棠菜摘洗乾淨、切段；乾香菇泡發、洗淨。油鍋燒熱，先放香菇炒至六七成熟，加入小棠菜，燒至菜梗軟身，加入醬油、鹽調味即可。

排毒功效：香菇小棠菜富含膳食纖維，有助於排除胃中氣體，增進食慾。

排毒成分：膳食纖維

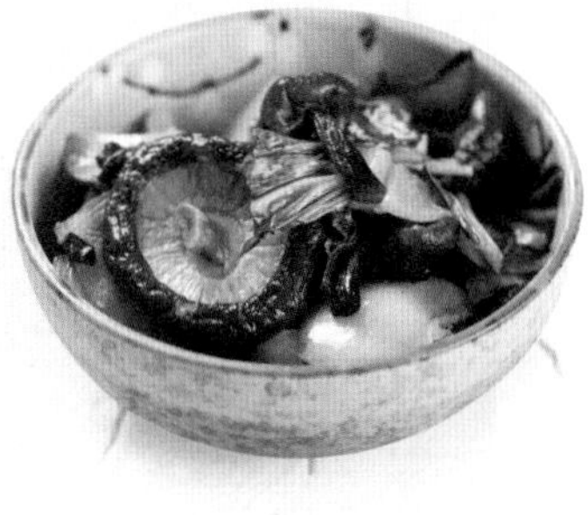

腸排毒信號7：腹瀉

腹瀉是胃腸不適的常見症狀，是指排便次數明顯超過平時習慣的頻率，大便稀薄，排便量超過平時排便量的現象，常常伴有排便緊迫感等不適感覺。腹瀉後，宜多吃些易消化的粥、湯類，以補足水分，不要吃梨、西瓜、冷麵等涼性食物。

山藥

山藥有健脾養胃、厚腸的功效，能增強胃腸的活力，促進消化吸收，同時減少腹瀉，尤其是慢性腹瀉。山藥有收斂作用，慢性腹瀉者每天堅持吃些蒸山藥，或喝一碗山藥粥，胃會感覺很舒服，腹瀉也會有所改善。

山藥含有黏液質，有潤滑、滋潤的作用，可益肺氣、養肺陰。久咳不癒的人，可吃山藥調養，緩解咳嗽。

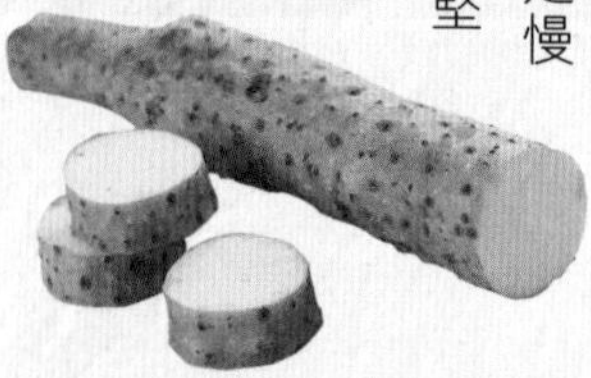

排毒方法你要懂

山藥適合燉湯，加熱後其澱粉酶作用減弱，收斂作用增強，因此很適合患有腹瀉、痢疾的人食用。山藥與粟米、馬鈴薯等搭配燉湯，可以緩解腹瀉，補充水分。將山藥蒸熟後成山藥蓉，保留了山藥的所有營養。

宜注意

腹瀉人士不要生吃山藥，因為生山藥性涼，不易消化，且黏液中含有令人過敏的物質，使過敏體質者產生不良反應。不過，內熱燥盛者宜吃生山藥，可清熱降火。

搭配宜忌

宜─四季豆

利於腸道健康
養胃止瀉

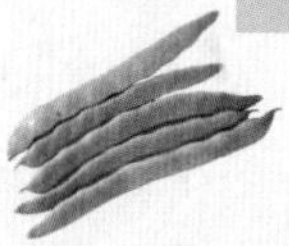

忌─鯉魚

容易引起噁心嘔吐
刺激腸胃

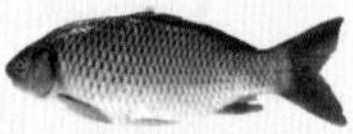

山藥炒木耳 緩解慢性腸瀉

材料：山藥200克，木耳20克，蔥花、蒜蓉、鹽各適量。

做法：山藥去皮，洗淨，切片，灼水備用；木耳泡發，洗淨。油鍋燒熱，加蔥花、蒜蓉煸炒幾下，下山藥片翻炒，加入木耳續炒，加鹽調味即可。

排毒功效：山藥炒木耳可健脾養胃，有收斂、止瀉的作用，同時還有補血活血的功效。

排毒成分：黏蛋白

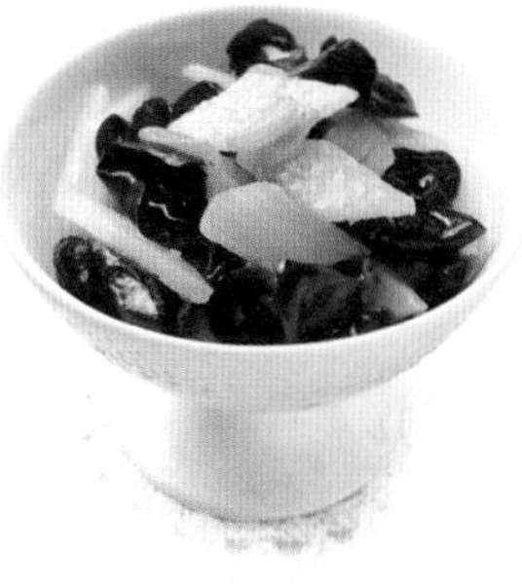

山藥炒荷蘭豆 健脾止瀉

材料：山藥、荷蘭豆各200克，鹽、薑片、蔥花各適量。

做法：山藥洗淨，去皮，切片；荷蘭豆洗淨。油鍋燒熱，放入蔥花、薑片炒香，加山藥片和荷蘭豆同炒，將熟時下鹽調味即可。

排毒功效：山藥與荷蘭豆同食，有健脾益腎的作用，而且能夠幫助緩解腹瀉症狀。

排毒成分：維生素

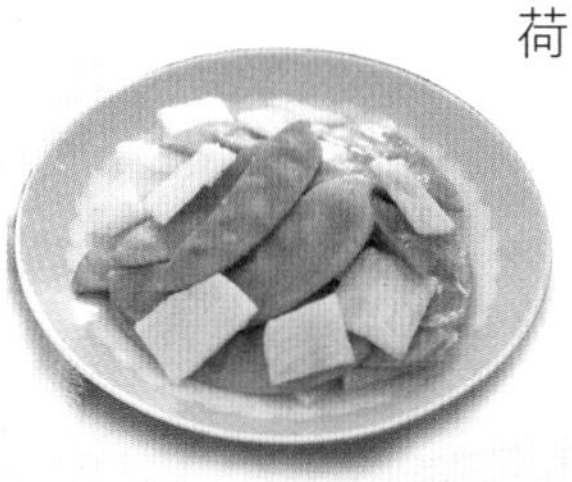

桂花紫山藥 收斂止瀉

材料：山藥50克，紫椰菜40克，糖桂花適量。

做法：山藥洗淨，蒸熟，待涼後去皮，切條。紫椰菜洗淨，切碎，加適量水榨成汁。山藥條放在紫椰菜汁浸泡一小時至均勻上色，上碟，澆上糖桂花即可。

排毒功效：山藥止渴止瀉、補中益氣，也可與紫椰菜製成山藥泥，收斂作用更強。

排毒成分：黏蛋白

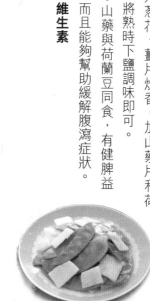

芡實

芡實有收澀作用，可加強小腸的吸收功能，增加體內血清胡蘿蔔素的濃度，尤其適合慢性腹瀉者食用。芡實的膳食纖維含量高，不適合單獨食用，宜與其他穀類，如米、小米等搭配煮食。食用新鮮芡實，效果更佳。

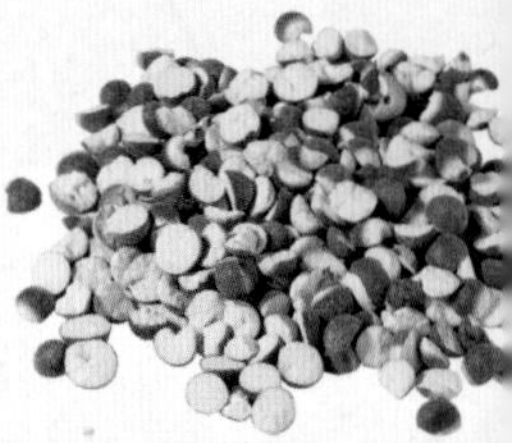

排毒方法你要懂

芡實適合熬粥食用，經過長時間熬製，芡實的澱粉、蛋白質結構改變，更適合胃腸吸收、消化，比較適合腹瀉患者。燉湯與熬粥效果相同，都是通過長時間烹煮，使芡實的澱粉、蛋白質結構改變，更容易被身體吸收，湯水的形式也有助於腹瀉者補水。

宜注意

芡實的份量切忌每次吃過多，否則難以消化。平時有腹脹症狀人士應忌食。

搭配宜忌

宜 山藥

健脾止瀉效果更強
溫補收斂

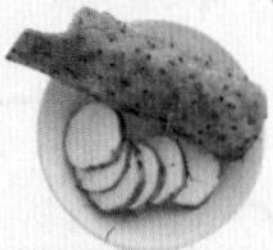

宜 米

利於腸胃消化
口感更佳

蓮子芡實粥　除濕止瀉

材料：米50克，蓮子15克，核桃仁、芡實各20克。

做法：米、蓮子、核桃仁、芡實分別洗淨，加水浸泡兩小時。所有食材倒入鍋，加適量水，以小火熬煮成粥即可。

排毒功效：芡實與米搭配煮粥，更適合腹瀉患者較弱的脾胃，可除濕、止瀉。

排毒成分：維生素

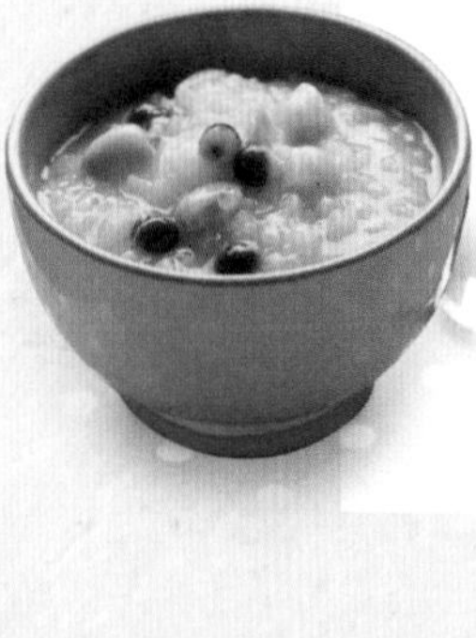

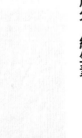

蒜頭

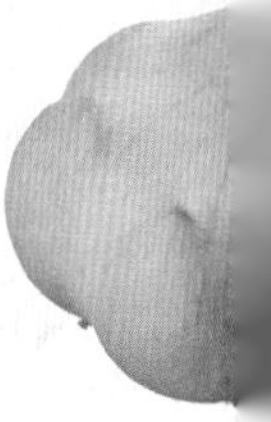

蒜頭有明顯的抗菌消炎作用，對多種球菌、桿菌、真菌和病毒等均有抑制和殺菌作用，古時常被用作驅蟲、殺菌藥物，是當前發現天然植物中抗菌作用最強的一種。蒜頭含有硒，還能通過血液有氧代謝，減輕肝臟的解毒負擔，有助於排毒。

排毒方法你要懂

腹瀉人士宜吃熟蒜頭，因為生蒜的辣素會直接作用於胃腸黏膜，尤其會對正在發炎的腸壁產生刺激，不利於腸黏膜快速修復；而熟蒜則基本保留其營養的基礎上，去除辣素對胃腸黏膜的刺激。帶皮烤製蒜頭，吃時去皮，可在兩餐之間食用，對腹瀉有輔助治療效果。

宜注意

如沒有胃腸疾病，在春季適量生食蒜頭，有助殺滅胃腸細菌，保持胃腸健康。

搭配宜忌

宜｜青菜

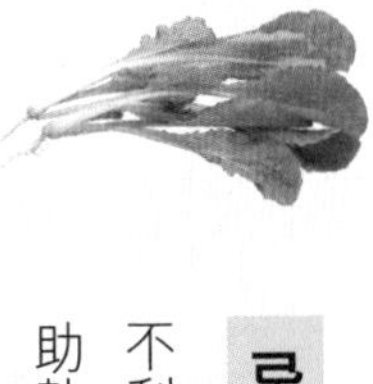

減少腹瀉
殺菌解毒

忌｜羊肉

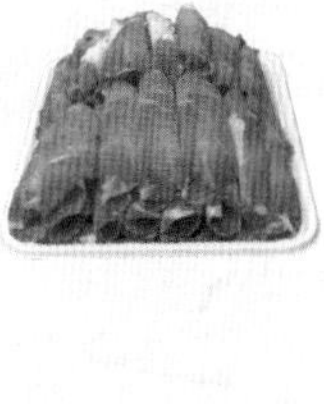

不利於健康
助熱生痰

蒸茄子　抗菌消炎

材料： 茄子500克，薑蓉、鹽、醋、麻油、醬油、蒜蓉各適量。

做法： 茄子洗淨，切條。茄子條蒸熟，待涼上碟。將鹽、醋、麻油、醬油、薑蓉拌勻，淋在茄子條上，撒上蒜蓉即可。

排毒功效： 蒜頭與茄子搭配，可以健胃消食，適合夏天食用，減少細菌感染，預防腹瀉。

排毒成分：蒜辣素

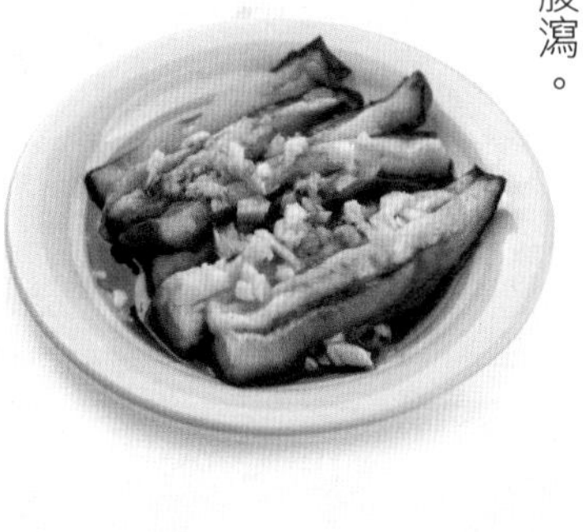

馬齒莧

古時常用馬齒莧煮水或擠汁，以預防或治療菌痢，效果明顯。現時，馬齒莧作為一種常見野菜，深受人們喜愛。每年七、八月份是採摘馬齒莧的最佳時節。馬齒莧有獨特的香味，而且味道濃郁，烹製時需要一定技巧。

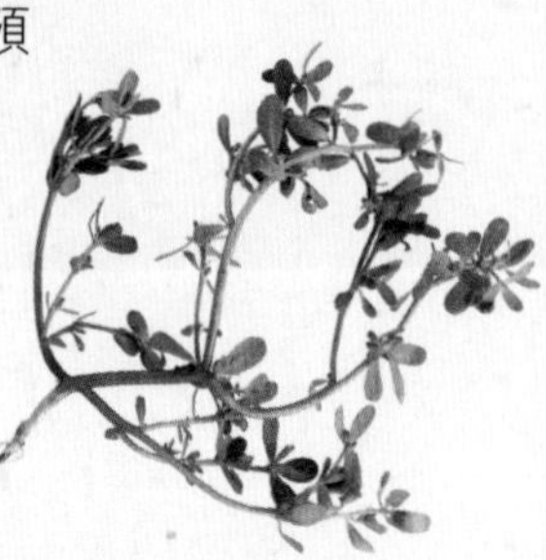

排毒方法你要懂

新鮮的馬齒莧洗淨，切碎，與水按照一比三的比例煎水飲用，每天飲一百至一百五十毫升，有防治腹瀉的作用。

宜注意

受涼引起的腹瀉不宜吃馬齒莧，因為馬齒莧性涼，腹瀉者吃馬齒莧會加重腹痛、腹瀉症狀。另外，馬齒莧應灼後再烹製，因當中的草酸含量非常高，炮製前放入沸水灼三分鐘，有效去除草酸。

搭配宜忌

宜｜麵粉

中和馬齒莧濃郁的味道
緩解腹瀉

忌｜甲魚

易引起腹瀉腹痛
加劇涼性

涼拌馬齒莧　預防痢疾及腹瀉

材料：馬齒莧200克，麻油、鹽各適量。

做法：馬齒莧洗淨、切段，放入沸水灼三至四分鐘，撈出備用，調入麻油，加鹽調味拌勻即可。

排毒功效：初夏之時，採摘新鮮的馬齒莧涼拌食用，能預防痢疾和腹瀉。

排毒成分：生物鹼

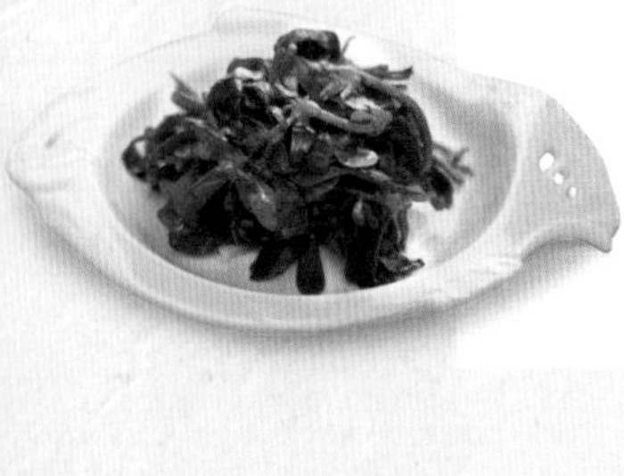

栗子

香甜味美的栗子，自古有「腎之果」的美名，有很強的養胃理腸功效，能預防腹瀉，對緩解腹瀉也有一定的輔助功效。栗子對人體的滋補功效可與人參、黃芪、當歸等媲美，有抗衰防老、延年益壽的作用。

排毒方法你要懂

燉煮後，栗子的澱粉支鏈發生變化，更容易被人體吸收，可與米、小米等搭配煮粥食用，能暖胃溫腸。栗子不宜生吃，特別是腹瀉時，腸黏膜弱，消化能力降低，食用生栗子會加劇腹瀉。

宜注意

每天吃五至八顆栗子，用栗子調理胃腸是一個長期的過程，所以胃腸沒有發病時，或在腹瀉恢復期，每天可以吃幾顆煮栗子，以調理胃腸功能，預防胃腸疾病的發生。

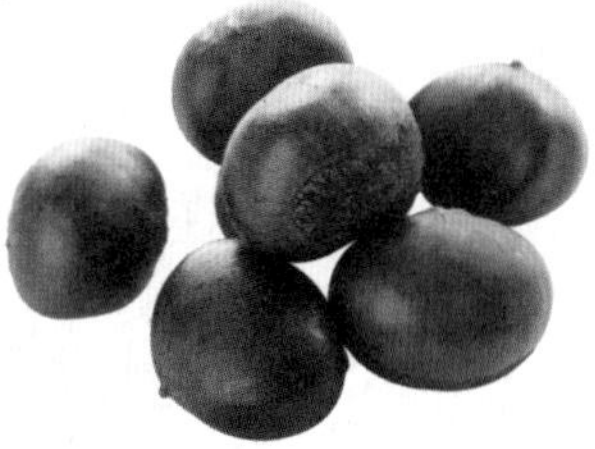

搭配宜忌

宜｜白菜

補充足夠的維生素
溫和調養

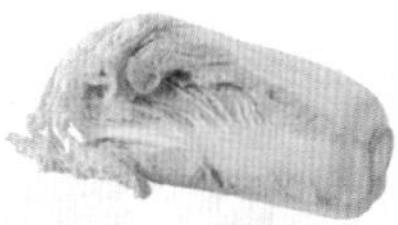

忌｜馬鈴薯

加重腹脹
消化不良

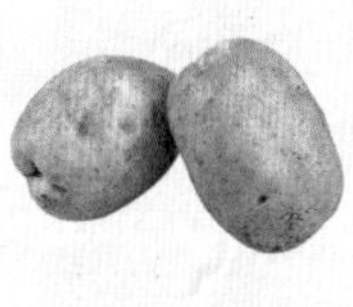

栗子扒白菜　調理脾胃

材料：白菜150克，栗子6顆，高湯、鹽、蔥花各適量。

做法：栗子洗淨，劃一道口，煮熟後去殼、去衣待用；白菜洗淨、切段。油鍋燒熱，煸炒蔥花，放入白菜翻炒，加入高湯煮，放入栗子煮熟，出鍋前加鹽調味即可。

排毒功效：栗子的補益效果比較溫和，與白菜搭配，適合在腹瀉恢復期食用。

排毒成分：維生素

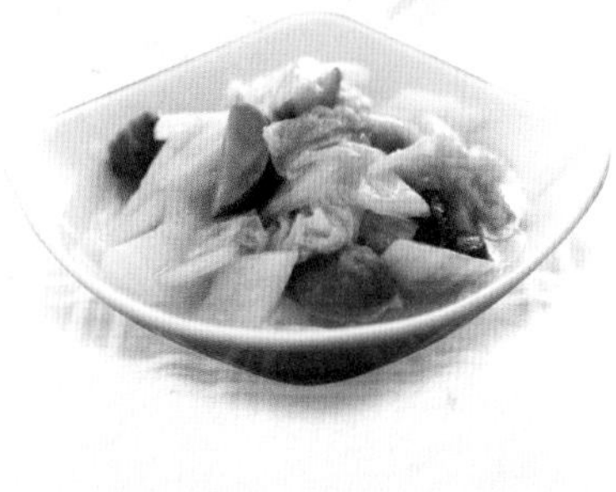

白扁豆

白扁豆為藥食兩用食材，有消暑濕、止瀉的功效，古時常被用來作治療腹瀉的止斂藥物。白扁豆含有的皂苷不易被人體吸收，會導致中毒，因此不能生吃。此外，扁豆子有收斂作用，鮮嫩的扁豆莢雖可作蔬菜食用，但無收斂效果。

排毒方法你要懂

白扁豆是指成熟的扁豆子，成熟後，經過炮製的扁豆莢也有調理脾胃的功效，但只宜煎水飲用，並必須在醫生指導下使用。白扁豆含有豐富的碳水化合物，磨成粉後，與山藥粉、豌豆粉等搭配，製作成糕點食用，對腹瀉有一定的輔助治療作用。

宜注意

一定要煮熟後食用，白扁豆與四季豆等豆類含有大量皂素，對胃黏膜有較強的刺激作用，可引起嘔吐、腹瀉等症狀。一定要煮熟後食用，有毒成分才會被充分破壞。

搭配宜忌

宜─芡實

收斂作用溫和有效
健脾止瀉

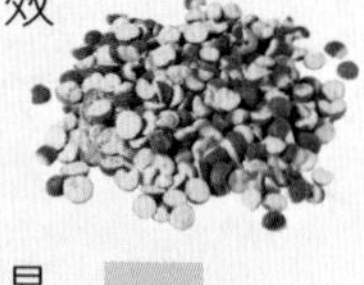

忌─馬鈴薯

易產生脹氣
腸胃不適

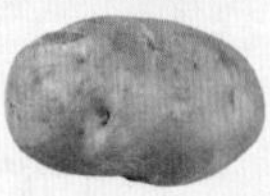

芡實白扁豆粥 補水收斂

材料：米50克，白扁豆、芡實各10克。

做法：米、白扁豆、芡實分別洗淨，用清水浸泡兩小時。鍋中放適量水，放入所有食材煮至熟即可。

排毒功效：白扁豆煮粥，適合腹瀉時食用，既能補水，又能達到收斂的作用。

排毒成分：豆甾醇

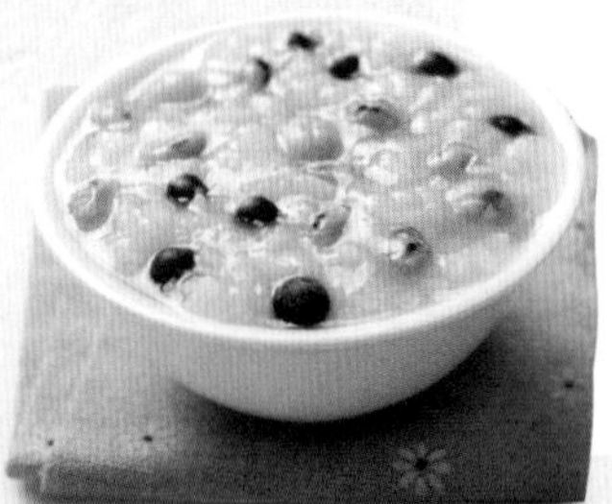

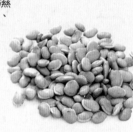

腸排毒信號8：小便短赤

小便短赤表現為每次小便量少，顏色深黃，並伴隨尿頻、尿急、尿痛等症狀。濕毒、食積之毒容易引發小便不暢。小便短赤需要多吃些薏米、海帶、冬瓜皮等。

薏米

中醫認為，薏米「最善利水，不至耗損真陰之氣，凡濕盛在下身者，最宜用之」。現代人飲食過於豐盛，重厚味，形體肥胖，血脂較高，薏米既可利濕化痰，又能降低膽固醇，特別適合痰濕體質人士食用。

排毒方法你要懂

中醫認為，熟薏米的健脾功效勝過生薏米，因此將薏米炒至微黃，加工成熟薏米後食用，健脾排毒效果更好。將熟薏米泡水、磨粉，或和紅豆一起煮粥，能提高薏米的排毒效果。

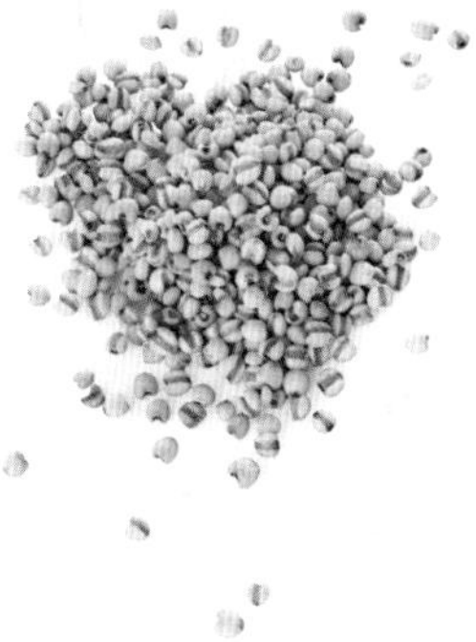

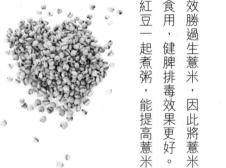

宜注意

一次不宜吃太多，因為薏米性涼，虛寒體質者不宜長期食用，而且薏米的膳食纖維較多，吃太多會妨礙消化。

搭配宜忌

宜｜紅豆

煮湯利尿效果更好
利尿通便

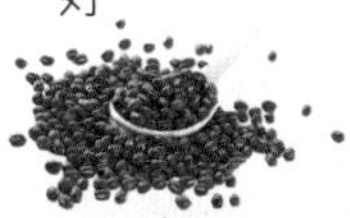

忌｜海帶

妨礙薏米的營養物質吸收
降低營養

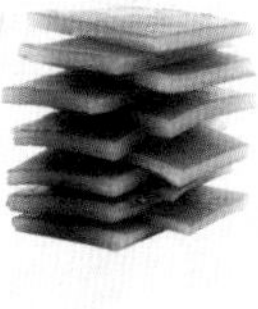

薏米老鴨湯　利水消腫

材料：老鴨半隻，薏米20克，薑片、鹽各適量。

做法：老鴨洗淨，切塊，在沸水汆燙一下撈出；薏米洗淨。鍋中加入適量水，放入鴨塊、薏米、薑片，大火燒開後改小火煲煮。待鴨肉爛熟，加鹽調味即可。

排毒功效：薏米老鴨湯利水消腫，特別適合中老年人、水腫患者食用。

冬瓜

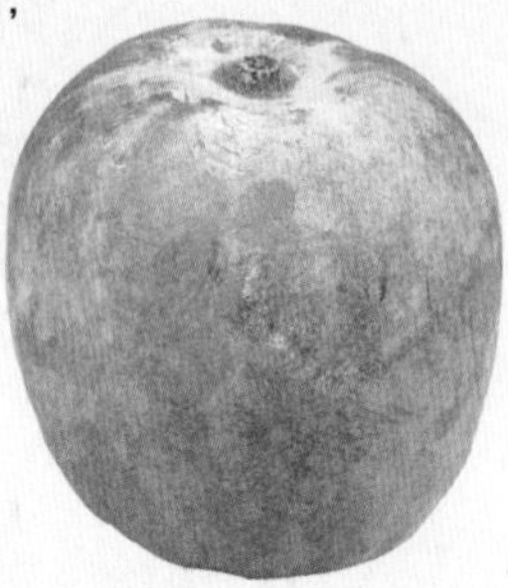

冬瓜水分多，有利尿排濕的功效，適合濕熱體質的人食用。冬瓜不僅利水消腫，還含有丙醇二酸，這種物質能夠有效抑制糖類轉化成脂肪。而且，冬瓜的熱量很低，因此是非常好的減肥食物，也非常適合高血壓、高脂血症者食用。

冬瓜熱量低，是非常好的減肥食物。濕熱體質人士，可通過冬瓜來減肥消腫。

排毒方法你要懂

冬瓜皮利水消腫、清熱解暑的功效遠勝於冬瓜肉，而且冬瓜皮經過炮製後，作為利水腫的藥物，其功效明顯。因此，在家也可以自製冬瓜皮茶飲用，有一定的利水功效。平日帶皮煮湯飲用，解熱利尿效果更加明顯。

宜注意

冬瓜性寒涼，脾胃虛寒者不宜多吃，否則易導致脾胃不適。冬天喝冬瓜湯好處多，可以與羊肉、排骨等肉類搭配，滋陰養陽，為來年春、夏身體健康打好基礎。

搭配宜忌

宜 香菇

益氣強身
清熱生津

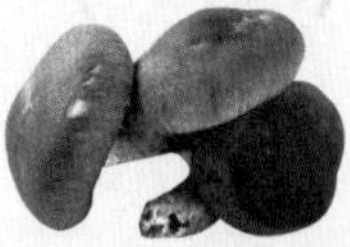

忌 醋

破壞冬瓜的維生素
降低營養

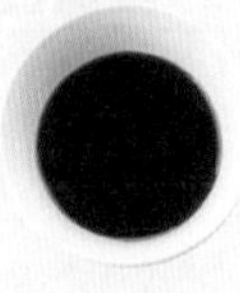

羊肉冬瓜湯　利水消腫

材料：羊肉100克，冬瓜300克，麻油、蔥花、薑蓉、鹽各適量。

做法：冬瓜去皮、瓤，洗淨，切成薄片；羊肉洗淨，切塊，用鹽、蔥花、薑蓉拌勻醃五分鐘。油鍋燒熱後放入蔥花、薑蓉熗鍋，下冬瓜片略炒，加適量清水，加蓋燒開。在鍋內加入醃好的羊肉塊，煮熟後淋上麻油即可。

排毒功效：羊肉冬瓜湯很適合冬天補虛養身，而且其利水消腫的功效能預防長胖。

排毒成分：丙醇二酸

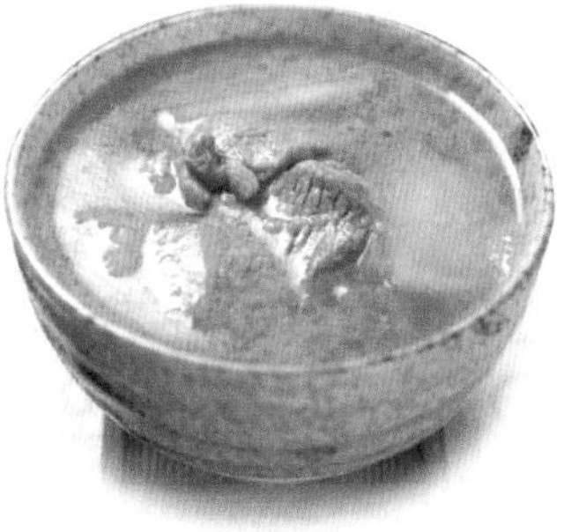

香菇燒冬瓜　緩解小便短赤

材料：香菇250克，冬瓜500克，粟粉水、薑片、蔥段、醬油、鹽、糖各適量。

做法：冬瓜去皮，切片；香菇去蒂，洗淨，切片，灼熟。油鍋燒熱後放入薑片、蔥段煸炒，放入冬瓜片炒片刻，加適量水、醬油。放入香菇片略炒，下鹽、糖，用粟粉水勾芡即可。

排毒功效：香菇燒冬瓜在補充多種維生素的同時利尿排濕氣，緩解小便短赤症狀。

排毒成分：維生素

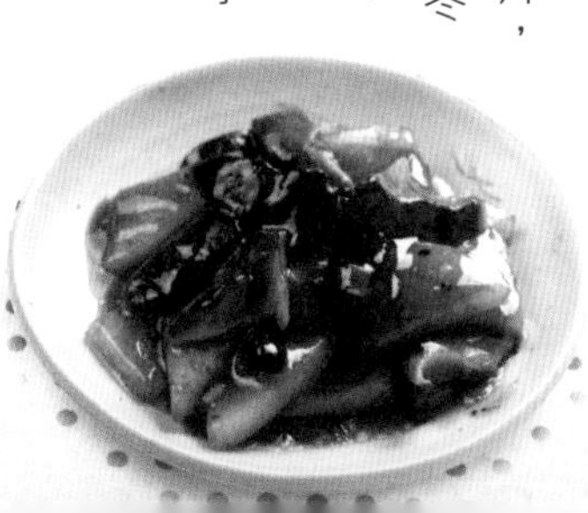

冬瓜海帶排骨湯　健脾利水

材料：排骨100克，冬瓜50克，海帶、芫茜葉、薑片、鹽各適量。

做法：海帶洗淨、泡軟，切絲；冬瓜洗淨，連皮切厚片；排骨切塊。排骨放入燒開的水略燙，撈起。海帶絲、排骨塊、冬瓜片、薑片放進鍋，加適量清水，用大火煮十五分鐘後，轉小火煲熟，撒上芫茜葉，加鹽調味即可。

排毒功效：這款湯羹健脾利水、瘦身，也能補充身體所需鈣質和骨膠原。

排毒成分：水分

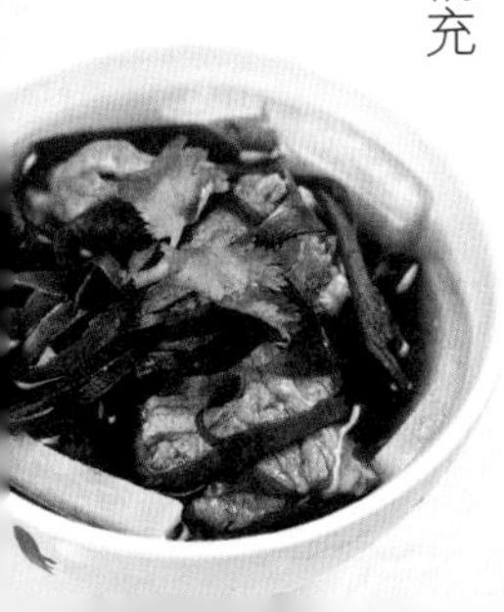

西瓜

西瓜含有大量水分，具有很好的利水效果。在急性熱病、發燒、口渴汗多時，吃一塊又甜又沙、水分充足的西瓜，症狀會馬上改善。西瓜所含的糖和鹽能利尿，並能有效改善腎臟炎症，幫助腎臟、膀胱排毒。

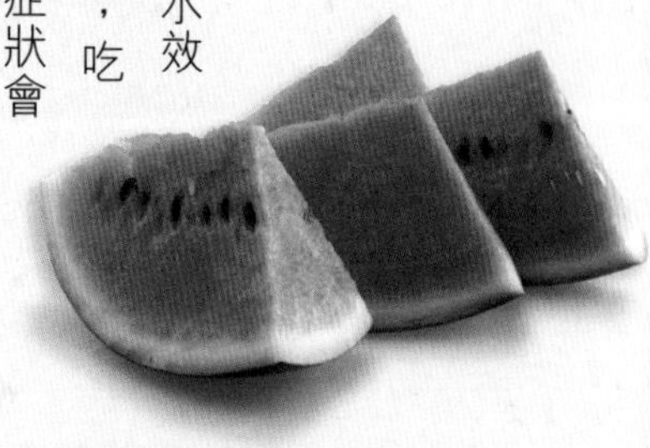

排毒方法你要懂

直接吃或榨汁最能保留西瓜營養，西瓜營養直接進入體內，被胃腸吸收，其中豐富的水分和維生素能平衡體內水分代謝，有利尿排毒的功效。西瓜榨汁飲用時，宜採用原汁，即不加水的方式，但糖分含量高，高血糖者不宜飲用。

宜注意

飯前飯後別立即吃西瓜，因為西瓜含大量水分會沖淡胃液，影響食物的消化吸收。最佳的食用西瓜時間為餐後兩小時，既可以保證營養攝入，又不影響消化。

搭配宜忌

宜－番茄

美白肌膚
通便利尿

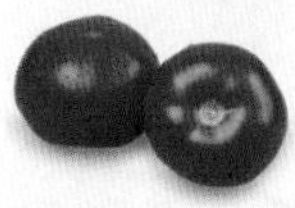

忌－山竹

不利於腸胃健康
加劇寒性

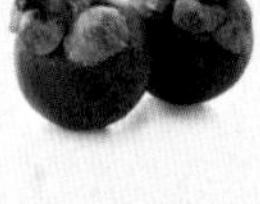

西瓜桃汁 改善小便不利

材料：西瓜肉100克，桃1個。

做法：桃洗淨，去皮，去核，切小塊；西瓜肉切小塊，去籽。將桃和西瓜放入榨汁機，加入適量溫開水榨汁即可。

排毒功效：夏季飲用西瓜汁，既能防暑，促進消化吸收，還能改善小便不利等問題。

排毒成分：水分

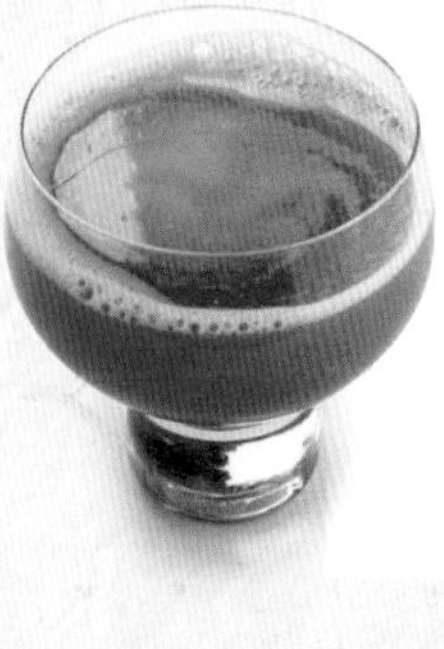

紅豆

《本草綱目》記載，紅豆「其性下行，通乎小腸，能入陰分……故行津液、利小便，消脹除腫」。紅豆常被用作下行利尿的藥物，現代醫學也證明紅豆水提取液對金黃色葡萄球菌、福氏痢疾桿菌和傷寒桿菌等有抑菌作用。

排毒方法你要懂

紅豆適合煮湯食用，一方面可以增加紅豆的熬煮時間，去除其中人體不能吸收的皂苷；另一方面煮湯飲用也有補水的作用，能平衡水分代謝。與多種米搭配，如米、小米等煮成粥，可以增加維生素B雜攝入，有助於平衡水分代謝，有益身體健康。

宜注意

任何食物都不宜過量食用，紅豆也不宜長期大量食用，否則令人臉色發黑，皮膚也容易失去光澤。

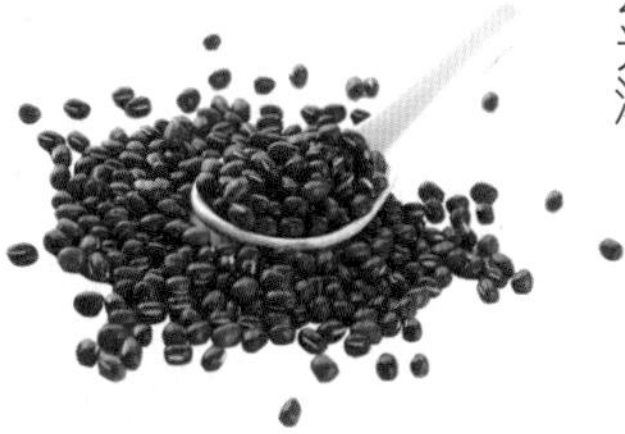

搭配宜忌

宜 花生

行水利尿更佳
祛濕排毒

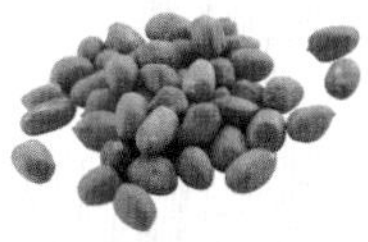

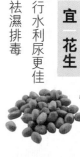

宜 糯米

補充維生素B雜
暖胃利尿

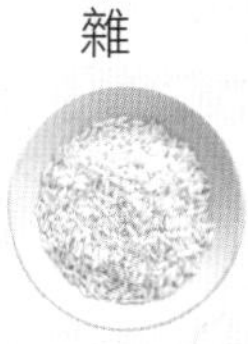

花生紅豆湯　消腫利尿

材料：紅豆50克，花生仁20克，糖桂花適量。

做法：紅豆與花生仁洗淨，用清水泡兩小時。將泡好的紅豆與花生仁連同清水一併放入鍋，用大火煮沸。煮沸後改用小火煲一小時，盛起，放入糖桂花即可食用。

排毒功效：花生紅豆湯有消腫利尿的作用，也能為身體補血，特別適合女性飲用。

排毒成分：鉀

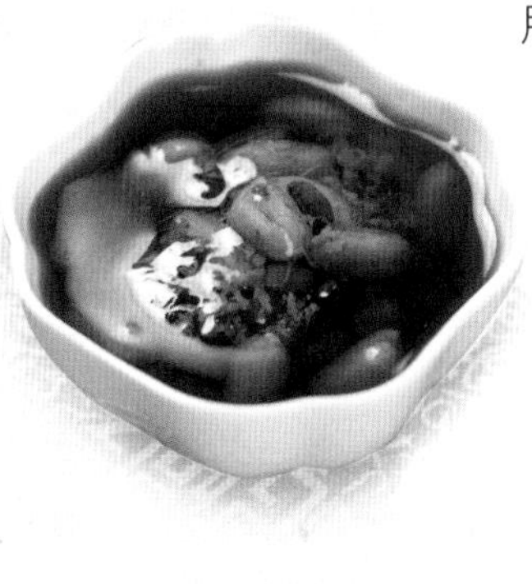

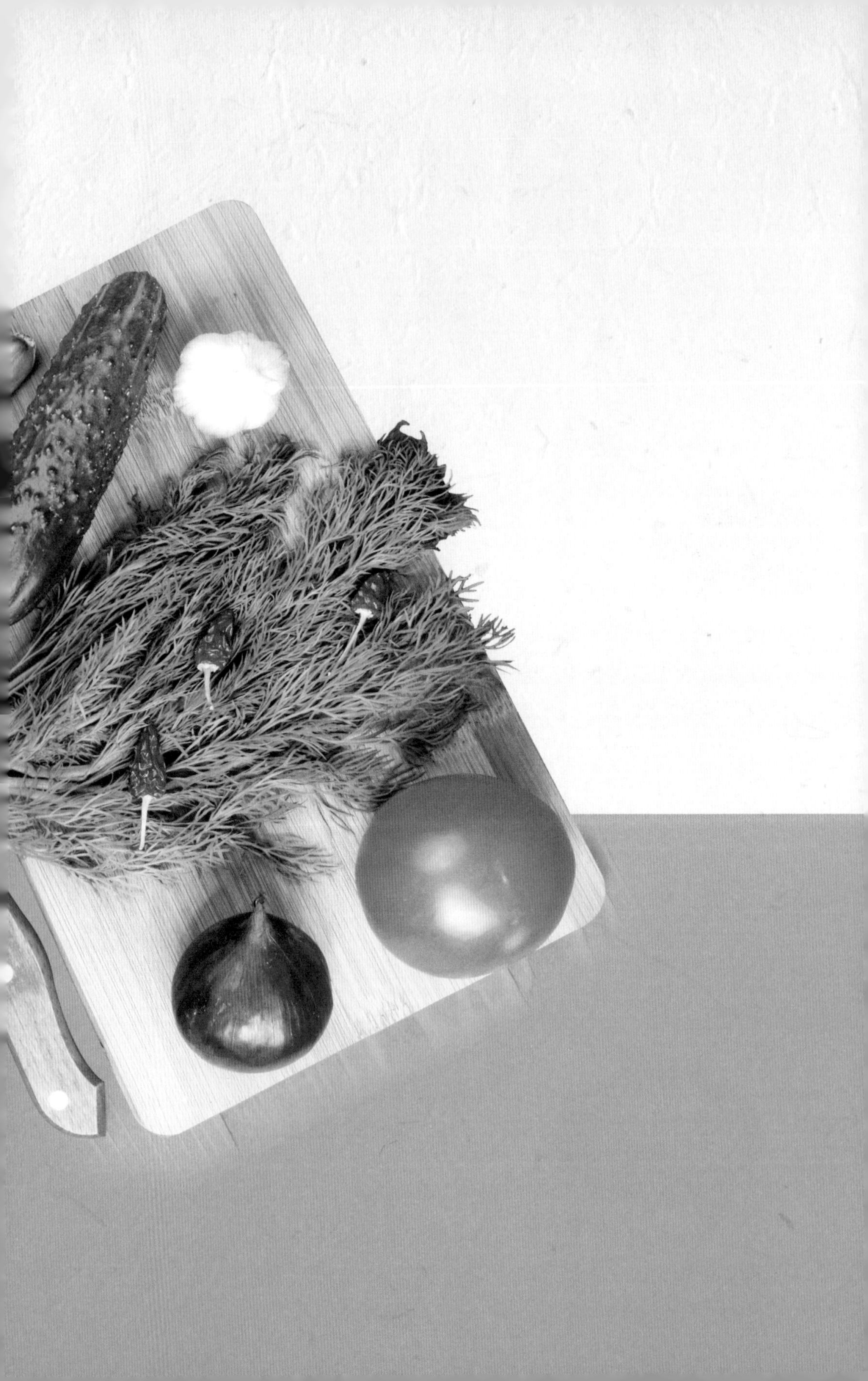

第四章

排毒養顏 人不老

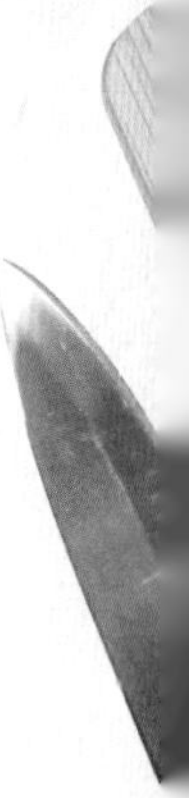

我們生活的環境，污染日益嚴重，皮膚越來越差，不少人開始重視排毒養顏。只有及時排出體內有害物質，保持五臟清潔，才能保持身體健康和肌膚美麗。

飲食直接進入胃腸，其代謝狀態影響體內毒素積聚情況，所以吃對食物才能排毒養顏，保持身體年輕化狀態。

專家說：美白祛斑祛痘有秘訣

每個女性都希望自己擁有白皙光滑的皮膚，永遠像十八歲時肌膚水嫩。隨着時間流逝，女性在二十歲時，皮膚的膠原蛋白開始流失，二十五歲以後皮膚逐漸顯現老態，多種皮膚問題漸漸顯現出來。很多人都會選擇各種昂貴的護膚品來保養皮膚。其實護膚品雖然能從外部改善，但真正能改善皮膚狀態的還是健康的食物和愉悅的心情。

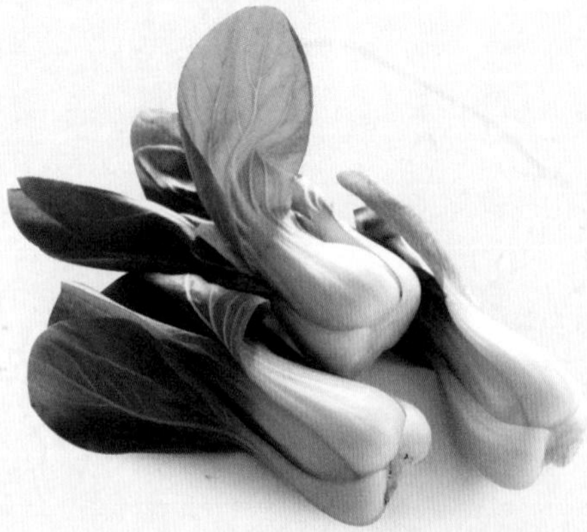

1 愈吃愈白愈水潤

蔬果中的白菜、生菜、蘋果、葡萄、桃、奇異果、柑、柿子、梨、石榴，以及粥、湯含有豐富水分、維生素和礦物質，有助於保持皮膚細胞活力。

2 敏感肌膚需內調

敏感性肌膚嬌弱，要多喝水，以增強皮膚免疫力；多吃新鮮蔬果，便於強化皮膚細胞。必要時可以使用白芷、牡丹皮等調理。

排出毒素一身輕

排毒減肥「三多」

3 規律作息，調整內分泌

如長時間內分泌紊亂會讓皮膚變黑、長斑、長暗瘡，保持規律的作息時間，不吃垃圾食品，有利於獲得嫩白肌膚。

5 長暗瘡這樣做

將新鮮馬鈴薯切成稍厚片狀，臨睡前清潔臉部後貼在暗瘡處，達到消炎、控油的作用。

4 做好防曬很重要

無處不在的紫外線是女性美白祛斑的大敵，陽光照射強烈時出門一定要有防護措施，如遮陽傘、防曬衣和防曬帽等。

6 怕暗瘡印，多吃維生素C食物

要祛除暗瘡印，就要抗氧化，增強代謝，多吃富含胡蘿蔔素、維生素C的蔬菜和水果，如白菜、番茄、奇異果、檸檬、草莓等。還可以適當補充有助於膚色均勻的食物，如綠豆、銀耳、百合、薏米等。

多喝

- 多喝水
- 每天喝一千六百毫升水

多吃

- 多吃新鮮蔬果
- 促進胃腸蠕動

多排

- 每天固定運動
- 促進排汗

排毒養顏信號1：肥胖

現代人吃的高蛋白、高脂肪食物愈來愈多，身體代謝變緩，體內廢物堆積過多，脂肪超過了肝臟的負荷量，就會形成脂肪漸漸囤積在臀部、腹部、手臂、大腿等易長肉的部位。巧吃食物，增強代謝，有助於減掉身體多餘的脂肪。

糙米

糙米是稻米脫殼後仍保留着皮層、糊粉層和胚芽的米，吃糙米對糖尿病患者及肥胖者非常有益，因為糙米中的碳水化合物被膳食纖維包裹，進入體內，胃腸消化速度較慢，使人長時間保持飽腹感，並能促進腸蠕動，加快代謝。

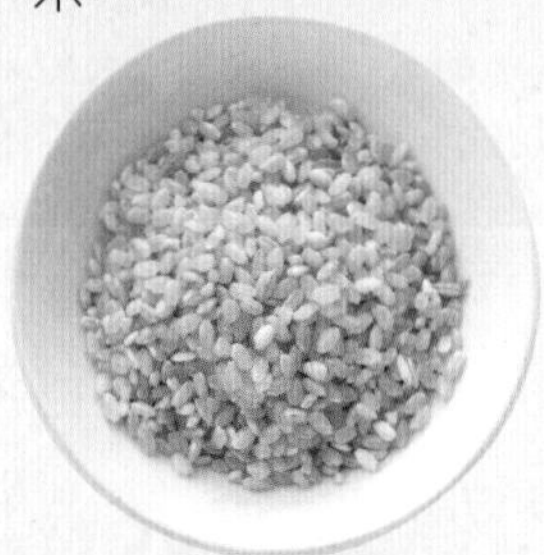

排毒方法你要懂

糙米口感較粗，質地緊密，煮起來比較費時。煮前宜將糙米用冷水浸泡過夜，連浸泡水一起放入高壓鍋煮約半小時，可改善口感。在蒸米飯時加入糙米，每天吃一百五十克糙米飯，能充分發揮糙米的保健作用。

宜注意

糙米口感粗，烹製時需久煮；但煮製時以不超過一小時為宜，否則其特有的營養容易流失。

搭配宜忌

宜 豆類

製成豆漿更健康
利於吸收

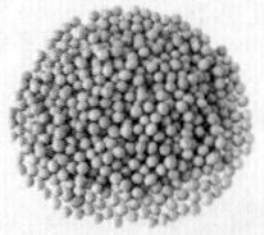

宜 莧菜

明目美白
健脾補虛

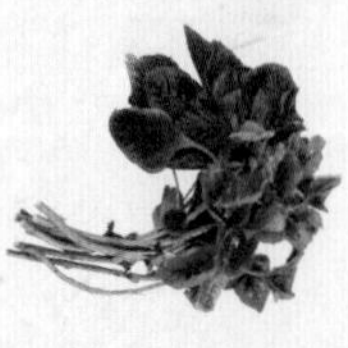

莧菜糙米粥 有飽腹感

材料：莧菜20克，糙米40克，鹽適量。

做法：莧菜洗淨、切碎；糙米洗淨。鍋內放入適量水和糙米，煮成粥。加入莧菜和適量鹽，用大火煮開即可。

排毒功效：糙米和莧菜的膳食纖維完美搭配，有助於增強飽腹感，控制體重。

芋頭

芋頭與番薯、馬鈴薯一樣，也是低熱量食物，含有豐富的維生素B雜，促進細胞再生，保持血管彈性。芋頭表面的黏液蛋白，有助於預防體內脂肪沉積，避免肥胖。它含有的碳水化合物成分，易於被身體吸收，可改善消化功能。

排毒方法你要懂

蒸米飯時，放兩塊芋頭一起蒸熟當主食，有助於減少其他主食攝入，從而控制熱量。芋頭黏性較大，食用過多容易導致胃灼熱。芋頭煮成粥，健脾養胃、潤腸排毒。

宜注意

芋頭有小毒，而且其所含的澱粉顆粒不經高溫破壞，難以消化，會加重胃腸負擔，不利健康，必須蒸熟煮透才食用。芋頭缺少脂肪，易在腸內產生大量氣體，與瘦肉、米等食物搭配，可以減輕這種情況。

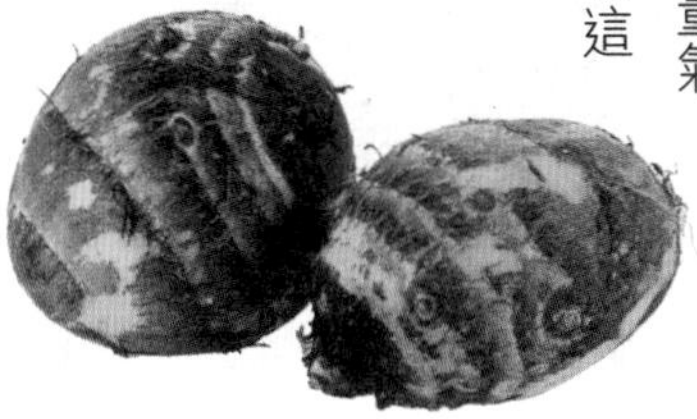

搭配宜忌

宜 紅棗

寬腸利便
益氣健脾

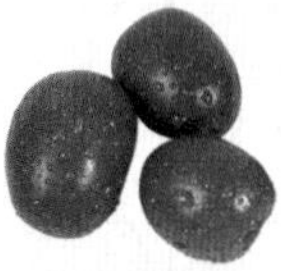

忌 番薯

易使胃酸分泌過多
腸胃不適

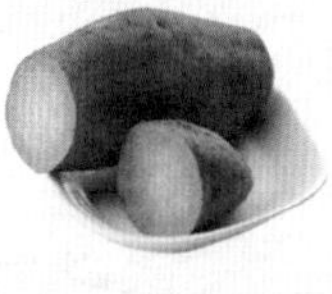

三文魚芋頭三文治 預防脂肪沉積

材料：三文魚肉50克，芋頭2個，麵包2片，番茄片、鹽各適量。

做法：三文魚肉蒸熟、搗碎；芋頭蒸熟，去皮、搗碎，加三文魚碎、鹽拌勻。兩片麵包片夾入三文魚芋蓉和番茄片，切成三角形即可。

排毒功效：芋頭的黏液蛋白有預防脂肪沉積的作用，也能改善腸胃的消化功能。

排毒成分：黏液蛋白

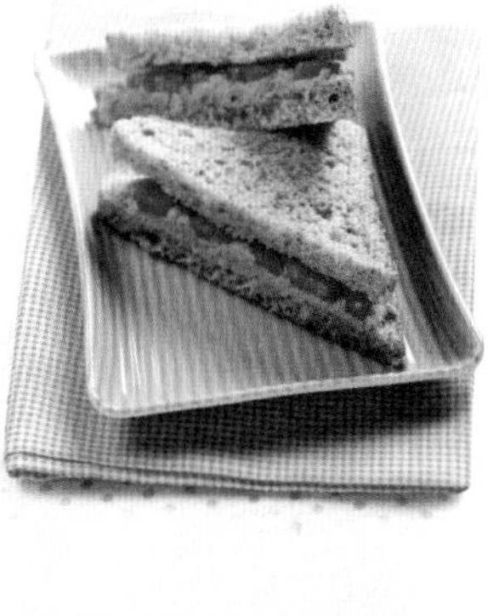

西蘭花

西蘭花的營養極易被身體吸收，是「十大健康蔬菜」之一。

西蘭花富含膳食纖維，能有效地降低胃腸對葡萄糖的吸收，進而降低血糖，抑制多餘的糖分轉化為脂肪。其所含的類黃酮物質，對高血壓、心臟病等疾病有調節和預防作用。

西蘭花的葉酸含量很高，可以預防新生兒畸形。女性備孕期間及懷孕前三個月，可以多吃西蘭花。

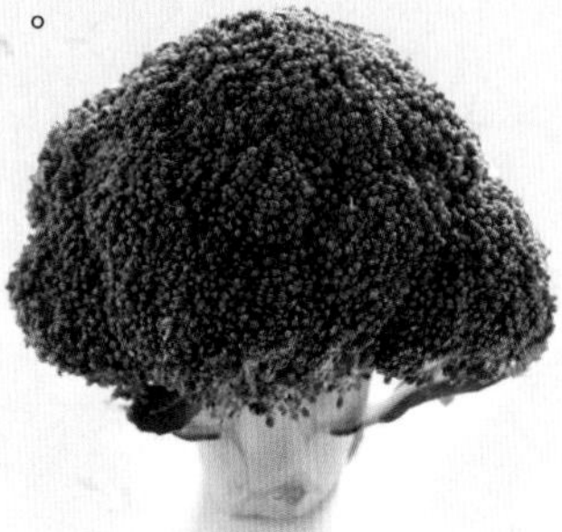

排毒方法你要懂

西蘭花中常隱藏着很多菜蟲和農藥，可將西蘭花切成小朵，用鹽水浸泡十分鐘再烹調。西蘭花本身營養豐富，而且口味清甜，簡單清炒或水煮能最大限度地保留其營養，達到排毒作用。

宜注意

西蘭花在高溫烹製中容易流失維生素C，所以灼燙時不應超過兩分鐘，炒的時間也不宜超過五分鐘。夏末秋初的西蘭花因生長期已過，很多都已開花，而且其中可能藏有小蟲，不好清洗，最好少吃。

搭配宜忌

宜 蒜頭

抑制膽固醇吸收
排毒降糖

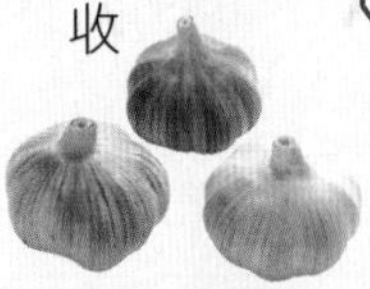

忌 牛奶

影響鈣質吸收
降低營養

雙色菜花　瘦身減肥

材料：椰菜花、西蘭花各200克，蒜蓉、鹽、粟粉水各適量。

做法：椰菜花、西蘭花洗淨，切成小朵。椰菜花與西蘭花灼一下。油鍋燒熱，加入椰菜花與西蘭花翻炒，加蒜蓉、鹽調味，最後加粟粉水勾薄芡即可。

排毒功效：雙色菜花補充維生素C及豐富的礦物質，常吃有助降脂、瘦身減肥。

排毒成分：礦物質

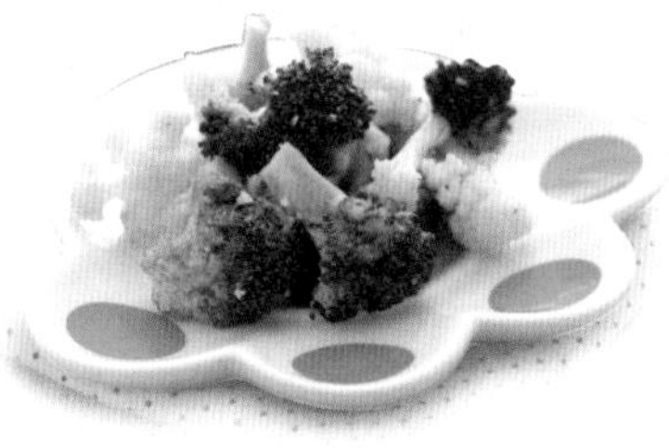

西蘭花燒雙菇　潤腸通便

材料：西蘭花100克，蘑菇、香菇各5朵，鹽、蠔油、糖、粟粉水各適量。

做法：西蘭花洗淨，切成小朵；蘑菇、香菇洗淨、切片。油鍋燒熱，放入西蘭花、蘑菇片、香菇片翻炒，炒熟後放入蠔油、鹽、糖調味。上碟前，用粟粉水勾芡即可。

排毒功效：西蘭花燒雙菇富含膳食纖維，潤腸通便、清理血管的效果更明顯。

排毒成分：膳食纖維

西蘭花炒蝦仁　幫助瘦身

材料：西蘭花250克，蝦仁150克，鹽、紅椒片、蒜蓉、粟粉水各適量。

做法：蝦仁挑去蝦腸，洗淨；西蘭花切成小朵，用鹽水泡十分鐘後撈出。鍋中燒開水，放西蘭花燙一分鐘後撈出。油鍋燒熱，加蒜蓉爆香，倒入蝦仁煸炒至變色，加西蘭花和紅椒片煸炒至熟，最後加鹽，用粟粉水勾薄芡即可。

排毒功效：西蘭花炒蝦仁富含蛋白質和維生素，脂肪含量低，可清理腸胃，幫助瘦身。

排毒成分：維生素

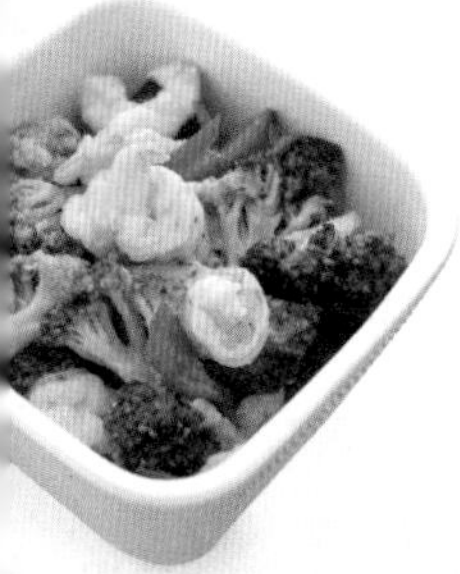

馬鈴薯

馬鈴薯既可作主食，又可當蔬菜，在營養上比米、麵粉有更多優點，提供給人體大量的熱能，而且營養成分全面，結構合理，水分多、脂肪少，富含維生素、礦物質，很適合在瘦身過程中當作主食食用，尤其適合下肢水腫者，有消腫的作用。

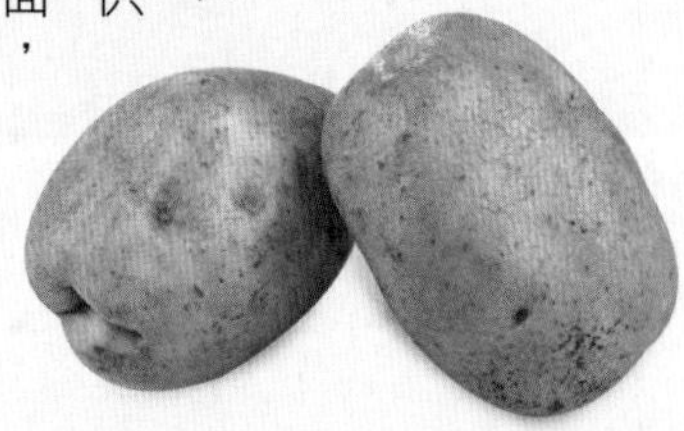

排毒方法你要懂

《中國居民膳食營養指南》建議每人每週宜進食五次薯類，每次食用五十至一百克。馬鈴薯可以作為主食，當馬鈴薯的營養進入人體後能直接轉化為葡萄糖，其中所含豐富的膳食纖維可增加飽腹感。

宜注意

馬鈴薯是低熱量食物，但也能為身體提供熱量，所以將其作主糧時，宜減少其他主食攝入量，甚至不吃其他主食，以免攝入過多，在體內形成脂肪。

搭配宜忌

宜—牛奶

補充維生素和蛋白質
營養均衡

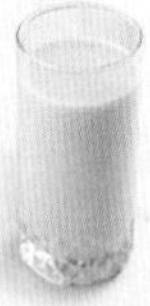

忌—番茄

使胃酸分泌過多
腸胃不適

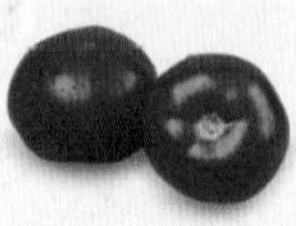

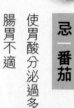

西式馬鈴薯蓉 瘦身

材料：馬鈴薯2個，鮮奶50毫升，黑胡椒粉、鹽各適量。

做法：馬鈴薯洗淨，去皮，隔水蒸熟。將馬鈴薯搗成蓉，加入鮮奶、黑胡椒粉、鹽拌勻即可。

排毒功效：馬鈴薯富含膳食纖維，做成馬鈴薯蓉當作主食既美味又瘦身，也能補充多種營養。

排毒成分：膳食纖維

小棠菜

小棠菜是十字花科植物，十字花科蔬菜有非常好的抗氧化、防癌抗癌功效，這與此類植物中含有的芥子油、植物激素密不可分，宜適量多吃。此外，小棠菜含大量的膳食纖維，有助促進腸道蠕動，縮短糞便在腸腔停留的時間，有助減肥。

排毒方法你要懂

每次吃二百克，每週吃兩、三次。攝入大量膳食纖維有可能導致腸道蠕動過於激烈，所以應適量食用。

宜注意

小棠菜要現做現吃，並用大火快炒，保證其營養成分不被破壞。煮後的小棠菜過夜後不宜食用，因為綠葉蔬菜烹製後，放置時間超過八小時，其中的致癌物質——亞硝酸鹽類會大大增加，不利身體健康。

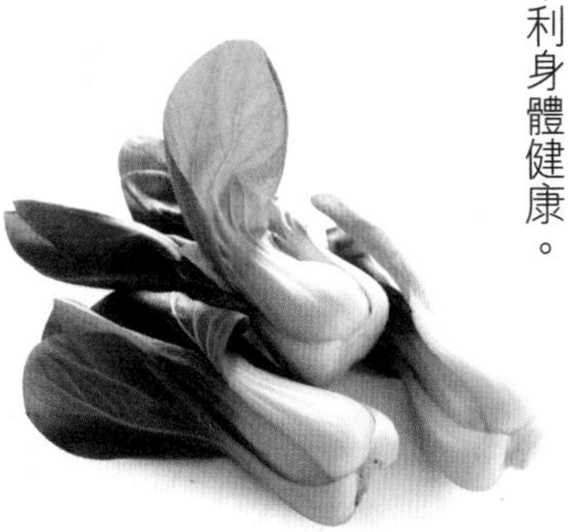

搭配宜忌

宜｜香菇

清除血液雜質
排毒消腫

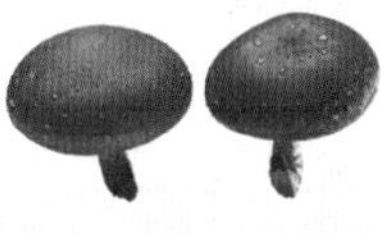

忌｜南瓜

影響彼此營養吸收
降低營養

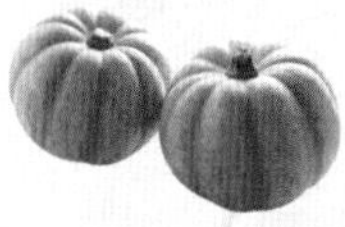

冬筍香菇扒小棠菜　排毒瘦身

材料：小棠菜2棵，冬筍1個，香菇4朵，葱花、鹽各適量。

做法：小棠菜去掉老葉，洗淨、切段；香菇洗淨、切片；冬筍切片，放入沸水灼燙，除去草酸。油鍋燒熱，放入葱花、冬筍片、香菇片煸炒，倒入少量水，放入小棠菜、鹽，用大火炒熟即可。

排毒功效：小棠菜與冬筍、香菇搭配，豐富的膳食纖維能清除腸道毒素，讓身體輕快。

排毒成分：膳食纖維

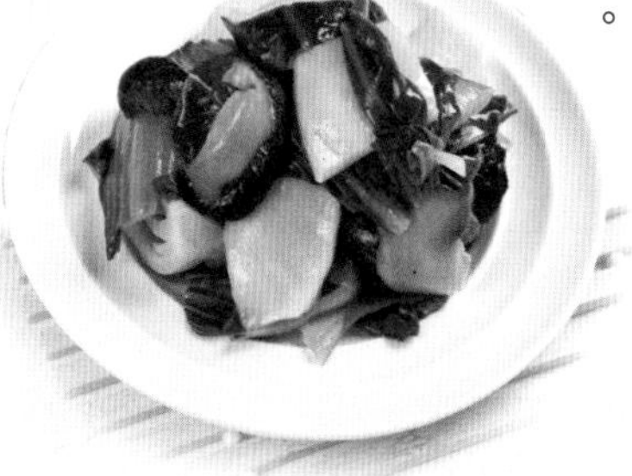

魚肉

魚肉營養豐富，所含蛋白質多為優質蛋白，脂肪的飽和脂肪酸含量較少，所含的磷脂類有助提升高密度脂蛋白，促進血液循環，非常適合減肥期間食用。因脂肪大多存於魚油內，所以減肥期間宜少吃魚頭。

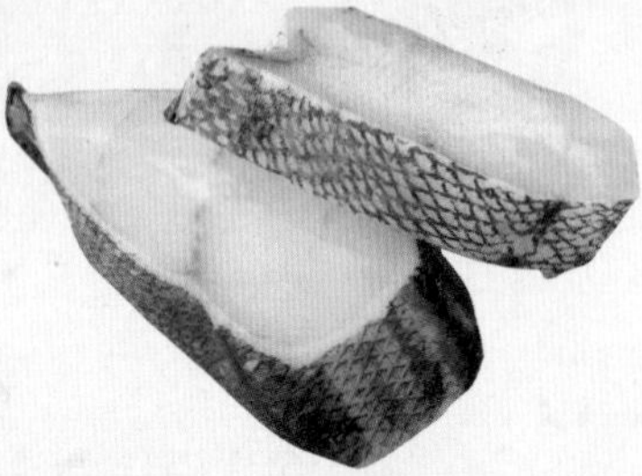

排毒方法你要懂

水煮和清蒸較為健康的吃法，吃的時候要注意細嚼慢嚥，否則影響消化和吸收。魚肉雖好，也不宜多吃，每週宜吃兩、三次。

宜注意

魚肉的吃法多種多樣，但不同的吃法，營養保留程度不同，炸魚排會流失20%營養，而且易攝入過量油脂。生吃魚肉則會感染細菌。不要空腹吃魚肉，其中的蛋白質不易被消化吸收，有可能導致消化不良及胃腸不適症狀。

搭配宜忌

宜—蔬菜

營養更全面
促進代謝

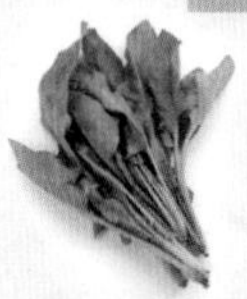

忌—蒜頭

加重痰濕症狀
易生痰

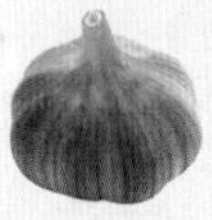

菠菜魚片湯

適合減肥期間食用

材料：鯽魚肉250克，菠菜100克，葱花、薑片、鹽、料酒各適量。

做法：鯽魚肉處理後洗淨，切薄片，加鹽、料酒醃十分鐘。菠菜洗淨，切段，灼燙一下。油鍋燒熱，加薑片爆香，放入魚片煎一下，加適量水，小火煮至魚肉快熟，加菠菜續煮片刻，最後加鹽調味，撒入葱花即可。

排毒功效：魚肉脂肪低，適合瘦身期間食用。魚肉與菠菜搭配，可補充維生素C和膳食纖維。

排毒成分：不飽和脂肪酸

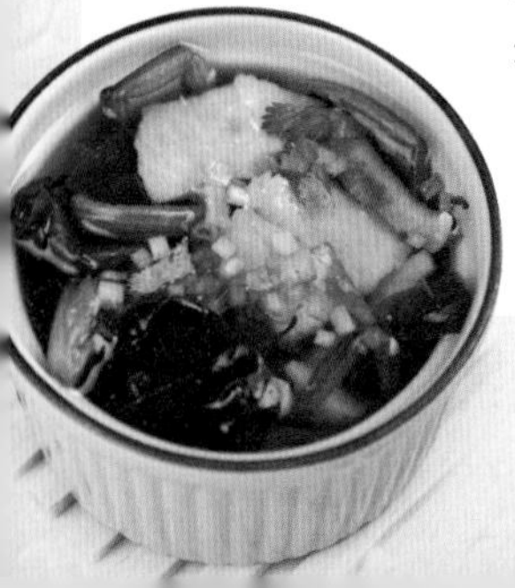

雞肉

雞肉和雞蛋一樣，都是減肥瘦身過程中增補肌肉的好食材。雞肉的蛋白質易被人體吸收，是脂肪、磷脂的重要來源，有增強體力、強壯身體的作用，適當運動，再配合補充蛋白質，有助於形成優質肌肉，塑造曲線美。

排毒方法你要懂

瘦身過程期間，烹調雞肉適合不加鹽或少加鹽及調味料，因為雞肉主要為身體提供優質蛋白，一旦加入大量的鹽或調味料，進入人體後，會阻礙水代謝，反而不利瘦身。

宜注意

雞肉的脂肪大多存在於皮下，即雞皮部位，病後體虛燉煮雞湯時，可將雞皮一起煮；但減肥瘦身時，最好先將雞皮去除再煮較好。雞尾部分是淋巴最集中的地方，也是病菌、病毒和致癌物的集中地，最好扔掉。

搭配宜忌

宜 冬瓜

促消化
增強體力

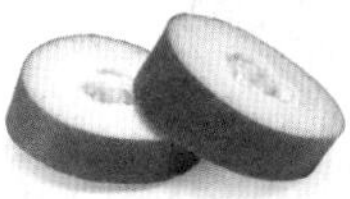

宜 竹筍

增加飽腹感
助瘦身

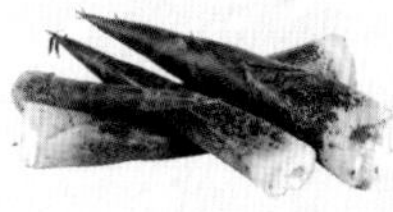

冬瓜燉雞　提高腸胃菌群活躍度

材料：冬瓜100克，三黃雞300克，薑片、鹽、蔥段各適量。

做法：三黃雞處理乾淨，切塊；冬瓜洗淨，去皮，切塊。鍋中加適量水，放入薑片、蔥段、三黃雞塊，大火燒開後改小火燉煮。雞肉快熟時加入冬瓜塊，煮十至十五分鐘，加鹽調味即可。

排毒功效：冬瓜消腫利水，雞肉含有優質蛋白質，有助於減肥過程中塑造曲線美。

排毒成分：優質蛋白

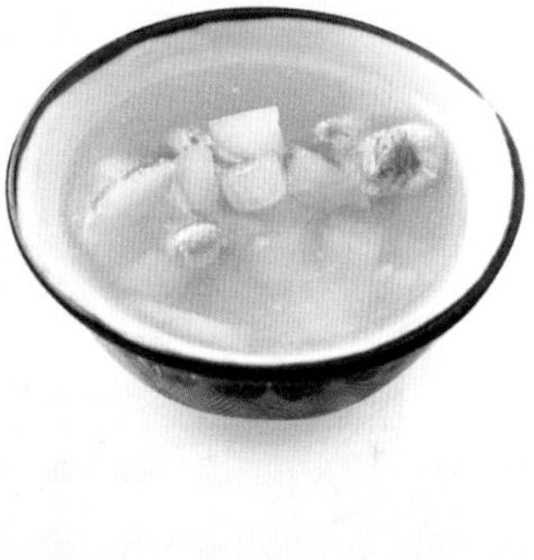

青瓜

青瓜所含的葡萄糖苷、果糖等不參與糖代謝，所含的丙醇二酸可抑制碳水化合物轉變為脂肪，具有減肥效果；所含的多種維生素和生物活性酶能促進機體代謝，有利於排出毒素。青瓜的利尿效果很好，尤其降低尿酸等毒素的危害。

青瓜富含維生素E，有抗衰老、延年益壽的作用。女性經常食用青瓜，可以美白祛皺。

排毒方法你要懂

青瓜最好生吃，更好地保留其營養，有瘦身、利尿作用；高溫加熱或烹調時間長，營養會流失。

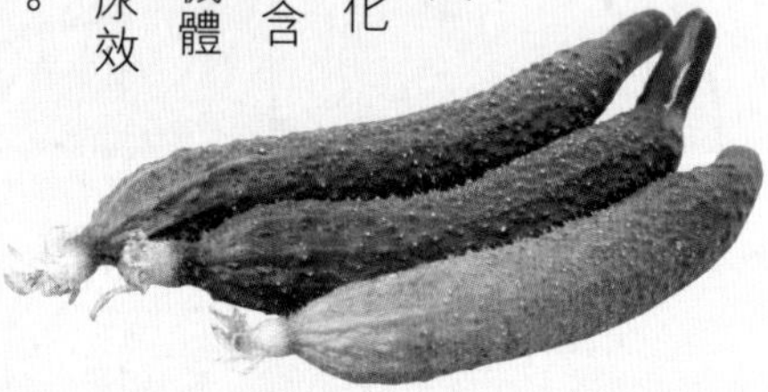

宜注意

青瓜的表面可能殘留農藥，生食前最好放浸泡十五分鐘，洗淨後再食。青瓜不宜與富含維生素C的食物搭配，因為其含有維生素C分解酶，破壞其他食物所含的維生素C，使營養價值大打折扣。

搭配宜忌

宜—雞蛋

補充蛋白質
營養均衡

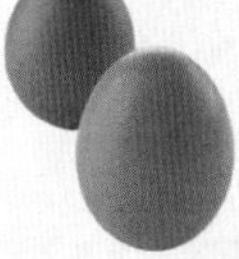

忌—辣椒

破壞辣椒的維生素C
營養流失

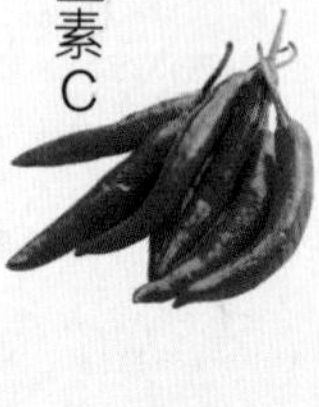

蒜蓉拌青瓜　瘦身美顏

材料：青瓜2條，蒜蓉、麻油、白醋、鹽各適量。

做法：青瓜洗淨，切條。青瓜條撒上鹽，加白醋、麻油、蒜蓉拌勻即可。

排毒功效：青瓜美白嫩膚、瘦身減肥，富含的胡蘿蔔素能殺菌消毒、提升食慾。

排毒成分：葡萄糖苷

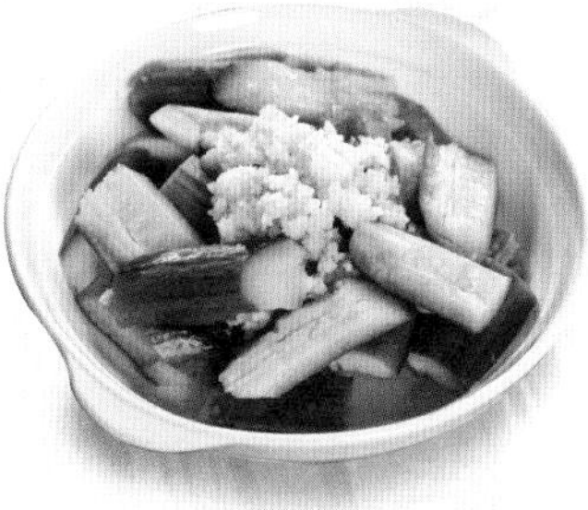

青瓜炒肉片　健康瘦身

材料：青瓜1條，豬肉100克，木耳15克，鹽、胡椒粉、粟粉各適量。

做法：青瓜洗淨，切片；木耳泡好，洗淨，撕成小朵；豬肉洗淨，切片，用鹽、粟粉醃片刻。油鍋燒熱，下豬肉片翻炒，加入青瓜片、木耳炒勻，加鹽、胡椒粉調味，炒至全熟即可。

排毒功效：青瓜與肉搭配，在減肥瘦身的基礎上，補充優質蛋白質和礦物質，營養更均衡。

排毒成分：果糖

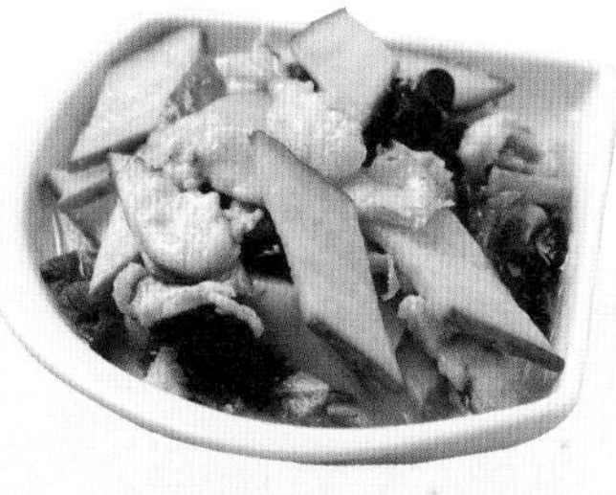

青瓜芹菜汁　瘦身減脂

材料：芹菜100克，青瓜1條。

做法：青瓜洗淨，切段；芹菜去根，去葉，洗淨，切段。將食材放入榨汁機，加適量溫開水榨汁即可。

排毒功效：青瓜和芹菜的熱量含量很低，榨汁同食可以降脂降壓、瘦身減肥，適合肥胖症、高血壓者食用。

排毒成分：丙醇二酸

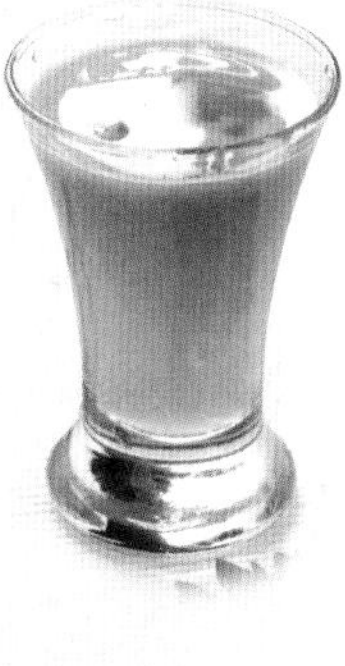

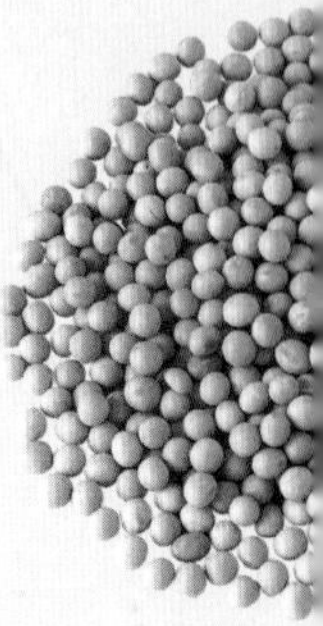

排毒養顏信號2：皮膚變黑

白皙的肌膚是通過控制黑色素來實現，每個人皮膚的基底層藏着黑色素細胞，這些細胞保護皮膚細胞免受光線和輻射傷害，同時也讓皮膚看起來黑黑的。要想擁有白皙的肌膚，減少曝曬，並多吃增進美白的食物，保護皮膚細胞。

黃豆

黃豆的植物激素能平衡人體內分泌，有助緩解內分泌紊亂帶來的多種問題，如皮膚晦暗、長暗瘡等。由於黃豆的胰蛋白酶抑制劑易產氣，所以腹脹及胃炎者不宜多食，將黃豆製成豆腐、豆漿等，可緩解這種情況。

排毒方法你要懂

黃豆適合煲湯或製成豆漿食用，這樣當中的胰蛋白酶經過高溫加熱後被破壞，對身體的負面影響減少，其營養部分被保留下來。將黃豆製成納豆、豆豉等發酵食物，可保護細胞不被氧化，達到延緩衰老、潤腸排毒的作用。

宜注意

每天食用黃豆及豆製品的份量，以不超過五十克為宜。痛風患者不宜多食黃豆，因當中所含較高量的嘌呤，過量食用易導致尿酸增加，加重痛風。

搭配宜忌

宜｜核桃

美白、健腦
增強腦力

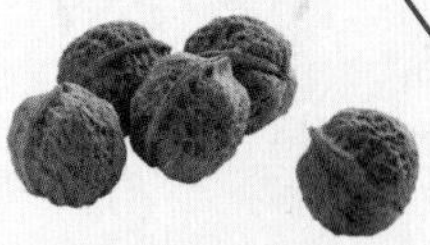

忌｜鮮奶

容易引起腸胃不適
消化不良

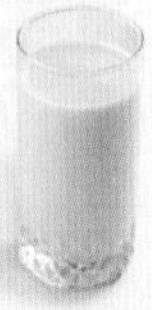

雜錦黃豆　降脂解毒

材料：黃豆50克，粉絲、豆角、杏鮑菇各80克，鹽、葱花、蠔油各適量。

做法：黃豆洗淨，用水浸泡片刻放入鍋中，加水煮熟，撈出。豆角洗淨，切段；杏鮑菇洗淨，切細條；粉絲用開水燙一下。油鍋燒熱，下豆角與杏鮑菇翻炒，加入黃豆與粉絲，下蠔油、鹽、葱花炒至全熟。

排毒功效：黃豆可以下氣、補脾、益血、解毒、降脂、美容，改善肌膚晦暗問題。

豌豆

《本草綱目》記載，豌豆有祛除臉部黑斑，令臉部有光澤的功效。現代研究發現，豌豆含有豐富的維生素A原，能在體內轉化為維生素A，具有潤澤肌膚的作用。此外，豌豆還含有赤霉素和植物凝素等物質，具有抗菌消炎、促進新陳代謝的作用。

排毒方法你要懂

炒豌豆或用豌豆做湯，可獲得充足的維生素，也能攝入足夠水分滋養皮膚。脾胃虛弱人士吃豌豆可能會導致消化不良，但食用豌豆苗就能彌補這個缺憾。豌豆苗含有多種人體必需氨基酸，能維護皮膚細胞功能，同樣是美容的好食物。

宜注意

豌豆的碳水化合物含量高，不容易消化，每次食用量不宜超過五十克，食用過多易導致腹脹。

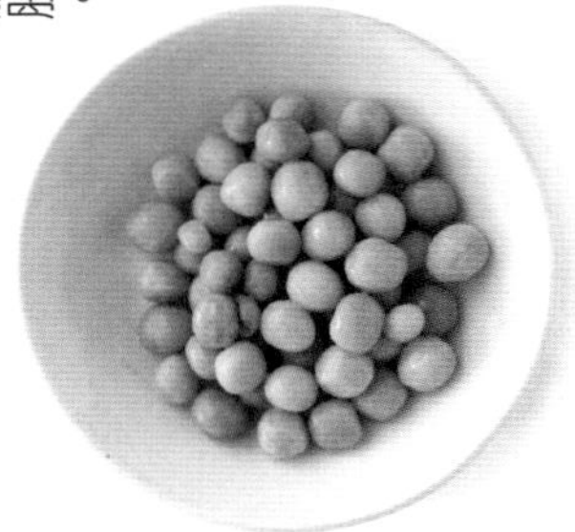

搭配宜忌

宜 蝦仁

營養好搭配
潤澤肌膚

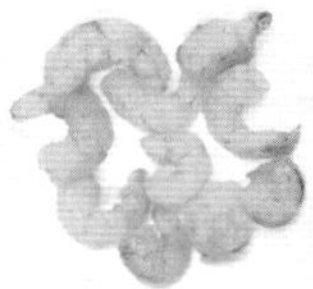

忌 醋

對腸胃不利
影響消化

豌豆炒蝦仁 細膩肌膚

材料：豌豆100克，蝦仁150克，鹽、蒜蓉、薑蓉、料酒、粟粉水各適量。

做法：豌豆、蝦仁洗淨；蝦仁用鹽與料酒醃五分鐘；豌豆灼後瀝乾。油鍋燒熱，下蝦仁滑炒片刻，盛起。另起油鍋燒熱，下薑蓉、蒜蓉爆香，放入豌豆炒兩分鐘，加入蝦仁翻炒，加鹽，用粟粉水勾芡。

排毒功效：豌豆富含植物性蛋白，蝦仁富含動物性蛋白，完美的蛋白質搭配，能細膩肌膚。

排毒成分：蛋白質

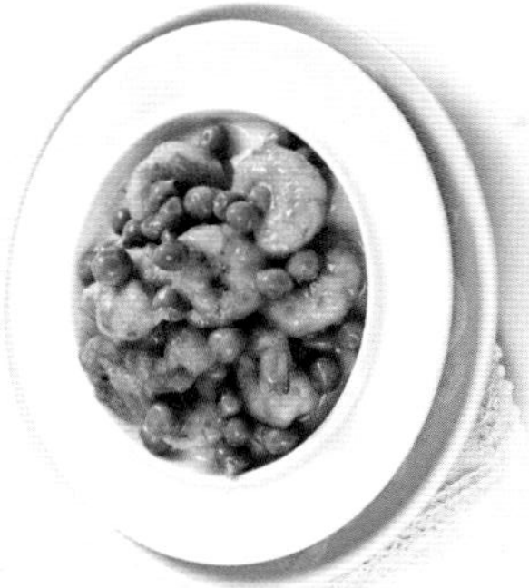

絲瓜

中醫認為絲瓜有清熱利濕的功效，對暗瘡有一定緩解作用，有暗瘡困擾人士可適量進食。由於絲瓜含有豐富的維生素C成分，維生素C是較強的抗氧化功效，長期食用可抵抗自由基，美白、除皺。絲瓜的絲瓜絡有催奶的功效，讓哺乳媽媽的乳汁充足。哺乳媽媽吃絲瓜，催乳又美白。

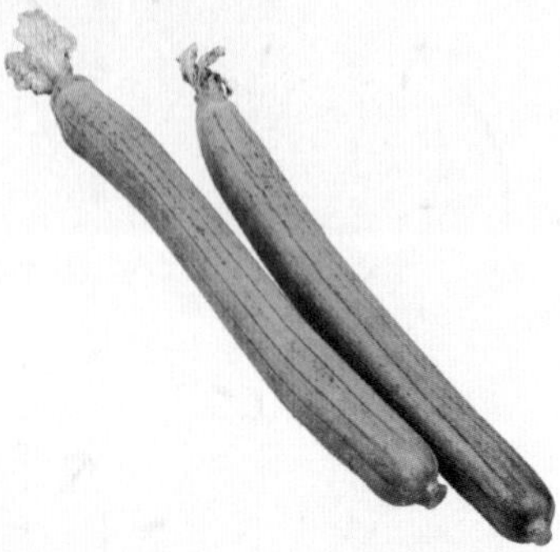

排毒方法你要懂

用絲瓜清炒、煮湯，其營養不會受到影響，可美白肌膚。將絲瓜去皮，燙熟後可涼拌食用。直接用絲瓜秧取汁，加入純淨水，做面膜或爽膚水敷在臉上，美白效果也很明顯。

宜注意

宜現切現做，絲瓜汁水豐富，切塊放置過程容易造成維生素C流失，而且也容易出現氧化變黑的情況。烹調絲瓜時應注意盡量保持清淡，少用油，勾稀芡，令絲瓜發揮更好的美膚潤腸作用。

搭配宜忌

宜─蝦仁

美白又營養
均衡營養

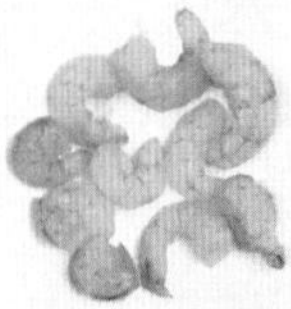

忌─蘆薈

引發腸胃不適
腹痛

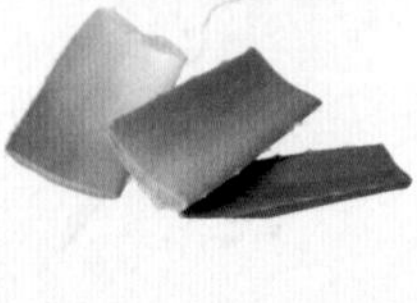

絲瓜燉豆腐　美白肌膚

材料：絲瓜100克，豆腐250克，醬油、蔥花、鹽、麻油各適量。

做法：絲瓜洗淨，去皮，切塊；豆腐洗淨，切塊。鍋中加入適量清水，煮開後加入絲瓜塊和豆腐塊。煮熟時加醬油、鹽、麻油調味，最後撒上蔥花即可。

排毒功效：絲瓜和豆腐有美白肌膚的功效，兩者搭配，補充足夠的蛋白質和維生素C。

排毒成分：維生素C

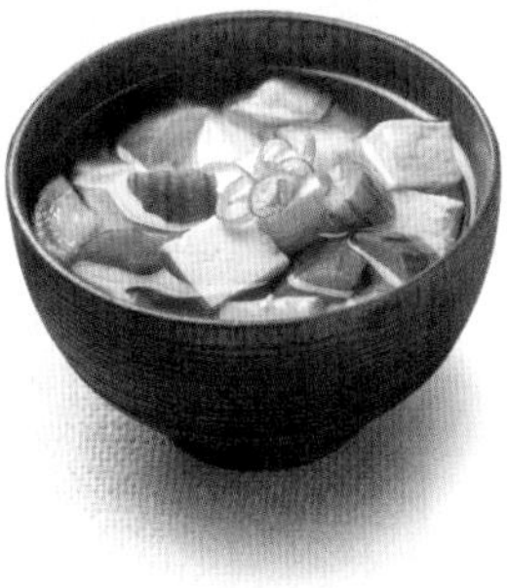

蝦仁絲瓜湯　美白抗皺

材料：蝦仁、絲瓜各100克，鹽、蔥花、薑蓉、麻油各適量。

做法：蝦仁洗淨；絲瓜洗淨，去皮，切段。油鍋燒熱，放入蔥花、薑蓉爆香，放入蝦仁翻炒，加入絲瓜同炒，倒入適量水，灑入鹽燒沸，淋上麻油即可。

排毒功效：絲瓜蝦仁湯使皮膚細胞保持飽滿活力，有助美白抗皺。

排毒成分：絲瓜苷

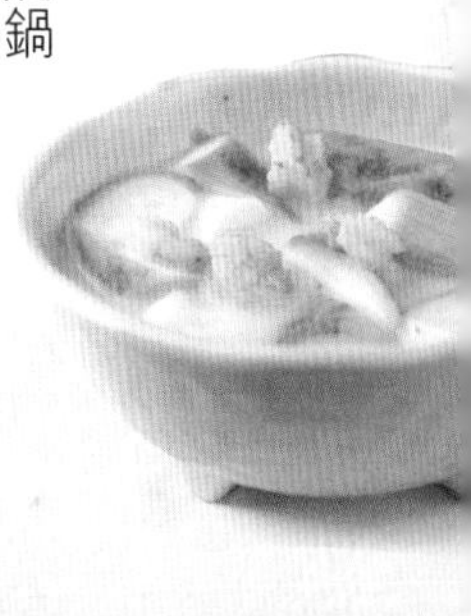

雙椒絲瓜　令肌膚水嫩

材料：絲瓜300克，青、紅甜椒各1個，蔥段、薑絲、鹽、料酒、高湯各適量。

做法：絲瓜去皮，洗淨，切薄片；青、紅甜椒去蒂，去籽，洗淨，切菱形片。油鍋燒熱，下蔥段、薑絲煸出香味，下絲瓜翻炒，放入甜椒、鹽、料酒和少許高湯，炒片刻即可。

排毒功效：絲瓜和甜椒富含維生素C，有抗氧化功效，令肌膚更加光滑、水嫩。

排毒成分：維生素C

鮮奶

鮮奶營養豐富，可補充足夠的蛋白質，為皮膚提供封閉性油脂，形成薄膜以防皮膚水分蒸發，使皮膚光滑潤澤。牛奶的乳清有抑制黑色素沉積的作用，可淡化多種色素引起的斑痕。鮮奶還有助眠作用，充足、優質的睡眠是最好的「美容劑」。

排毒方法你要懂

鮮奶不宜加熱至沸騰，會破壞鮮奶的營養成分，不利營養吸收。保證每天五百毫升攝入量，長期堅持可以明顯感到皮膚變得更瑩潤，頭髮則會烏黑油亮。

宜注意

鮮奶的最佳加熱溫度為攝氏八十度左右，而且加熱時宜隔水加熱，不宜用微波爐直接加熱。不宜與各種果汁混合，因為果汁中的鞣酸易與鮮奶的蛋白質結合，形成不利於身體吸收的物質。

搭配宜忌

宜 麵包

令鮮奶營養吸收更好

促進吸收

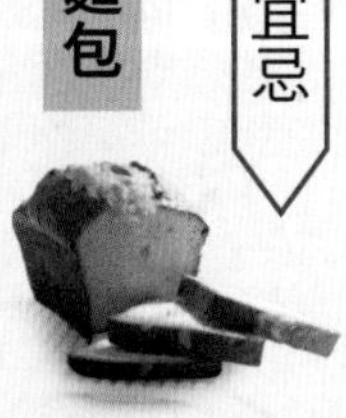

忌 菠菜

影響鈣質吸收

降低營養

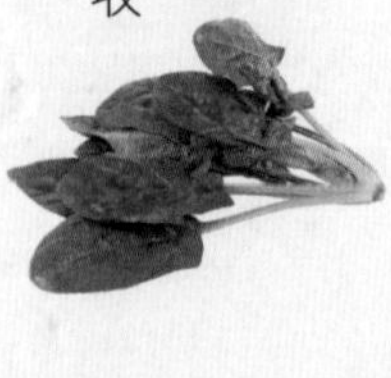

鮮奶麥片　潔淨肌膚

材料：鮮奶250毫升，麥片50克，雞蛋1個，葡萄乾適量。

做法：雞蛋放入冷水鍋，小火煮開，煮五分鐘，關火，待十分鐘，撈出，剝去蛋殼，切碎。麥片放入碗；鮮奶倒入奶鍋加熱至攝氏八十度，倒入麥片碗內。撒上葡萄乾泡五至八分鐘，放入雞蛋碎即可。

排毒功效：鮮奶麥片富含膳食纖維和蛋白質，促進腸胃排毒，讓肌膚光滑潔淨。

排毒成分：蛋白質

杏仁

研究發現，杏仁能促進皮膚微循環，其所含的脂肪油能軟化角質層，使皮膚紅潤有光澤。杏仁的蛋白質含量高，而且含有一定比例的膳食纖維，對降低膽固醇、促進腸道蠕動，以及保持體重有很好的輔助作用。

排毒方法你要懂

杏仁炒製後，其中的脂肪、蛋白質結構發生改變，容易被身體吸收，有抗衰老的效果。每天五至十粒效果好，不宜多食，可在兩餐之間食用。

宜注意

杏仁含有苦杏仁苷，進入體內可被胃酸水解，產生劇毒物質，所以不能過量食用杏仁，以每天不超過五至十粒為宜，以免中毒。苦杏仁（北杏）烹製前要先煮熟，用水浸泡一天左右，去皮再食用，而且每次食用宜控制在五至十粒。

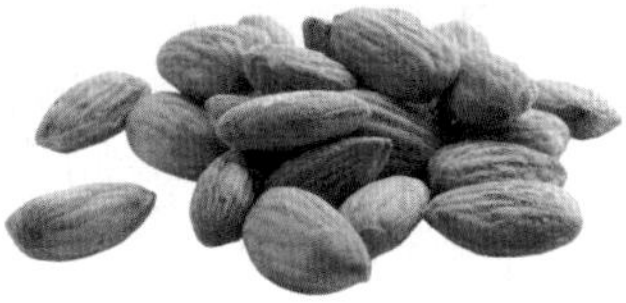

搭配宜忌

宜 各種堅果

美白效果更明顯
滋養皮膚

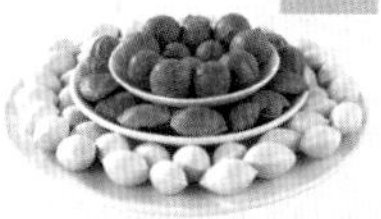

忌 栗子

容易引起腹瀉
胃痛

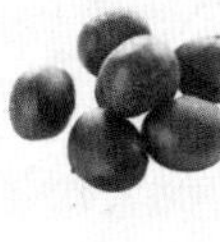

杏仁芝麻茶　延緩皮膚衰老

材料：杏仁、核桃仁各100克，鮮奶250毫升，冰糖、熟黑芝麻各適量。

做法：杏仁、核桃仁與鮮奶、冰糖放入攪拌機打勻。將杏仁核桃奶倒入碗，放入沸水隔水加熱五分鐘，取出，撒上熟黑芝麻即可。

排毒功效：杏仁芝麻茶富含不飽和脂肪酸，潤腸通便，延緩皮膚衰老，抗皺去皺。

排毒成分：不飽和脂肪酸

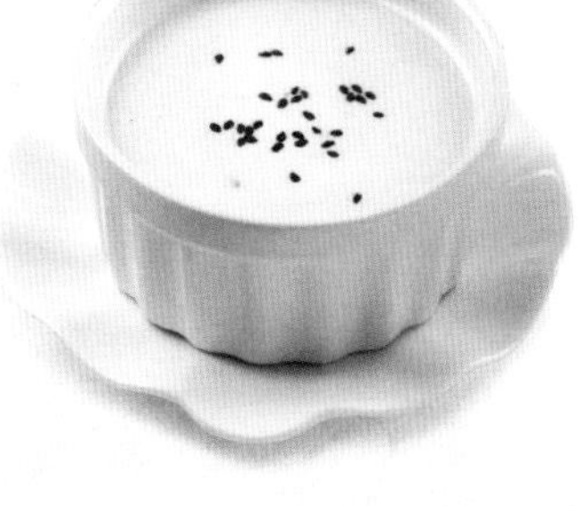

紅棗

紅棗補中益氣、養血安神、美白養顏，不同人士食用紅棗，達到不同的效果。老年人食用，能增強體質，延緩衰老。有神經衰弱症狀者食用紅棗能安心守神，增進食慾。春季用紅棗加桑葉煎湯飲用，預防傷風感冒；夏季食用可利氣消暑；冬季食用則可驅寒暖胃。

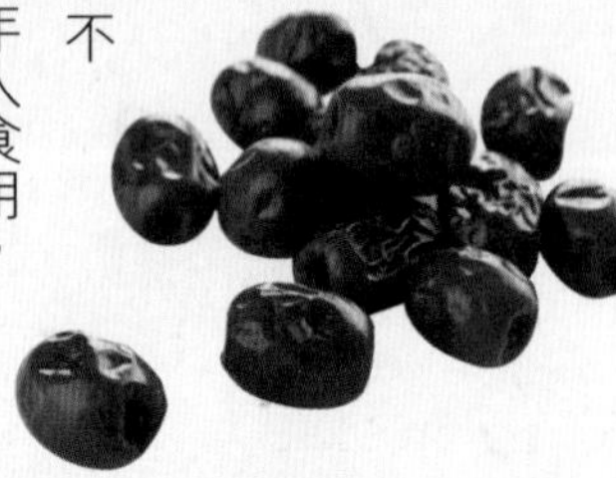

排毒方法你要懂

紅棗可生吃，紅棗含有多種維生素，有抗氧化的作用，有利美白肌膚，也可以用來煮粥，有「要使皮膚好，粥裏加紅棗」的說法。

宜注意

在女性月經期，常有眼腫或肢腫的濕重現象，此時不宜食用紅棗，紅棗易生痰生濕，導致水濕積於體內，從而加重水腫症狀。體質燥熱者也不宜多食，因紅棗性溫，有溫補作用，有助於陽氣生發，體質燥熱者過多食用紅棗有可能加重內熱。

搭配宜忌

宜 牛奶

讓肌膚更有光澤
補血養顏

忌 海蟹

容易患寒熱病
損害健康

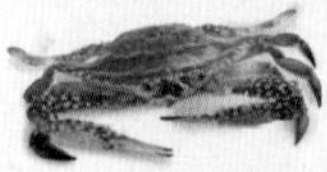

鮮奶紅棗粥　維持皮膚微循環

材料：米50克，鮮奶200毫升，紅棗適量。

做法：紅棗洗淨，去核，棗肉切片備用；米洗淨，用水浸泡三十分鐘。鍋中加入適量水，放入米用大火煮沸，轉小火熬三十分鐘至米綿軟。加入鮮奶和紅棗，小火慢煮至粥濃稠即可。

排毒功效：紅棗與鮮奶搭配，為人體提供均衡的營養，維持皮膚微循環，美白肌膚。

排毒成分：生物鹼

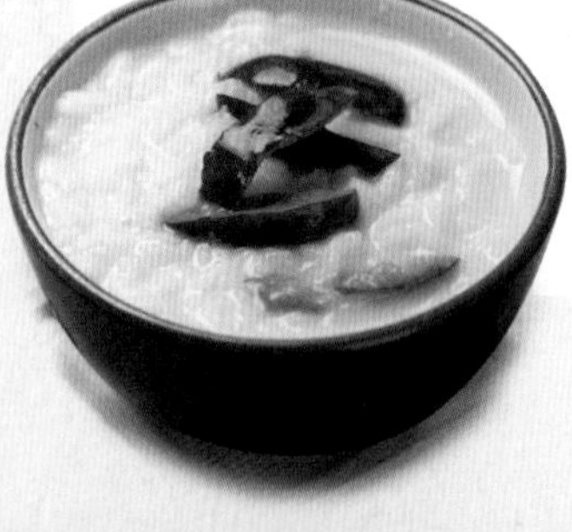

奇異果

奇異果含有大量的天然糖醇類物質——肌醇，有效調節糖代謝，調節細胞內的激素和神經的傳導效應，對防治糖尿病和抑鬱症有獨特功效。奇異果含有優良的膳食纖維和豐富的抗氧化物質，可快速清除體內堆積的毒素，改善皮膚血液循環，穩定情緒。

排毒方法你要懂

最宜夏末秋初食用，此時奇異果成熟，保存時間最短，最大限度地保留營養。直接食用或榨汁能保留大量膳食纖維和維生素，潤腸排毒效果更好。

宜注意

奇異果的果酸與鮮奶混合後，易與鮮奶的蛋白質結合，形成不易被消化吸收的物質，影響其營養價值。研究發現，五歲以下兒童吃奇異果易過敏，但這種現象會隨着年齡增長而消失。為了安全起見，盡量少給五歲以下兒童吃奇異果。

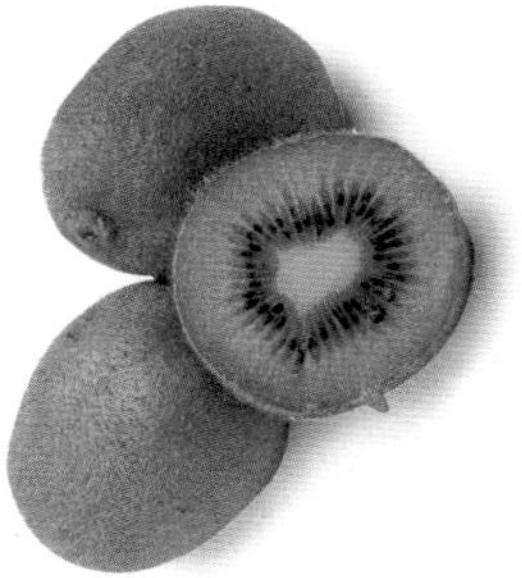

搭配宜忌

宜｜西米

改善皮膚循環

抗氧化

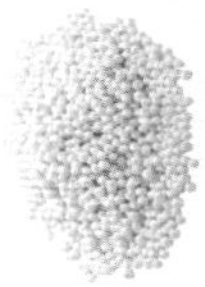

忌｜青瓜

影響維生素C吸收

降低營養

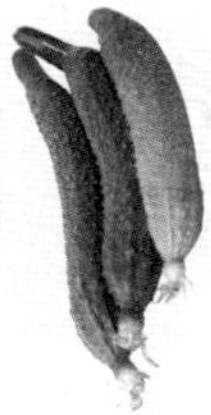

西米奇異果糖水　抗氧化、防衰老

材料：西米100克，奇異果2個，杞子、糖各適量。

做法：西米洗淨，用水泡兩小時；奇異果去皮、切粒；杞子洗淨。鍋裏放適量水燒開，放西米煮十五分鐘，加奇異果、杞子、糖，用小火煮透即可。

排毒功效：這是一款女性鍾愛的甜品，在美白肌膚的同時，還能防治糖尿病和抑鬱症。

排毒成分：維生素C

石榴

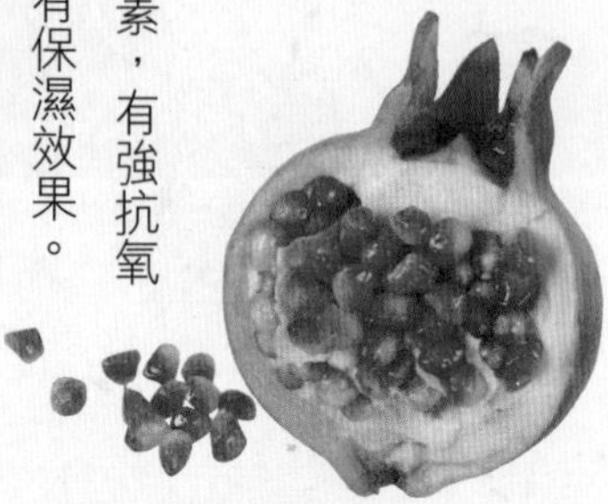

石榴含有豐富的紅石榴多酚和花青素，有強抗氧化作用，快速地為肌膚補充水分，有保濕效果。花青素是一種強抗氧化劑，其抗氧化效果比維生素E還強。此外，花青素是目前為止能夠從食物中提取的保護眼部肌膚的物質，多食石榴能夠保護眼睛。

排毒方法你要懂

保持石榴營養的食用方法是直接食用和榨汁，抗氧化效果最好。吃完石榴的石榴籽不要扔，將其洗淨晾乾，磨碎後製成面膜，有美白肌膚的作用。

宜注意

石榴雖然營養好，但其含有的果酸等成分也很高，所以吃完石榴後一定要及時刷牙，否則會腐蝕牙齒。石榴雖好，卻不能多吃，普通人一天內吃一個中等大小的石榴即可，老人和胃腸功能較差人士吃半個即可。

搭配宜忌

宜—乳酪

排出腸毒
紅潤肌膚

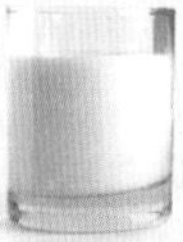

忌—海參

容易出現噁心腹痛
損害健康

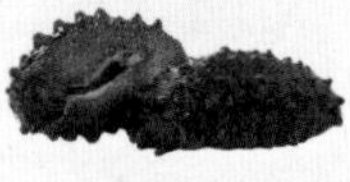

西柚石榴汁　透亮肌膚

材料：西柚半個，石榴1個，乳酪適量。

做法：西柚去外皮、去膜，取出果肉備用；留石榴果粒備用。將果肉和石榴果粒榨汁，隔渣後加入適量乳酪即可。

排毒功效：石榴的花青素抗氧化能力強，讓肌膚透亮白皙，幫助清除血液雜質。

排毒成分：花青素

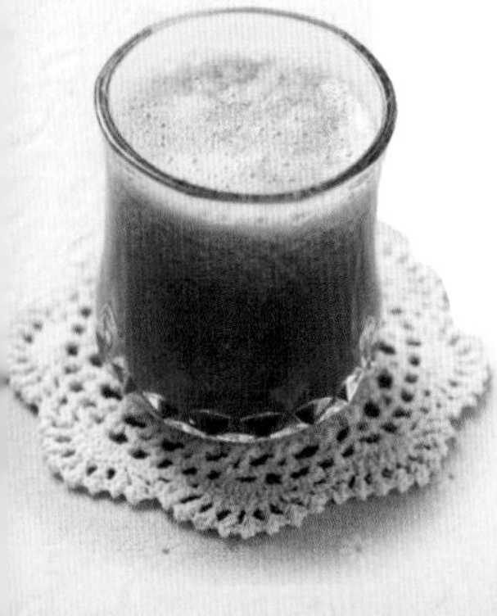

排毒養顏信號3：長暗瘡

暗瘡是毛囊發炎的一種表現，也是一種慢性炎症，常發生於臉部、胸背部。出現暗瘡後，最好採取簡單的消炎措施，令暗瘡自然脫落。在長暗瘡期間，除了保持情緒愉悅、規律作息外，在飲食方面宜多吃清淡排毒食物，如銀耳、草莓等。

草莓

草莓的營養物質有助體內「垃圾」清除，有助排出皮膚毒素，使皮膚保持光潔。長期食用草莓有祛皺增白、保濕的效果，睡前飲用草莓汁，可緩解神經緊張，輔助刺激皮膚代謝，有助美容。

排毒方法你要懂

草莓直接食用或榨汁最能保留草莓的營養，對健康和皮膚代謝最有益。草莓含有定量的果酸，切片或打碎敷在臉上，有助去除角質，適合油性肌膚使用。

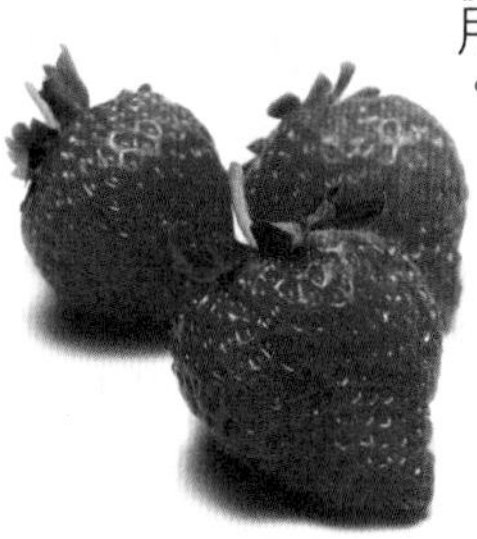

宜注意

草莓表面斑斑駁駁不易洗淨，買回後可用水沖一遍，放入淡鹽水浸泡十五分鐘，有助除菌。

搭配宜忌

宜｜檸檬

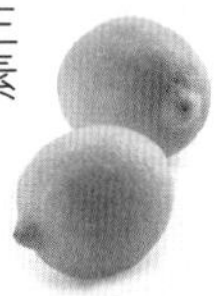

補充豐富的維生素
排毒護膚

忌｜鮮奶

影響蛋白質吸收
降低營養

草莓蛋卷　滋養肌膚

材料：草莓5個，雞蛋1個，麵粉、檸檬汁各適量。

做法：雞蛋打散，加水、檸檬汁和麵粉調成糊；草莓洗淨，切粒。油鍋燒熱，倒入麵糊，攤成蛋餅，將蛋餅切條並捲起，草莓粒放在蛋餅卷上即可。

排毒功效：草莓的果酸與雞蛋的優質蛋白搭配，能軟化角質層，為皮膚補充蛋白質。

四季豆

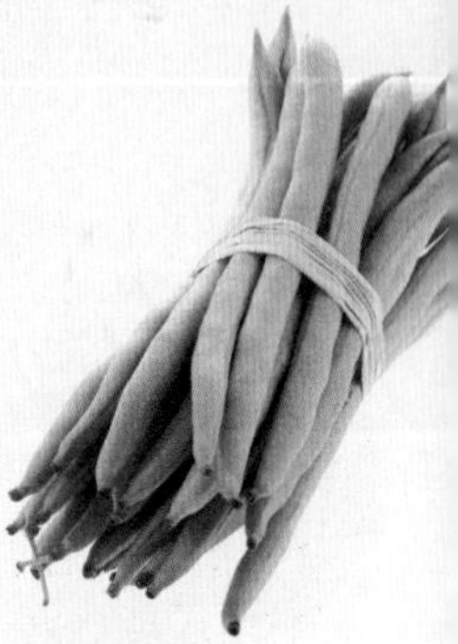

四季豆化濕而不燥烈，健脾而不滯膩，是脾虛濕滯常用的食物。四季豆的豆莢含有豐富的膳食纖維，促進胃腸蠕動，清腸毒，而豆粒含有大量的植物蛋白質，能降低體內膽固醇含量，進而平衡皮膚油脂的分泌。

排毒方法你要懂

清炒四季豆保留了其豐富的營養，尤其是當中的膳食纖維，能清腸毒，有助於控制皮膚油脂分泌。四季豆的皂苷，吃多了容易導致腹脹、排氣，所以四季豆不宜多吃，一週吃兩、三次，每次一百五十克左右即可。

宜注意

烹調時宜少放油脂，如豬肉、食用油，特別在長暗瘡期間，以免食用後刺激皮膚油脂分泌，加重暗瘡。

搭配宜忌

宜｜馬鈴薯

祛痘美白
調節腸胃

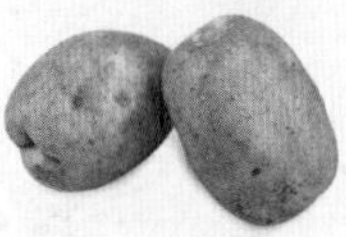

忌｜蒜頭

加重暗瘡
刺激腸胃

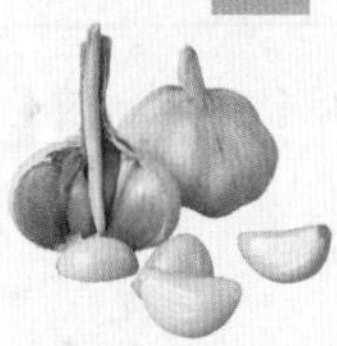

欖菜炒四季豆　控制皮膚油脂分泌

材料：四季豆150克，欖菜20克，鹽適量。

做法：四季豆摘洗乾淨，切段，灼兩分鐘。油鍋燒熱，放入四季豆炒一會，加入欖菜翻炒。上碟前放入適量鹽調味即可。

排毒功效：欖菜炒四季豆能清腸毒，控制皮膚油脂的分泌，預防暗瘡萌發。

排毒成分：膳食纖維

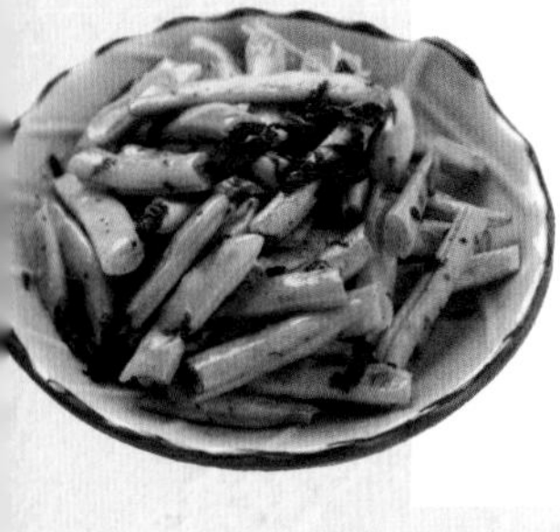

葡萄

葡萄含有豐富的果酸、果糖，有「植物奶」的美譽，有超強的抗酸化、抗氧化功效，在體內自由基傷害細胞前將其除去，達到緊緻肌膚、延緩衰老的作用。葡萄子含有多酚物質，抗氧化功效是維生素E的五十倍。

排毒方法你要懂

直接食用或榨汁對葡萄的營養成分影響較少，可促進皮膚新陳代謝，令肌膚保持年輕態。葡萄的花青素大多存在於葡萄皮，這種強抗氧化成分有效延緩衰老，所以吃葡萄時宜連皮一起吃。

宜注意

葡萄含有大量糖分，若吃葡萄後立即大量飲水，果糖會被沖入腸道，腸道中滲透壓升高，會促進排便。如果有便秘症狀，可以吃葡萄後飲水；但如本身脾胃較弱，容易出現腹瀉，則不要在吃葡萄後立即飲水。

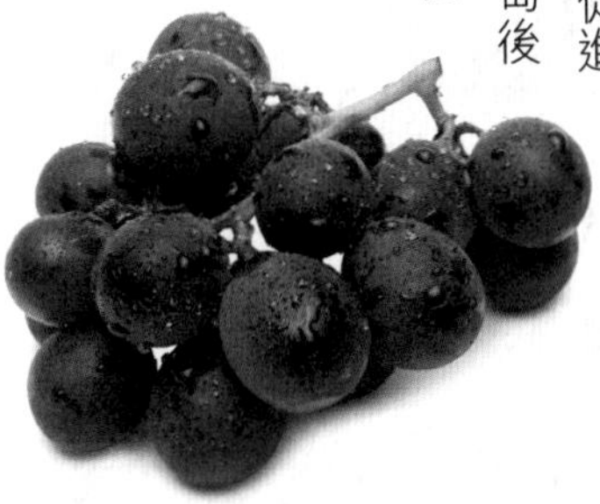

搭配宜忌

宜｜綠茶
消炎排毒
補血潤膚

忌｜海鮮
容易腹瀉
刺激腸胃

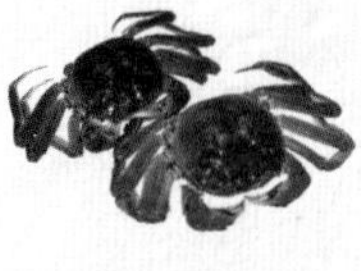

葡萄汁　緊膚祛痘

材料：葡萄50克。

做法：葡萄在水中浸泡五分鐘，洗淨。將葡萄放入榨汁機，加入適量溫開水榨汁，過濾後即可。

排毒功效：葡萄榨汁可以保留葡萄的絕大部分營養成分，特別可以連皮一起榨汁，能夠充分保留葡萄皮中的花青素，對抗氧化成分，緊緻皮膚，減少暗瘡。

排毒成分：花青素

銀耳（雪耳）

銀耳含有豐富的海藻糖、葡萄糖、多酸戊糖和甘露醇等成分，這些成分以多醣體的形式存在，而多醣體結構與皮膚最重要的滋養物——玻尿酸結構非常相似，更加親水，可以滋養皮膚角質層，令皮膚細膩有彈性。

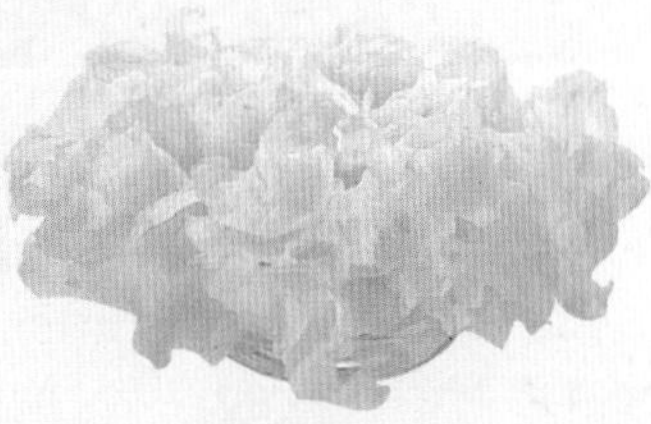

排毒方法你要懂

銀耳的多醣黏質必須經過熬煮才能釋出，要達到潤膚、美白的效果，製作銀耳湯是最佳的選擇。銀耳也可以在煮後打碎，製成面膜直接塗於皮膚，滋潤效果也很好。

宜注意

銀耳要用溫水泡發，用冷水泡發不容易清除表層吸附的污垢，而用熱水泡發會嚴重損失營養成分。銀耳本色為白中略帶黃色，過白或過黃的銀耳可能經化學製劑熏染，不利健康。

搭配宜忌

宜｜雪梨

滋養肌膚
潤肺滋陰

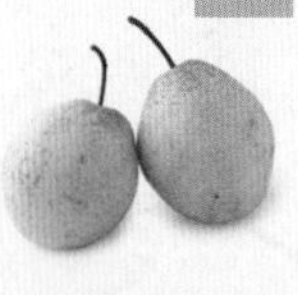

忌｜白酒

容易咳嗽
易致血熱

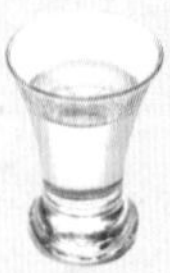

銀耳紅棗雪梨粥　滋養皮膚角質層

材料：雪梨200克，泡發銀耳10克，紅棗5顆，米50克，冰糖適量。

做法：銀耳洗淨、去蒂，撕成小塊，略灼。雪梨洗淨，切小塊；紅棗去核，洗淨；米洗淨，浸泡三十分鐘。鍋置火上，放入米和水，大火燒沸後放入銀耳、紅棗，小火煮二十分鐘，放入雪梨塊、冰糖略煮即可。

排毒功效：銀耳紅棗雪梨粥味道甜美，令肌膚細膩有彈性，減少皮膚出油帶來的暗瘡。

排毒成分：海藻

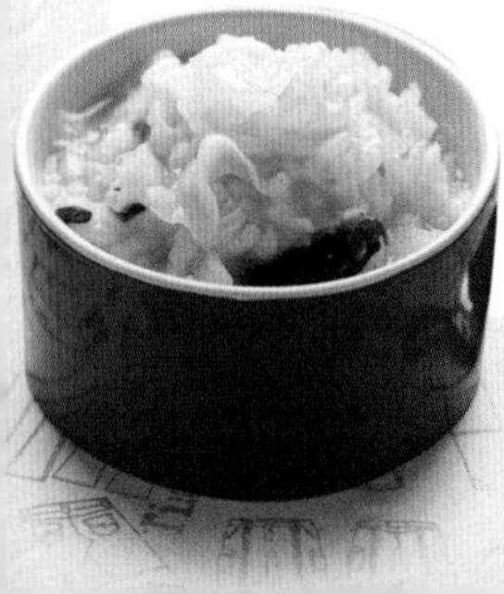

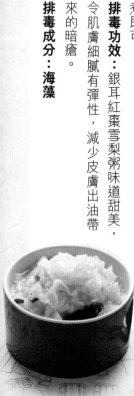

排毒養顏信號4：脫髮、白髮

頭髮伴有發質脆弱、枯黃或油膩的現象，繼而出現白髮或脫髮，這是肝腎不足、營養不良、精神壓力大等內毒因素的外在表現，需要多補充銅、鈣、鎂、鋅、硒等礦物質，並多食富含胡蘿蔔素、維生素E和維生素B雜的五穀果蔬。

核桃

《開寶本草》記載，核桃「食之令人肥健、潤肌、黑鬚髮」，現代營養研究表明，核桃含有豐富的磷脂，能增強細胞活力，對造血、促進皮膚細嫩和傷口癒合、促進毛髮生長等都有重要作用。經常食用核桃有助烏髮、潤髮。

排毒方法你要懂

核桃油脂過多，吃多了容易上火，每天四、五個核桃即可，既能保證營養，又不會導致上火、噁心。核桃仁的褐色薄皮，有舒經活絡、軟化血管、防治癌症的作用，因此吃核桃的時候最好不要去掉核桃仁表面的薄皮。

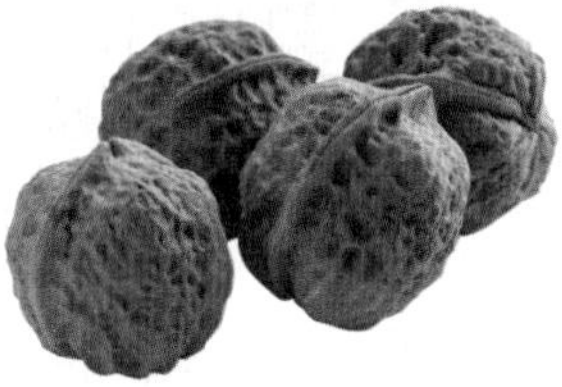

宜注意

核桃久放容易變質，產生黃麴霉素，因此不要吃變質的核桃。

搭配宜忌

宜｜黃豆

滋養頭髮和皮膚
平衡油脂

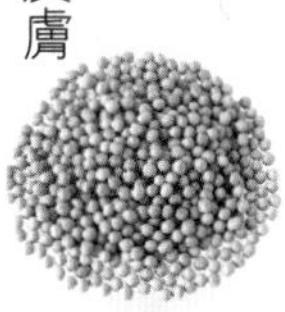

忌｜蛋黃

不能同時吸收磷鐵
降低營養

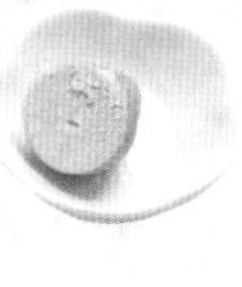

香椿苗核桃仁　抗衰老

材料：香椿苗250克，核桃仁50克，麻油、鹽各適量。

做法：香椿苗摘好，洗淨；核桃仁分成小塊。將香椿苗、核桃仁、鹽拌勻，最後淋上麻油即可。

排毒功效：香椿芽核桃仁健脾開胃，富含維生素E，有抗衰老、促進毛髮生長的作用。

黑芝麻

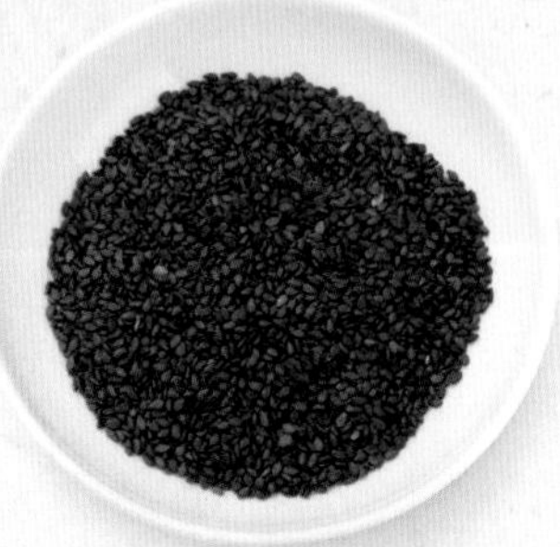

中醫認為，黑芝麻有補肝腎、滋五臟、益精血、潤腸燥的功效。五臟潤、腸道通暢後，皮膚自然光潔、滋潤。黑芝麻含有豐富的酪氨酸酶，能滋養頭髮和皮膚細胞，促進頭髮黑色素合成，有烏髮、美膚的作用。

黑芝麻富含不飽和脂肪酸，有健腦益智的作用，青少年適量吃黑芝麻，可提高記憶力。

排毒方法你要懂

黑芝麻所含的油脂提供大量熱量，過量食用反而易造成肥胖、脱髮。每天以食用五十克為宜。黑芝麻炒熟放入密封的罐子儲存，經常食用數十粒，仔細咀嚼，吸收效果最佳。

宜注意

黑芝麻豐富的油脂在儲存環境很容易變質，產生一種黃麴霉素的致癌物質，所以久置的黑芝麻，尤其吃起來感到辛辣味，切勿食用，以免影響健康。

搭配宜忌

宜—魚肉

促進新陳代謝
烏髮美膚

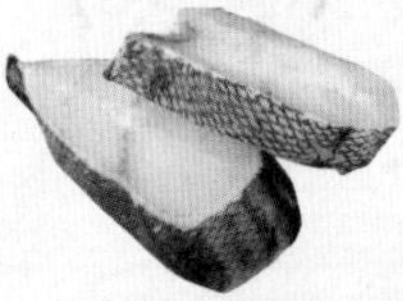

忌—雞肉

不利身體健康
消化不良

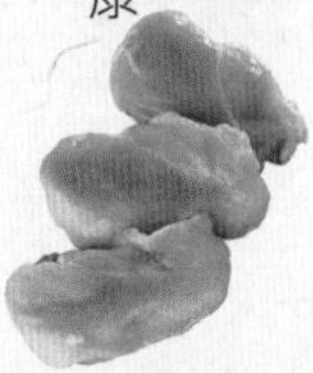

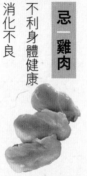

黑芝麻帶魚　滋養頭髮

材料：帶魚500克，麵粉、黑芝麻、雞蛋、薑蓉、鹽、糖、醬油、料酒各適量。

做法：帶魚處理乾淨，切段，用料酒醃片刻；黑芝麻炒香盛起。雞蛋拂勻，加麵粉拌成麵糊；帶魚裹麵糊下油鍋炸至金黃，瀝油。鍋留底油，加熱後下薑蓉煸香，加入帶魚、鹽、糖、醬油和水炆煮，最後撒上黑芝麻即可。

排毒功效：黑芝麻和帶魚富含卵磷脂，防止毒素生成，滋養頭髮，提高腦力。

排毒成分：卵磷脂

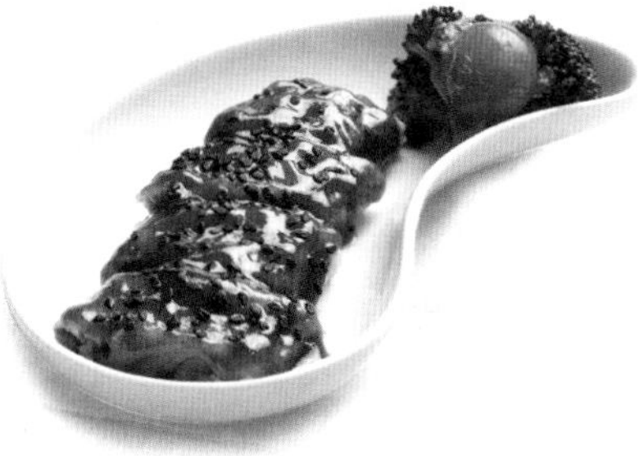

黑芝麻飯糰　烏髮潤膚

材料：米飯300克，黑芝麻、白醋、鹽、糖各適量。

做法：將白醋、鹽、糖拌勻，加入煮好的米飯拌勻，待涼。鍋置火上，下黑芝麻炒香。米飯握成比拳頭小一點的飯糰。最後將飯糰表面裹上炒好的黑芝麻即可。

排毒功效：黑芝麻飯糰作為主糧食用，可補充足量的酪氨酸酶，烏髮潤膚。

排毒成分：酪氨酸酶

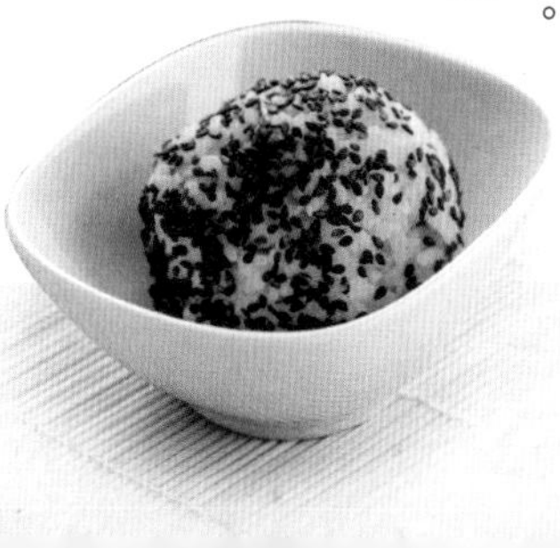

黑芝麻瘦肉湯　補腎烏髮

材料：瘦肉60克，熟黑芝麻30克，紅蘿蔔50克，鹽適量。

做法：瘦肉洗淨，切塊；紅蘿蔔洗淨，去皮，切塊。瘦肉塊放入鍋內，加適量水，大火煮沸後，用小火煮一小時。加入紅蘿蔔煮熟，最後撒上熟黑芝麻，加鹽調味即可。

排毒功效：黑芝麻有補腎強身、烏髮潤膚的功效，特別適合腎虛弱者進補食用。

排毒成分：維生素

黑米

古醫書記載，黑米「可入藥入膳，對頭昏目眩、貧血白髮、腰膝酸軟療效尤佳」，長期食用可延年益壽。黑米的維生素B_1含量較高，有利於新陳代謝，促進毒素排出。黑米的花青素具有很強的抗氧化活性和清除自由基能力，有助延緩衰老。

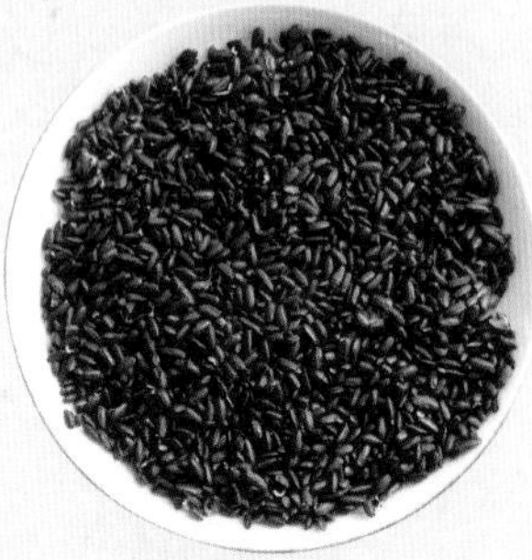

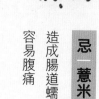

排毒方法你要懂

黑米外部有堅韌的種皮，煮粥更利於營養物質釋出，能最大限度地保留黑米有助排毒的成分。可用豆漿機打碎製成米糊，使其更容易被身體消化吸收。

宜注意

食用黑米前應至少浸泡兩小時，脾胃不佳人士可以泡十二小時，否則不但無法排毒，還影響消化。黑米不容易消化，最好避免剛起床時當早餐食用，以免對胃腸造成負擔，當成兩餐之間加餐食用，效果很不錯。

搭配宜忌

宜—紅豆

營養更全面利於吸收

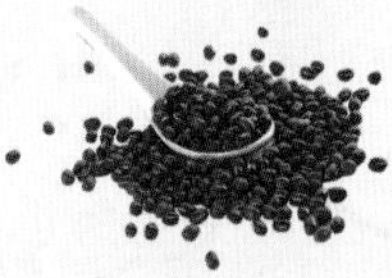

忌—薏米

造成腸道蠕動過激容易腹痛

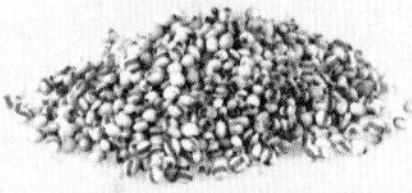

紅豆板栗黑米糊 抗衰老

材料：黑米50克，紅豆20克，板栗30克，糖適量。

做法：黑米、紅豆分別洗淨，浸泡兩小時；紅豆煮熟。板栗洗淨，煮熟去殼，板栗肉切碎。黑米、板栗、紅豆連同煮紅豆水一起放入豆漿機，按下「米糊」鍵。食用前調入適量糖即可。

排毒功效：黑米的花青素可幫助清除自由基，是滋補、抗衰老的佳品，能有效減少白髮。

排毒成分：花青素

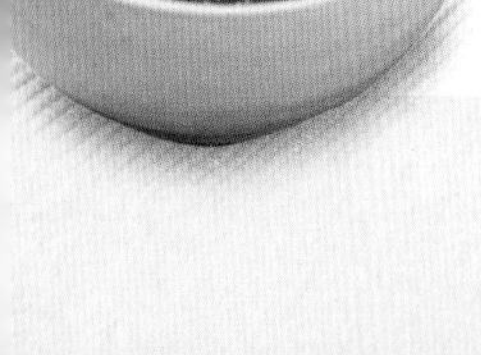

黑豆

黑豆有解毒利尿、祛風除熱、調中下氣的功效，能緩解因腎虛而造成的腰酸、腰痛、脫髮、白髮等症，有烏髮、明目的功效。黑豆的黑豆紅素是一種生物活性物質，有明顯的抗氧化作用，能清除體內自由基，滋陰養顏。

排毒方法你要懂

黑豆的黑色素在於豆皮，易溶於水，因此泡黑豆的水不要倒掉，可用來煲湯。醋泡黑豆是養生方，使人最大限度地吸收黑豆的黑色素。具體方法是將黑豆、醋以一比三的比例製作，黑豆煮至豆皮爆開，再用小火煮十分鐘。將黑豆和醋放入瓶，待涼後密封，放在陰涼處，待黑豆完全吸收醋膨脹後即可。

宜注意

醋泡黑豆能降血脂，對預防心血管疾病有益，但有消化道潰瘍疾病者不宜食用，會加重病情。

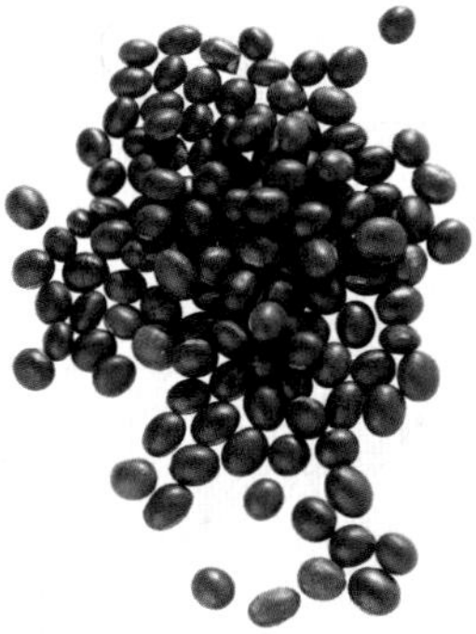

搭配宜忌

宜 小米

營養更容易被吸收
營養均衡

宜 香腸

提高身體免疫力
補中益氣

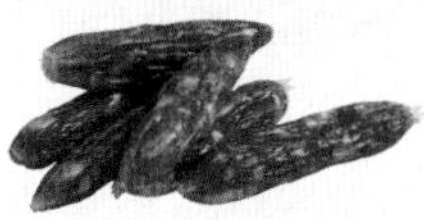

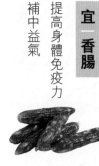

黑豆小米雞蛋粥　養顏烏髮

材料：黑豆30克，雞蛋1個，小米50克，糖適量。

做法：黑豆洗淨，浸泡四小時；小米洗淨；雞蛋打散。黑豆與小米放入鍋，加適量水，大火煮開後改小火煮。豆熟米爛之時，倒入蛋液攪出蛋花，加糖調味即可。

排毒功效：黑豆有固本培元、防老抗衰、滋養頭髮的作用，與小米、雞蛋同食，營養更均衡。

排毒成分：黑豆多酚

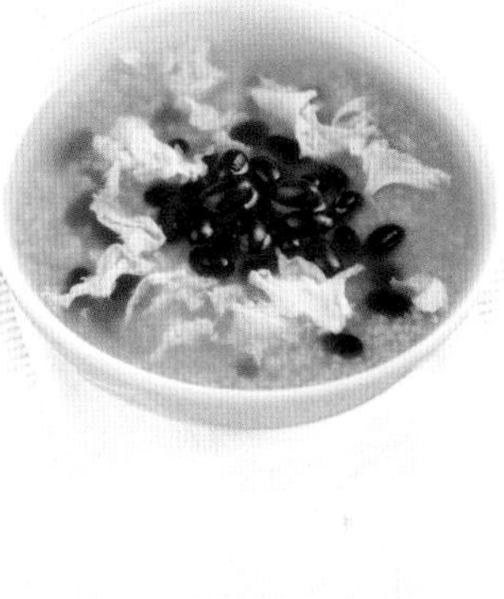

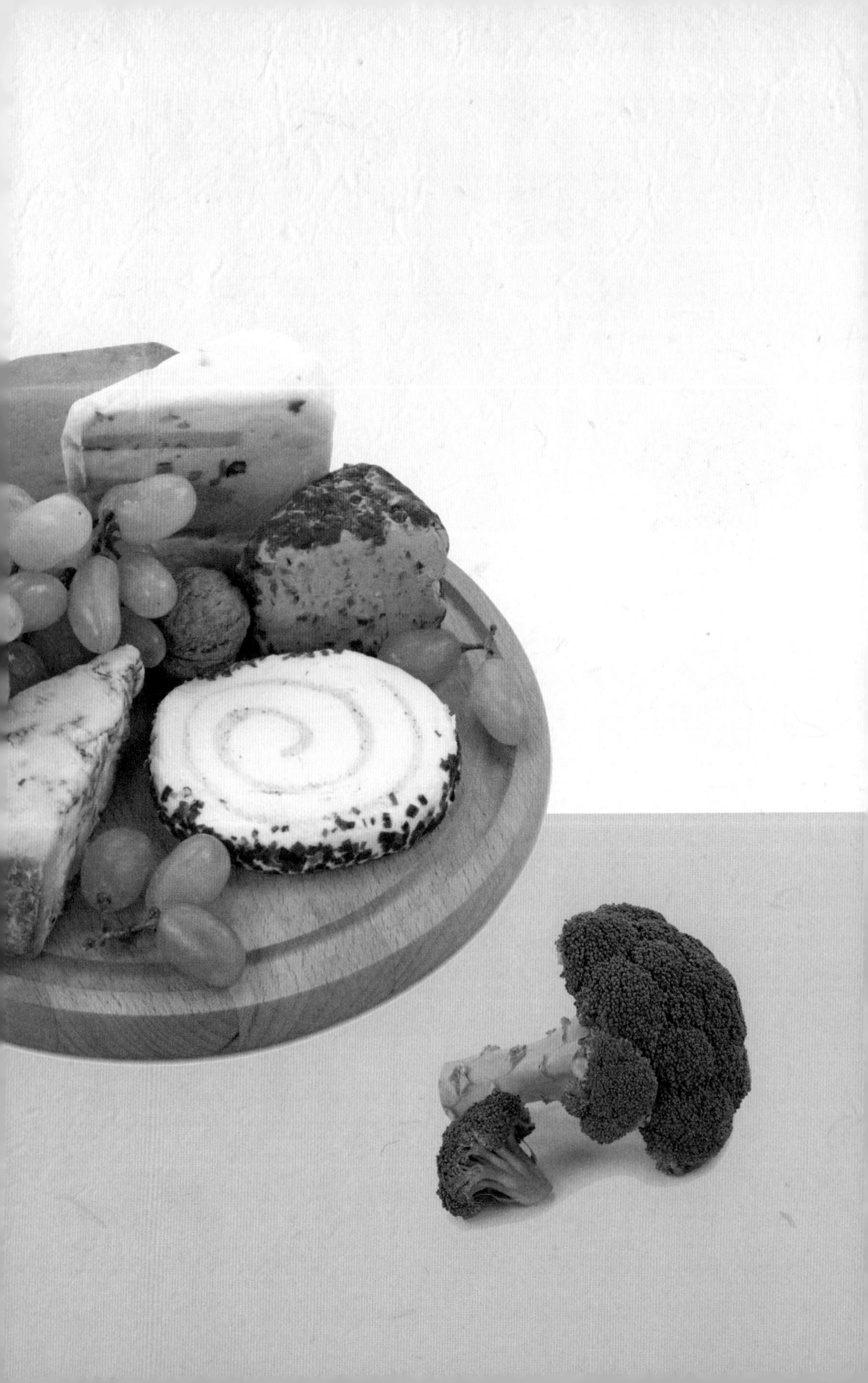

第五章 排毒防「三高」

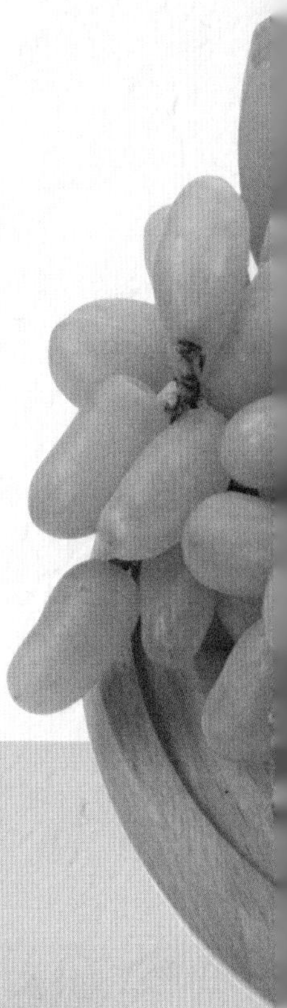

血液內某些成分，如脂肪、葡萄糖等含量增加，會導致血液對血管的壓力增加，形成高血壓，而身體也會表現高脂血症、高血糖、高血壓的「三高」症狀。說到底，「三高」是代謝性疾病，只要養成健康的生活方式，並合理安排日常飲食，才能排除毒素，控制疾病。

專家說：吃對、吃好防「三高」

高血壓、高血糖、高脂血症（又被稱為血脂異常）合稱為「三高」，這三種疾病極易互為因果，得了其中一種，若沒有引起高度重視，很容易患上其他兩種，因此對人體健康危害極大。除了日常生活做好保健，如堅持運動、保持規律的作息等，還需要在飲食上加以講究，「管住嘴」是「三高」人士的飲食原則，遠離高脂肪、高熱量的食物。

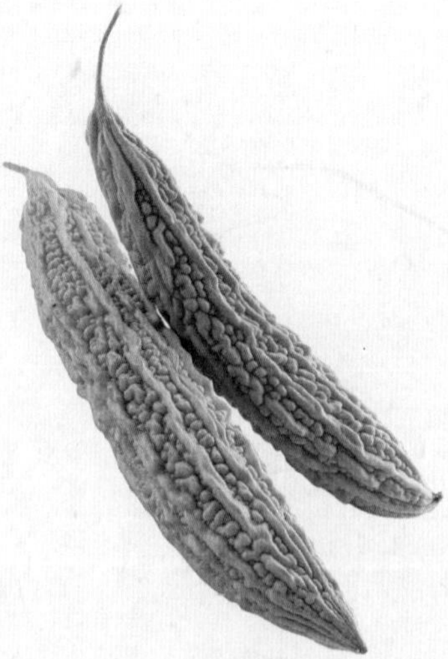

1 這些食物絕對不要碰

高熱量、高油脂會加劇「三高」症狀，如肥肉、蛋黃、榴槤、牛油、動物肝臟、醃製食物、湯圓、火鍋等，會令血液黏稠。

2 定時定量進食，穩住血糖

高血糖人士進食必須定時定量，注意少吃碳水化合物含量高的食物，如粥、麵條、米飯等，每頓吃小半碗即可。

3 晚餐宜少

晚餐不要毫無顧忌地大吃大喝，會導致胃腸功能負擔過重，也不利於血壓、血糖穩定。晚餐宜吃易消化的食物。

4 多喝茶防治「三高」

茶葉含有十多種維生素、抗氧化物質茶多酚、咖啡因等，有防止人體內膽固醇升高、清除自由基、預防心腦血管疾病的功效，是排毒、防「三高」的好食材。

5 低鹽飲食穩血壓

高血壓要堅持低鹽飲食，但低鹽並不是完全忌鹽。高血壓患者宜遵從最低量，鹽攝入量以五克左右，即調味料匙半匙量。

6 每天二十五種食物

每天二十五種食物說的是食物的種類，一碟涼拌菜就包含四種食物，如在涼拌海帶絲加入紅蘿蔔絲、青椒絲、蒜頭等。

7 早餐吃好，防高血壓

不吃早餐會不自覺地增加午餐的攝入量，久而久之會導致肥胖，增加患高血壓的危險。因此，早餐不但要吃，還要注意吃得合理。

高糖

- 不宜吃含糖量高的食物
- 少吃糖、蛋糕

高油

- 肥胖是糖尿病的敵人
- 少攝入脂肪

高鹽

- 飲食宜清淡
- 少吃醃菜、醬油等

排毒信號1：高血壓

正常血壓範圍為：收縮壓在九十至一百四十毫米汞柱，舒張壓在六十至九十毫米汞柱，當收縮壓超過一百四十毫米汞柱，以及舒張壓超過九十毫米汞柱，則為高血壓。

高血壓與飲食有着密切相關，生活中要少油膩、少辛辣刺激，多吃降壓食物。

芹菜

芹菜含有利尿有效成分，可消除體內水鈉停留，有利尿消腫的功效。經常喝酒的人吃芹菜能促進尿液排出，減輕肝臟負擔。天氣乾燥時，吃芹菜有助清熱解毒、解渴除煩。此外，芹菜含鐵豐富，能預防貧血，使目光有神、頭髮黑亮。

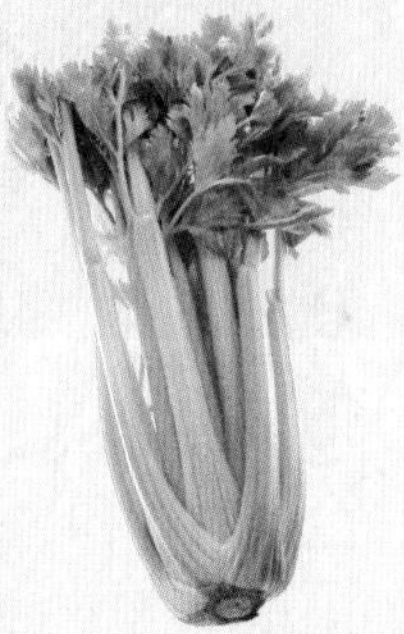

芹菜對降血壓有很好的療效，適合高血壓患者適當食用。此外，便秘人士常吃芹菜可改善便秘症狀。

排毒方法你要懂

芹菜豐富的維生素大多為水溶性維生素，加熱過程中會流失，而大火快炒能保留最多芹菜的營養。芹菜葉也可降壓、安神、潤腸排毒，不要扔掉。

宜注意

每餐不宜多食芹菜，因為其中的膳食纖維多為不可溶性膳食纖維，攝入過多會影響其他營養吸收，所以每次食用量不宜超過三十克，可每天食用。

搭配宜忌

宜 花生

促進新陳代謝
排毒降壓

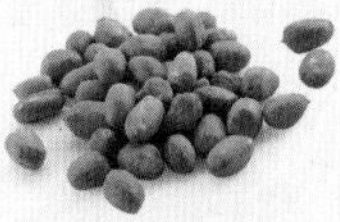

芹菜豆乾炒肉絲　減少脂肪吸收

材料：芹菜、豬肉絲各200克，豆乾100克，醬油、鹽、料酒、蔥段、薑蓉各適量。

做法：芹菜去根，摘老葉，洗淨，切段；豆乾洗淨，切條。油鍋燒熱，下蔥段、薑蓉炒香，再下豬肉絲，加料酒、醬油翻炒。下豆乾條、芹菜段炒熟，加鹽調味即可。

排毒功效：芹菜有清熱解毒、除煩消腫的作用，可以排肝毒、降血壓，減少脂肪吸收。

排毒成分：膳食纖維

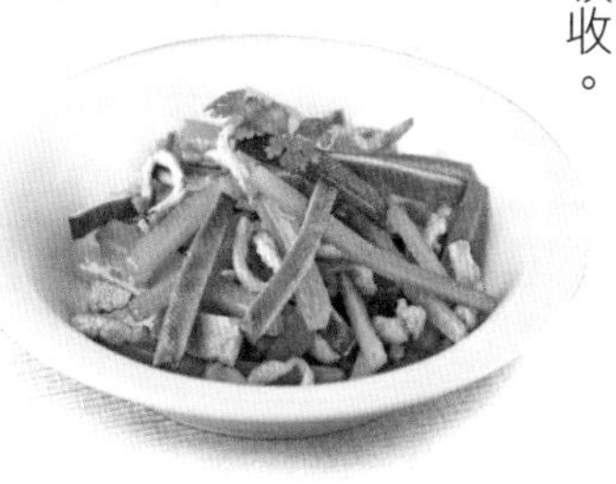

蝦仁炒芹菜　降脂減壓

材料：芹菜300克，蝦200克，料酒、鹽各適量。

做法：芹菜去根，摘老葉，洗淨，切段；蝦洗淨，去頭，剝除蝦殼，挑出蝦腸，留蝦仁。芹菜略灼，撈出。油鍋燒熱，下蝦仁翻炒，再加芹菜炒勻，最後加料酒，鹽調味即可。

排毒功效：蝦仁炒芹菜脂肪低，營養豐富，可減脂降壓，預防動脈硬化，緩解神經衰弱。

排毒成分：維生素

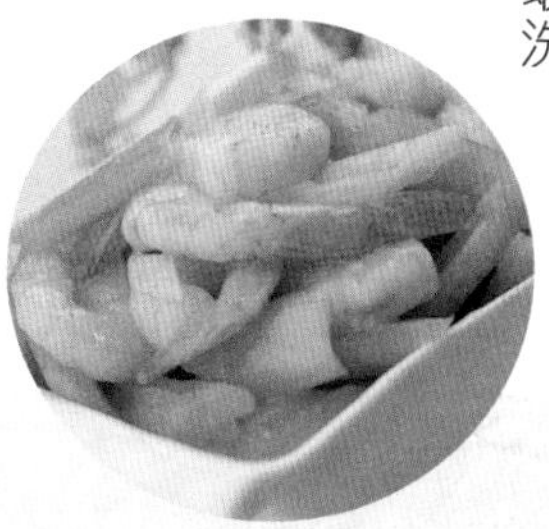

涼拌芹菜葉　降低血壓

材料：芹菜葉200克，麻油、鹽、蒜蓉、紅椒粒各適量。

做法：芹菜葉洗淨，放入沸水略灼。將適量麻油、鹽、蒜蓉、紅椒粒加入芹菜葉，拌勻即可。

排毒功效：涼拌芹菜葉是降血壓的好食物，對老年人的心腦血管健康很有幫助。

排毒成分：酸性成分

蕎麥

蕎麥是藥食兩用的食物，《全國中草藥匯編》記載，蕎麥適用於高血壓、毛細血管脆弱性出血的治療，對防治中風也有一定作用，因此蕎麥也有「天然血管軟化劑」之稱。研究發現，連食四週蕎麥食物，有助心腦血管健康。

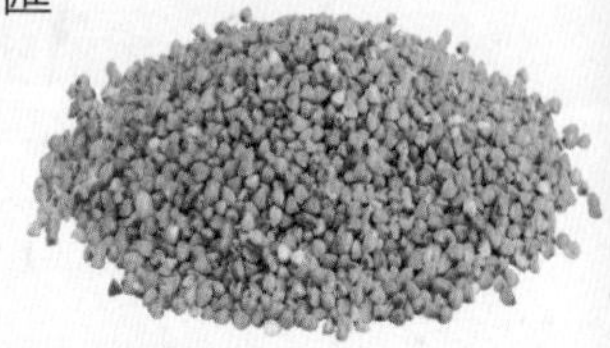

排毒方法你要懂

將蕎麥磨粉製成點心，能提高人體對膳食纖維的消化和吸收程度，促進腸道排毒。蕎麥的蘆丁能降血脂、降膽固醇、軟化血管；但蘆丁易溶於水，吃蕎麥麵條時最好把麵湯也喝了。

宜注意

蕎麥性涼，吃蕎麥面時有「三燙」的說法，即用熱水燙麵，然後煮滾兩次，這樣做才能保證蕎麥營養被身體消化吸收。蕎麥的膳食纖維過多，一次食用過多，易造成消化不良。

搭配宜忌

宜 海帶

幫助清理血管
排毒降壓

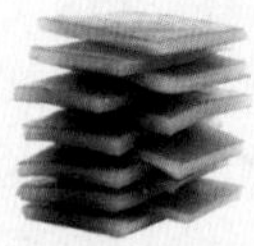

忌 羊肉

不利腸胃健康
不易消化

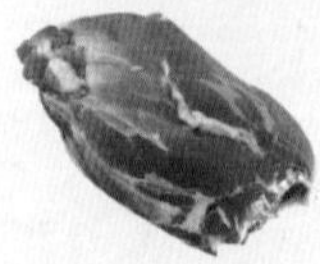

蕎麥涼麵 緩解高血壓

材料：蕎麥麵條100克，熟海帶50克，醬油、醋、鹽、糖、熟白芝麻各適量。

做法：熟海帶洗淨，切絲；蕎麥麵條煮熟，過涼開水，瀝去多餘水分。碗內放入適量水、醬油、醋、糖和鹽，攪拌均勻，倒在蕎麥麵上，撒上海帶絲、熟白芝麻即可。

排毒功效：蕎麥屬高膳食纖維、低脂肪的食物，可清理血管，緩解高血壓。

排毒成分：蘆丁

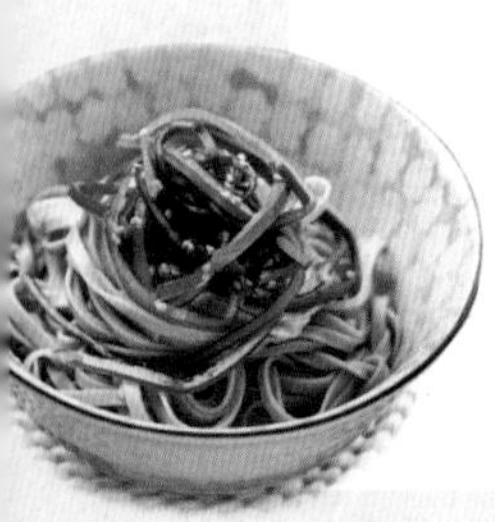

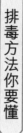

桃

桃含有豐富的鉀元素，有助體內多餘的鈉元素排出，在一定程度上降低血壓；桃含有豐富的膳食纖維，促進脂肪代謝，將多餘膽固醇排出體外，從而控制血液中膽固醇的含量。桃還含有大量肌醇，有助降低血糖，對糖尿病患者很有利。

排毒方法你要懂

可直接食用或榨汁，營養價值最高。桃性溫，有助熱升陽的作用，攝入過多易導致「熱氣」症狀，加重高血壓者的不適，不利於高血壓的控制與恢復，每天最多食用一個。

宜注意

桃的香味並非來源於果糖，而是蔗糖，桃在攝氏三十度會產生更多蔗糖，令桃更甜，買回的桃放在室溫下保存即可，毋須放入冰箱。

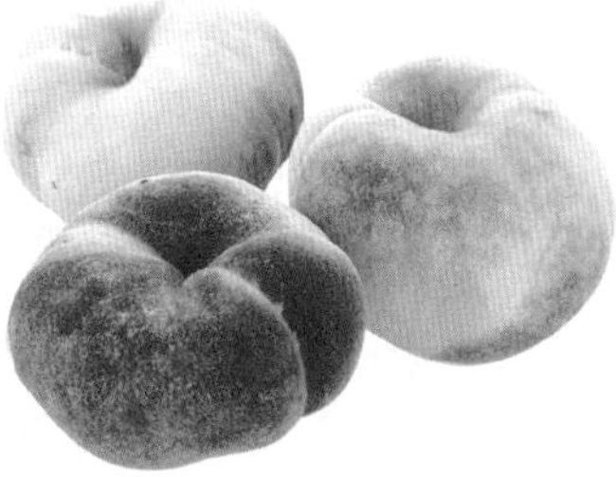

搭配宜忌

宜｜菠蘿

排除多餘膽固醇
促進消化

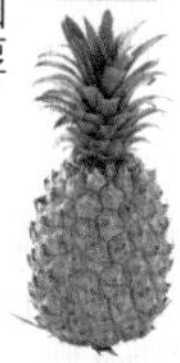

忌｜白酒

加重高血壓者不適
容易上火

蜜桃菠蘿沙律　控制血壓水平

材料：桃1個，菠蘿半個，柚子2塊，蜂蜜、沙律醬、鹽各適量。

做法：菠蘿去皮、切塊，用淡鹽水浸泡十分鐘；柚子去皮，撕成小塊。將梨、桃子去皮和核，分別切細粒，和菠蘿塊、柚子塊一同放入碟內。沙律醬、蜂蜜拌勻，淋在水果面即可。

排毒功效：多種水果搭配，富含維生素C，有助平衡身體代謝，輔助控制血壓水平。

排毒成分：維生素C

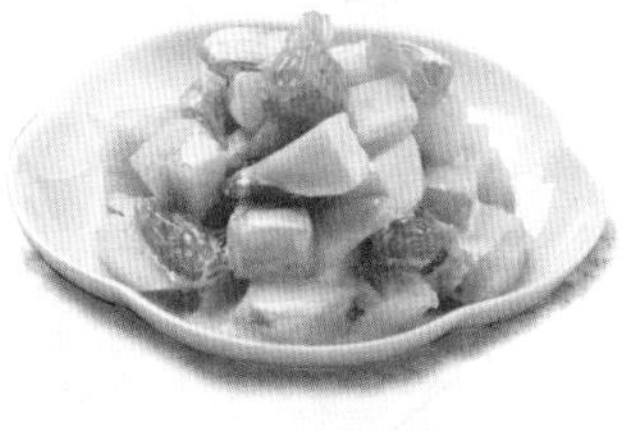

椰菜

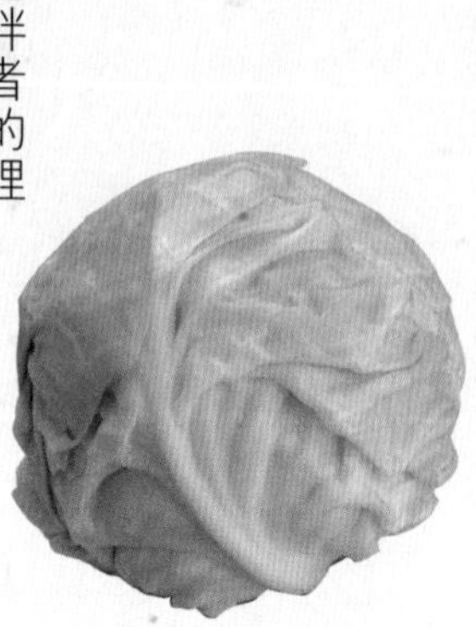

椰菜是「三高」人士和肥胖者的理想食物，它的維生素C含量比番茄高，擁有很強的抗氧化作用，能降低體內血清膽固醇和三酸甘油酯水平。椰菜還含有豐富的鉀元素，所含的生物活性物質能達到稀釋血液的作用，可預防血栓形成。

椰菜含有蘿蔔硫素，是非常有效的抗癌成分。老年人經常吃椰菜可以防癌、控制血壓。

排毒方法你要懂

椰菜的維生素E為脂溶性維生素，只有與油脂一起烹調才能被人體吸收。此外，椰菜豐富的維生素C在烹調過程中容易流失，宜大火快炒，可保留最多營養。新鮮的椰菜含有的植物殺菌素能抑菌消炎，對咽喉疼痛、胃痛、牙痛有一定的作用，可以與梨、蘋果等水果一起榨汁，但注意脾胃寒涼者不宜飲用。

宜注意

製作椰菜湯時，最好在湯即將做好時才放入椰菜，是為了能更好地保留其中的維生素C。

搭配宜忌

宜 木耳

清除腸內毒素
排毒降壓

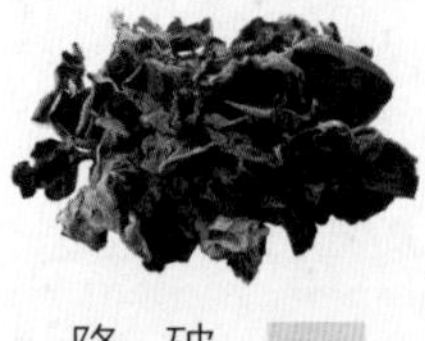

忌 蜂蜜

破壞維生素C
降低營養

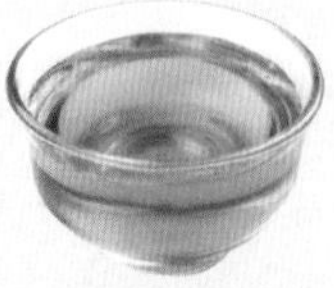

涼拌椰菜　輔助控制血壓

材料：椰菜半個，麻油、鹽各適量。

做法：椰菜洗淨，撕成小片。鍋中加水，燒開後放入少許鹽和椰菜片，灼熟後盛入碗，加入鹽、麻油拌勻即可。

排毒功效：椰菜富含維生素C，短時間灼燙可以保留最多營養，達到控制血壓、血脂的作用。

排毒成分：維生素C

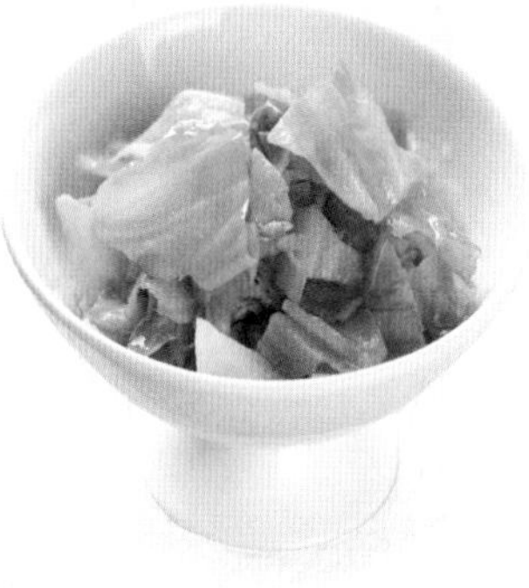

豆乾炒椰菜　緩解高血壓

材料：豆乾200克，椰菜250克，薑蓉、鹽、醬油各適量。

做法：豆乾洗淨，切條；椰菜洗淨，切片。油鍋燒熱，下椰菜炒至軟，下豆乾、薑蓉炒勻，加醬油、鹽，炒至全熟即可。

排毒功效：椰菜豐富的鉀質可稀釋血液，緩解高血壓，與豆腐乾搭配，可補充優質蛋白質。

排毒成分：鉀

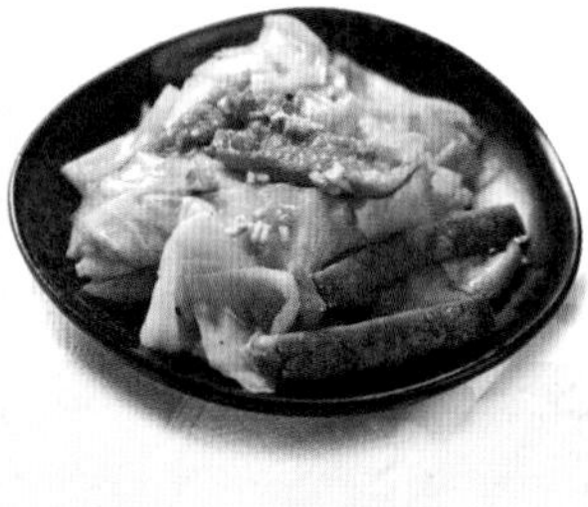

椰菜鮮奶羹　預防高血壓

材料：椰菜200克，菠菜100克，麵粉、牛油、鮮奶、鹽各適量。

做法：菠菜和椰菜洗淨，灼燙後切碎。用牛油將麵粉炒好，加入鮮奶煮，並輕輕攪動，加入切好的菠菜碎和椰菜碎同煮。當蔬菜煮爛之後，放適量鹽調味即可。

排毒功效：椰菜和鮮奶含有豐富的維生素E，抑制動脈硬化，對預防高血壓有良好作用。

排毒成分：維生素E

萵筍

萵筍含鉀量較高，有利於促進排尿，減少對心臟的壓力，對高血壓和心臟病患者極為有益。萵筍糖含量較低，並含有豐富的維生素、礦物質，可增進食慾、刺激消化液分泌，有利體內毒素排出，這對保持身體健康、預防心血管疾病非常有益。

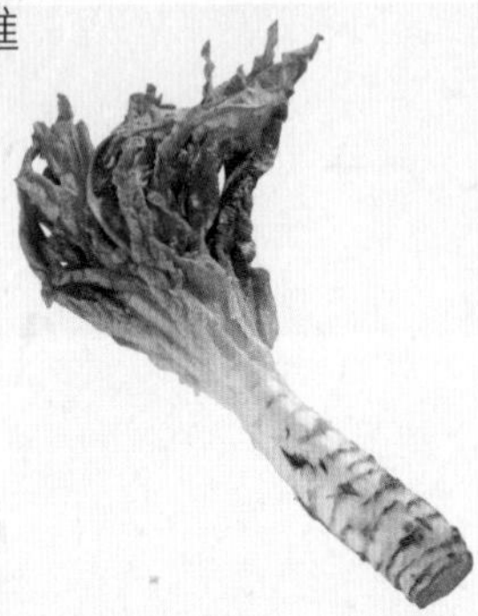

排毒方法你要懂

萵筍葉含有對身體有益的苦味素，有降壓、降脂的功效，因此，食用萵筍時，最好不要將萵筍葉棄掉。生萵筍保留了最多營養，而且吃起來甘甜可口，涼拌或做成沙律，排毒效果更好。

宜注意

油麥菜實際上是葉用萵筍，其營養與萵筍葉相同，含有的萵筍苦味素有降血壓、降血脂的作用，所以不愛吃萵筍的人，可以適當多吃些油麥菜，也能起到相同的效果。

搭配宜忌

宜 肉類

補充蛋白質
均衡營養

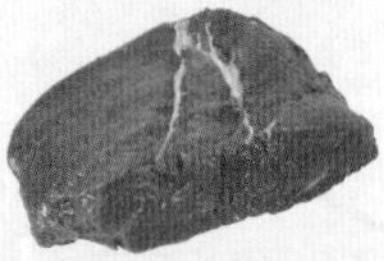

忌 芝士

容易引起腹瀉
消化不良

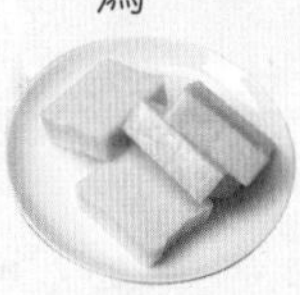

萵筍瘦肉粥　減低心臟壓力

材料：萵筍150克，米50克，瘦肉100克，醬油、鹽、麻油各適量。

做法：萵筍去皮、洗淨，切細絲；米洗淨。豬肉洗淨，切碎，放入碗內，加適量醬油、鹽醃十至十五分鐘。鍋中放入米，加適量清水，大火煮沸，加入萵筍絲、肉碎，改小火煮至米爛時，加鹽、麻油攪勻。

排毒功效：萵筍鉀含量高，可維持體內水鈉平衡，減少心臟壓力，對高血壓和心臟病患者有益。

排毒成分：鉀

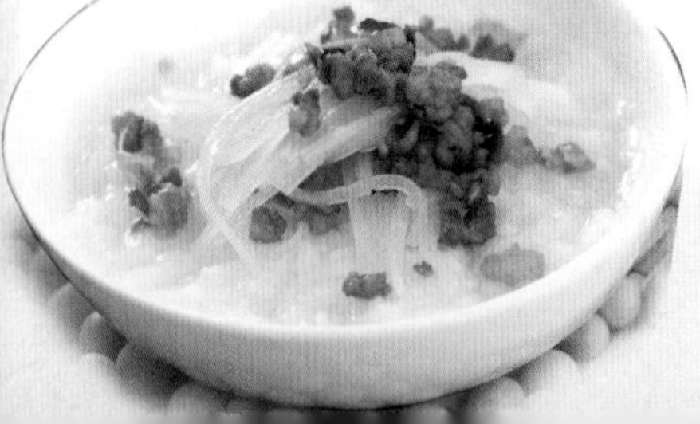

櫻桃

櫻桃富含類黃酮，可清理血管，減少心血管疾病的發生，而且櫻桃含有維生素P，能夠降低毛細血管通透性，有助於消腫利尿、降低血壓。常吃櫻桃還可補充身體對鐵元素的需求，促進血紅蛋白再生，排除血液的毒素，增強體質，使皮膚光滑潤澤，祛皺消斑。

排毒方法你要懂

櫻桃生吃、榨汁、煮粥均可，能為人體提供鉀，對高血壓有緩解作用。當皮膚出現潰瘍時，將櫻桃子磨碎加水煎煮，微溫後清洗患處，效果很好。

宜注意

櫻桃調中益氣、健脾和胃，對體質虛弱、脾胃不好的人來說，是很好的食物。但櫻桃含鉀量高，慢性腎病患者應少吃，否則出現高血鉀，對心臟十分不利。

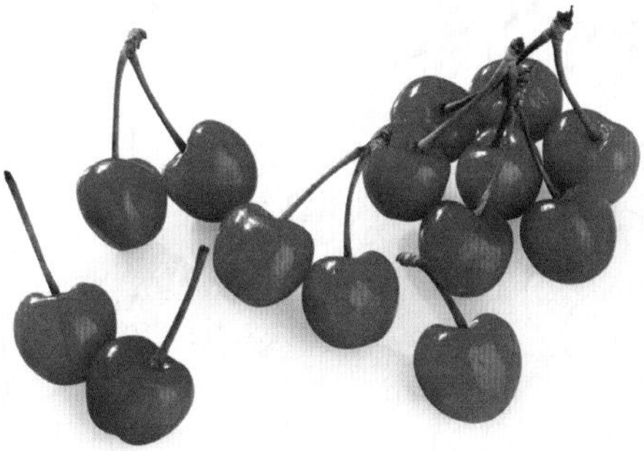

搭配宜忌

宜 檸檬

有助降低血壓
生津止渴

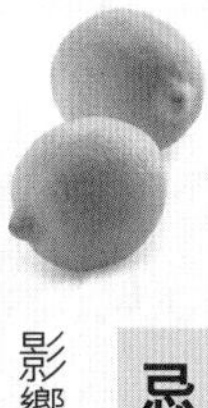

忌 蜂蜜

影響維生素C吸收
降低營養

櫻桃桂圓糖水　降壓美膚

材料：櫻桃100克，龍眼、冰糖、杞子、芫茜葉各適量。

做法：櫻桃洗淨；龍眼去殼；杞子洗淨。鍋內加適量清水，加入冰糖，放入櫻桃、杞子、龍眼肉煮二十分鐘。加入芫茜葉點綴即可。

排毒功效：這是女性愛吃的一道調養品，降壓減脂、滋陰養顏、美白肌膚。

排毒成分：維生素P

木耳

木耳有「天然阿司匹靈」之稱，能阻止血液中膽固醇在血管壁沉積和凝結，減少血液凝塊，預防血栓形成。這是由於木耳含有木耳多醣，可以疏通血管、清除血管中膽固醇。此外，木耳還有少量磷脂質，可健腦。木耳的鐵質含量很豐富，是豬膶的七倍，養血駐顏。缺鐵性貧血者可常吃木耳，可養顏、補血、降血壓。

排毒方法你要懂

木耳適合燉湯烹調，有助消化，營養流失較少，因此更適合「三高」人士食用。木耳的膳食纖維和植物膠原不易消化，以每次不超過一百克為宜，每週吃兩次。

宜注意

千萬不要食用鮮木耳，因為鮮木耳含有一種「卟啉」的特殊物質，這種物質有致日光性皮炎的效果。木耳泡發時，置於溫水並加蓋，可以短時間泡發好，而且木耳葉片較為延展，也利於沖洗。

搭配宜忌

宜｜芹菜

降低血液中膽固醇
清腸排毒

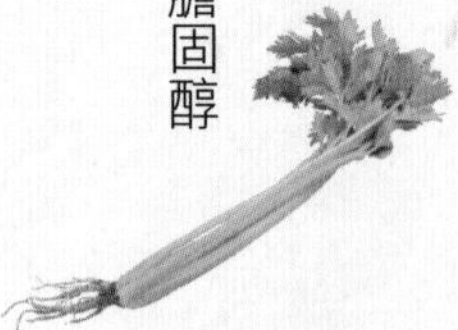

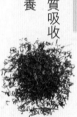

忌｜綠茶

影響鐵質吸收
降低營養

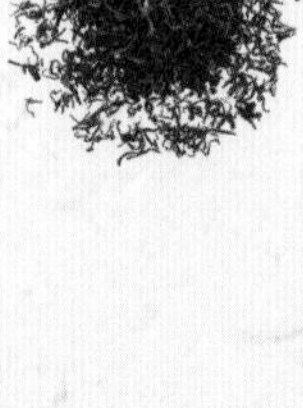

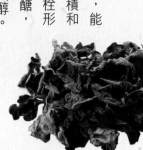

西芹拌木耳　降壓降脂

材料：木耳10克，西芹200克，杞子、蒜蓉、鹽、糖、麻油各適量。

做法：木耳用水泡發，洗淨，撕成小朵；西芹洗淨，切段。木耳和西芹段分別用水灼熟，瀝乾水分。將木耳、西芹段、杞子、糖、鹽、蒜蓉、麻油拌勻即可。

排毒功效：西芹拌木耳為身體補充植物膠原和膳食纖維，降血壓、降血脂。

排毒成分：植物膠原

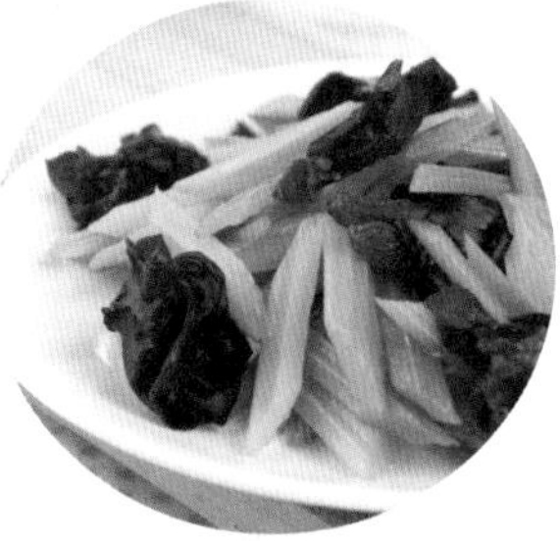

木耳香菇粥　養胃降壓

材料：米80克，木耳10克，香菇30克，鹽適量。

做法：米洗淨；木耳泡發，洗淨，切碎；香菇洗淨，切粒。米放入鍋，加適量水，大火煮開後改小火煮。粥開始黏稠時，放入木耳碎和香菇粒繼續煮，待食材全熟時加鹽調味即可。

排毒功效：木耳香菇粥有健脾益胃、提高食慾、降脂降壓、預防動脈硬化的作用。

排毒成分：木耳多醣

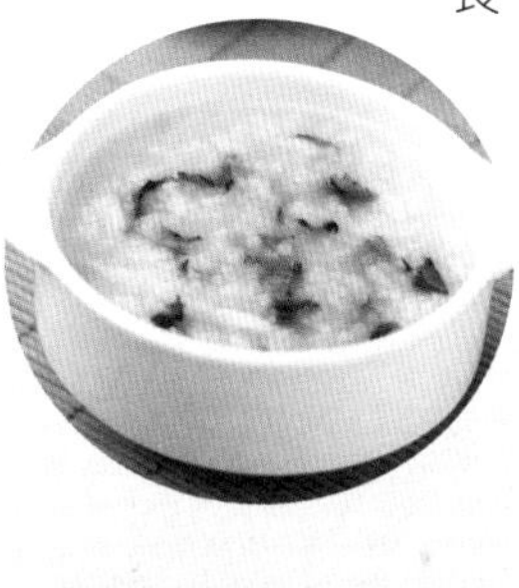

三絲木耳　降壓補血

材料：木耳10克，豬肉、紅椒各100克，葱花、鹽、醬油、粟粉各適量。

做法：木耳泡發，洗淨，切絲；紅椒洗淨，去蒂，切絲。豬肉洗淨，切絲，加入醬油、粟粉醃十五分鐘。油鍋燒熱，用葱花熗鍋，放入肉絲快炒，再放入木耳絲、紅椒絲炒熟，上碟前放鹽調味即可。

排毒功效：三絲木耳富含維生素、鐵、蛋白質等營養成分，可解毒降壓、補血養顏。

排毒成分：維生素

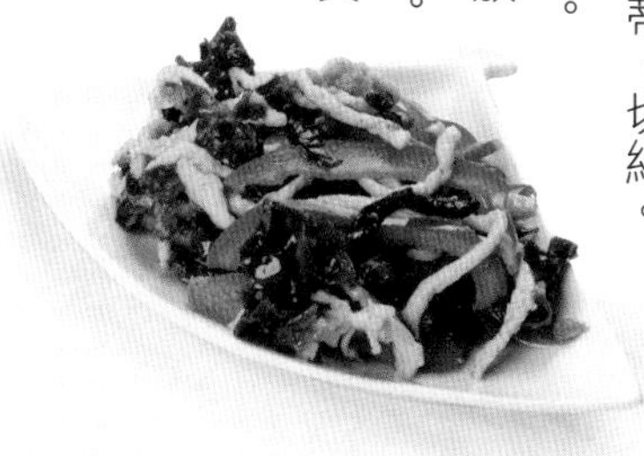

排毒信號2：高脂血症

高脂血症是指血液中多餘的脂質沉積在真皮內引起動脈硬化的現象，實際上就是血液以「血脂」形式存在的毒素過多。高脂血症對健康危害大，一旦形成則不可逆，需要在飲食上注意，多食用低脂肪、低熱量食物，如小麥、翠玉瓜、生菜等。

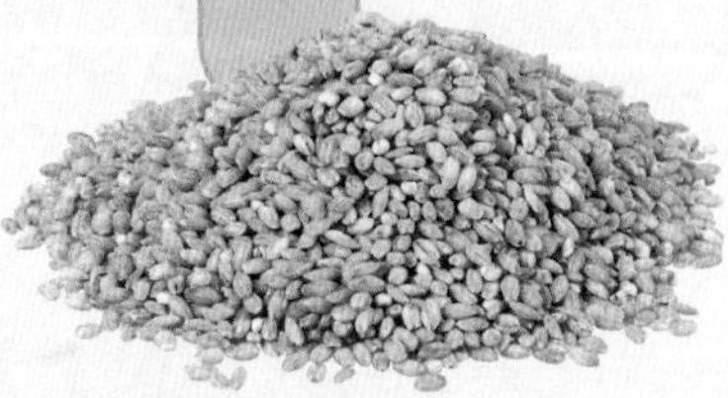

小麥

小麥入心經、脾經、腎經，而高脂血症、高血糖即是心、脾、肝等系統代謝性疾病，所以適當食用有助於降「三高」。小麥胚芽含有豐富的膳食纖維和維生素E，改善血液循環，降低血液中膽固醇含量，有效預防動脈硬化等心血管疾病。

排毒方法你要懂

小麥芽適合榨汁飲用，因為小麥芽含有豐富的水分、維生素和礦物質，能清腸、去脂，有利於減肥。小麥磨粉時留少許麥麩，保留更多的膳食纖維和維生素B雜，營養更均衡，也有助改善血液循環，降低膽固醇。

宜注意

小麥含有豐富的蛋白質和碳水化合物，進入體內會快速轉化為葡萄糖，提供能量，所以每天以不超過一百五十至二百克為宜，以免攝入太多。

搭配宜忌

宜｜米

提高營養吸收率
促進消化

忌｜小米

增加腸胃負擔
消化困難

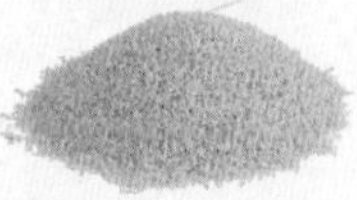

麥芽粥 養胃

材料：米50克，生麥芽、炒麥芽各60克，紅糖適量。

做法：米洗淨，用水浸泡三十分鐘。將生麥芽與炒麥芽放入鍋內，加水大火煎煮。米放入鍋與麥芽一起煮，煮至米全熟，加入紅糖即可。

排毒功效：麥芽粥養胃，讓身體吸收的蛋白質更加完善，並降低血液中的膽固醇。

烏雞

在《本草綱目》等古醫書中有烏雞「補肝腎、益氣血，主消渴」的記載，可見使用烏雞輔助治療「三高」症狀的做法早在明代已出現。烏雞含有大量鉀、磷等礦物質元素，有助保護血管、降低血壓；烏雞的煙酸具有降低膽固醇和三酸甘油酯的功效。

排毒方法你要懂

要注意烏雞脂肪儲存於雞皮下，因此「三高」人士在吃烏雞時，最好去除雞皮。烏雞宜與蓮藕、竹筍、山藥等富含膳食纖維的食材一同燉煮，能平衡烏雞的脂肪，促進膽固醇排出。

宜注意

高脂血症者雖需要補充蛋白質；但不宜天天吃烏雞。烏雞性溫，有溫補作用，天天食用會導致高脂血症者頭暈，宜一週食用一次。

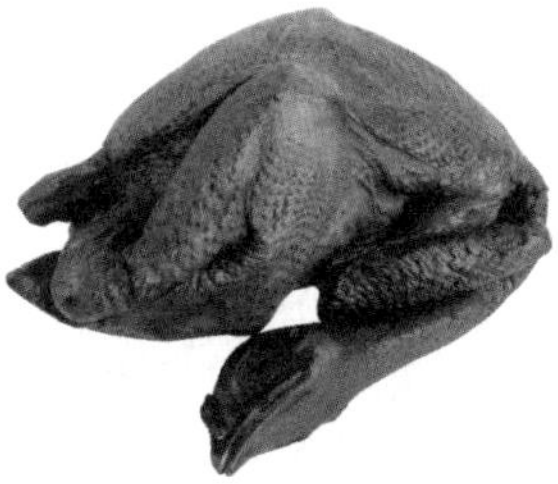

搭配宜忌

宜 糯米

降血脂調腸胃
暖胃健脾

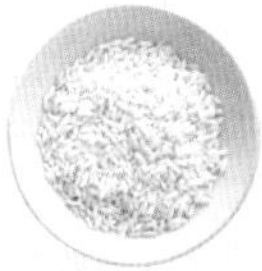

忌 山楂

降低血液中脂質
加快消化

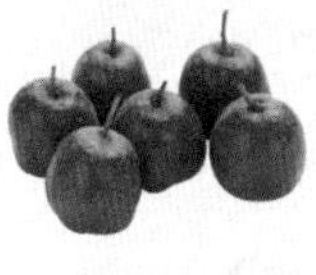

烏雞糯米粥　降血脂

材料：烏雞腿1隻，糯米50克，蔥白、鹽適量。

做法：烏雞腿洗淨，切塊，汆燙後洗淨，瀝乾；蔥白切細絲。烏雞腿塊加水熬湯，大火燒開後轉小火煮十五分鐘。倒入糯米，大火煮開後轉小火煮，待糯米煮熟後，加入鹽調味，最後放入蔥絲即可。

排毒功效：烏雞煮粥溫補效果好，能為高脂血症者補充優質蛋白質，又不會增加過量脂肪。

排毒成分：鉀

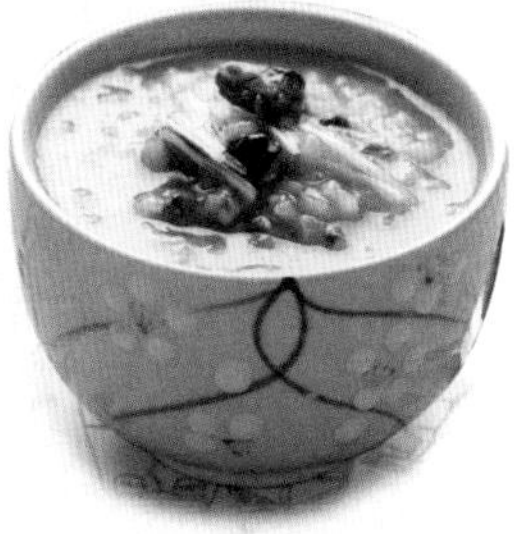

翠玉瓜

翠玉瓜是低脂、低熱量的瓜果，而且所含營養相對平衡，有利於身體吸收，所以不僅適合高脂血症者食用，高血壓、高血糖者也可放心食用。翠玉瓜營養結構較為平衡，可緩解脂肪、碳水化合物向糖的轉化，有助血糖控制，非常適合「三高」人士。

排毒方法你要懂

翠玉瓜可炒食或製成粥，均可降糖、降脂，但需注意的是，烹調時宜大火快炒，以免過度加熱造成營養流失。用餐時如有多種菜蔬選擇，可先選吃翠玉瓜，因為翠玉瓜溫和，含有豐富的水分，能滋潤腸道，有助消化。

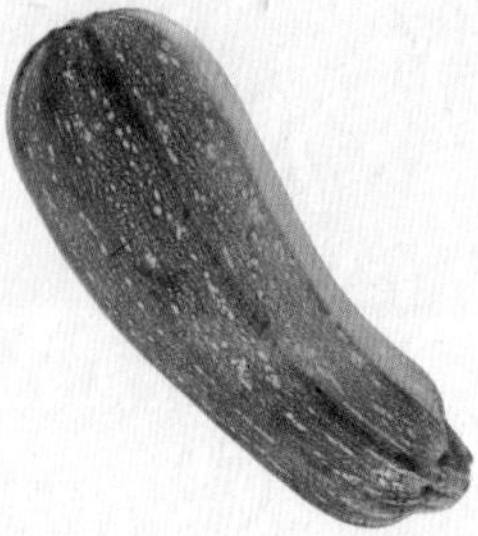

宜注意

不宜選太嫩的翠玉瓜，雖然嫩翠玉瓜口感較好，但其中水分含量過多，鈣、磷、鉀等成分相對較少，所以宜選擇稍大的食用。

搭配宜忌

宜｜香菇

抑制脂肪過量增長
清脂降糖

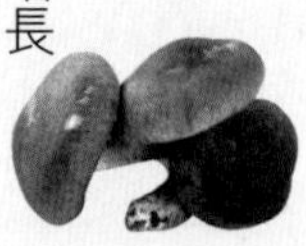

忌｜蘆筍

加重脾胃虛寒
影響消化

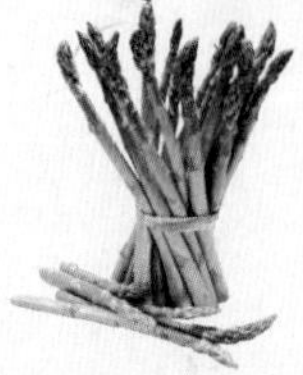

翠玉瓜糊塌子　降血脂

材料：麵粉、粟米麵粉、翠玉瓜各100克，鹽、葱花各適量。

做法：翠玉瓜洗淨，切絲。麵粉放入大碗內，加入粟米麵粉、翠玉瓜絲、葱花、鹽、適量溫水，拌成麵糊。油鍋燒熱，將麵糊倒入鍋中，攤平，用小火慢煎至餅熟，切塊即可。

排毒功效：翠玉瓜熱量低，維生素C含量高，與粟米麵粉搭配更適合高脂血症患者食用。

排毒成分：維生素C

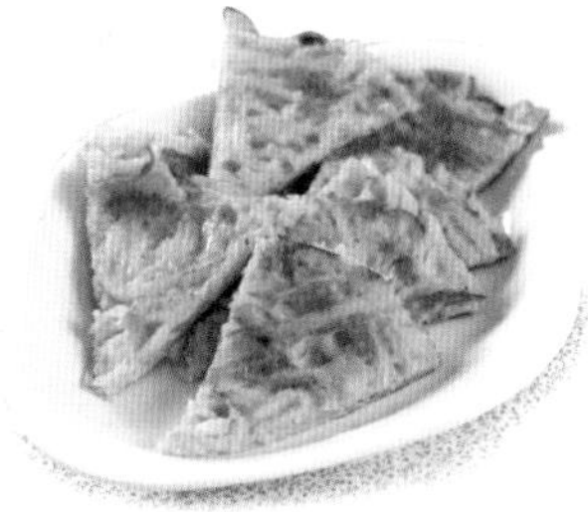

糖醋翠玉瓜絲　促進代謝

材料：翠玉瓜200克，醋、鹽、糖、葱花各適量。

做法：翠玉瓜洗淨，切絲。油鍋燒熱，煸炒葱花，放入翠玉瓜絲翻炒，放入醋、糖和鹽炒至熟即可。

排毒功效：翠玉瓜有清熱利尿、消腫散結的功能，可促進人體代謝，淨化血液。

排毒成分：鉀

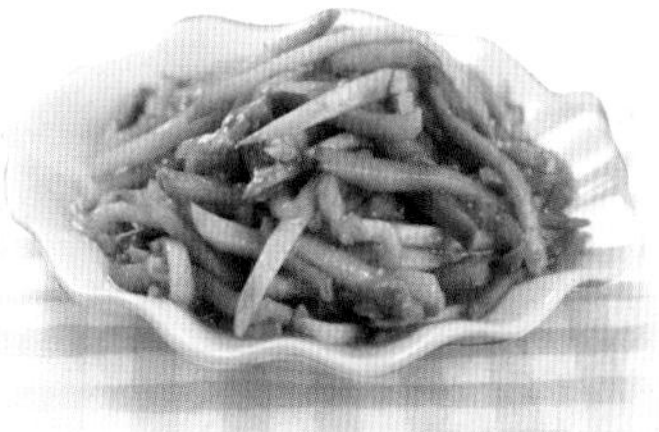

蝦仁翠玉瓜　降低血脂

材料：翠玉瓜250克，蝦仁20克，蒜蓉、鹽、糖、粟粉水各適量。

做法：蝦仁洗淨；翠玉瓜洗淨，切片。油鍋燒熱，加蒜蓉炒幾下，加入翠玉瓜片續炒。翠玉瓜片快熟時加入蝦仁，加鹽、糖調味，最後用粟粉水勾薄芡即可。

排毒功效：翠玉瓜與蝦仁搭配，可補充蛋白質和礦物質，有助補益身體，降低血脂。

排毒成分：礦物質

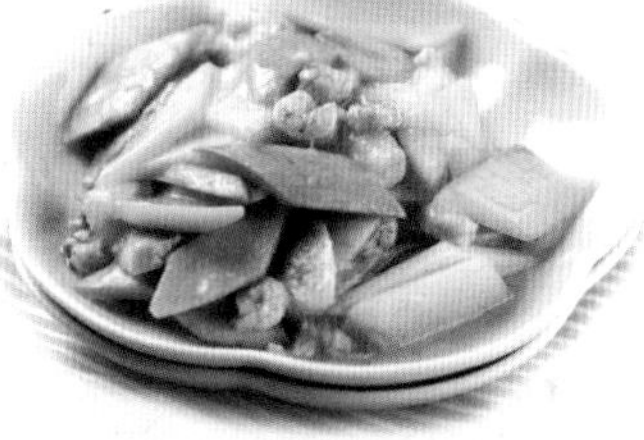

生菜

中醫認為，生菜苦中帶甘，有清肝利膽、養胃的功效，有助於肝膽排毒。生菜的萵苣素有降低膽固醇等功效，對心毒引起的失眠、心悸、神經衰弱等症狀有一定療效。生菜還含有甘露醇等有效成分，可促進血液循環、利尿，幫助人體排出多餘的體液。

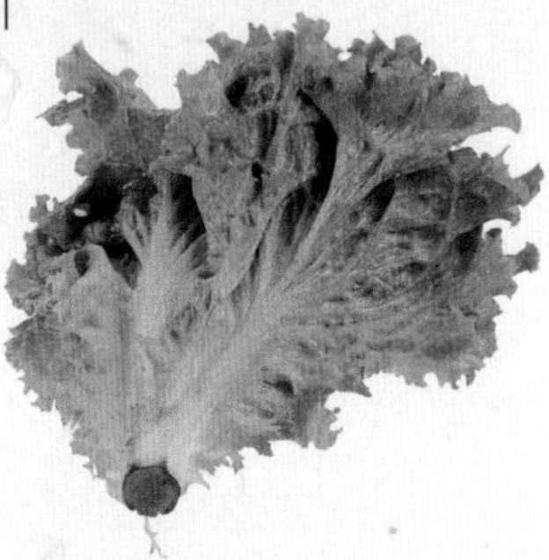

生菜含有甘露醇，可利尿消腫、加快血液循環。想減肥的人士，可吃生菜降低血脂，並控制體重。

排毒方法你要懂

生食生菜可保留更多生菜的營養，對「三高」人士是最好的吃法。生菜的熱量極低，有「減肥生菜」的美譽。生菜最好大口大口地吃，盡量少破壞其膳食纖維，有利於減肥排毒，對腸道清潔很有好處。

宜注意

生菜葉片的褶皺不易洗淨，宜多洗一段時間，最好用淡鹽水浸泡十五分鐘。烹調生菜時宜少放鹽，也要少用醬油等高鈉調味料，以免影響體內鉀鈉平衡，對血管造成壓力。

搭配宜忌

宜—牛奶
促進血液循環
補鈣美顏

忌—蜂蜜
容易腹瀉
損害腸胃

蠔油生菜　清理血液的毒素

材料：生菜300克，蠔油、高湯、鹽、糖、料酒、蒜蓉各適量。

做法：生菜剝片，用淡鹽水浸泡一會，洗淨。油鍋燒熱，放入生菜翻炒，上碟。鍋內留底油，放入蒜蓉炒香，加料酒、蠔油、高湯、鹽、糖做成醬汁，澆在生菜即可。

排毒功效：生菜的熱量極低，能幫助清理血液中的毒素和脂質，減肥又降血脂。

排毒成分：萵苣素

蝦仁生菜粥　益腎、降血脂

材料：生菜40克，蝦仁40克，米100克，鹽適量。

做法：米洗淨，放入水中浸泡半小時；生菜洗淨撕片；蝦仁處理乾淨。鍋置火上，放入米，加適量水煮至五成熟。放入蝦仁煮至米粒開花，放入生菜稍煮後加鹽調味即可。

排毒功效：生菜富含維生素C，搭配蝦仁的DHA及蛋白質，既平衡營養，又可清熱安神、養胃益腎。

排毒成分：維生素C

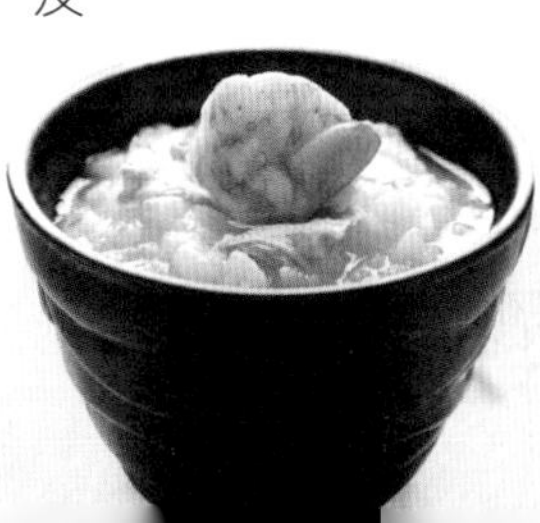

五色沙律　瘦身、降血脂

材料：生菜50克，車厘茄2個，洋葱、紫椰菜、黃甜椒各30克，沙律醬適量。

做法：紫椰菜、黃甜椒洗淨，切絲；洋葱洗淨，切圈。車厘茄洗淨，對半切開；生菜洗淨，用手撕開。紫椰菜絲、黃椒絲、洋葱圈灼一下，撈出瀝乾。所有食材加適量沙律醬拌勻即可。

排毒功效：多種蔬果搭配，可補充多種維生素，既有助降低血脂，又能瘦身美顏。

排毒成分：維生素

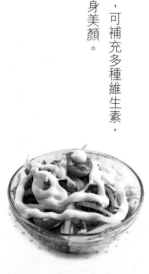

鴨肉

高脂血症者要保證每天攝入足夠的蛋白質，才能維持健康，所以高脂血症者需要吃肉。鴨肉富含不飽和脂肪酸和低碳脂肪酸，有助降低膽固醇，保護心腦血管。另外，鴨肉含有豐富的煙酸，對心臟有保護作用。

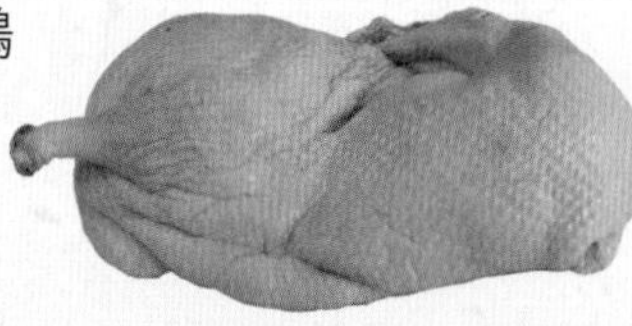

排毒方法你要懂

鴨肉的脂肪大都儲存在鴨皮，「三高」人士食鴨肉時最好去掉鴨皮，盡量吃鴨胸肉。與蔬菜搭配炒食，有助降低脂肪的過多攝入，平衡血脂指數。

宜注意

鴨肉可炒食、燉煮、煲湯。煲湯時，脂肪大多溶於湯，不利於「三高」人士控制血壓、血脂、血糖指數，宜少食。鴨胗、鴨肝、鴨腸等含有豐富的脂肪，其中鴨肝的膽固醇含量非常高，「三高」人士不適合食用。

搭配宜忌

宜 薏米

利水除濕
降低血脂

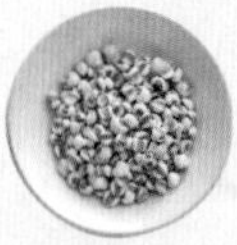

忌 雞蛋

不適合高脂血症者食用
增加油脂

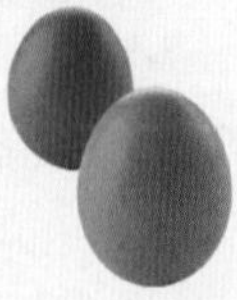

薏米老鴨湯 保護心腦血管

材料：老鴨半隻，薏米20克，薑片、葱段、鹽各適量。

做法：老鴨洗淨，切塊，在沸水汆燙後撈出；薏米洗淨。鍋中加入適量水，放入鴨塊、薏米、薑片、葱段，大火燒開後改小火燉煮。待鴨肉熟時加鹽調味即可。

排毒功效：薏米老鴨湯滋陰生津、利水消腫，其富含的脂肪酸有保護心腦血管的作用。

排毒成分：不飽和脂肪酸

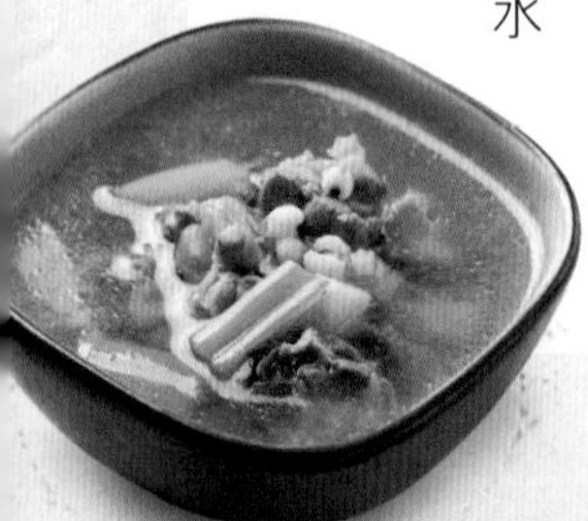

茼蒿

茼蒿富含多種氨基酸及多量鎂、鉀等礦物質，能調節體內水液平衡，有通利小便、消除水腫、穩定情緒、降低血脂和血壓的作用。茼蒿含有特殊香味的揮發性物質，有寬中理氣、消食開胃的功效，很適合積食、食慾缺乏人士。

排毒方法你要懂

茼蒿不宜長時間烹調，宜大火快炒或簡單灼水後食用，能保留較多營養成分不被破壞。茼蒿加水煎煮，微溫後清洗濕疹、皮膚瘙癢的患病部分，效果顯著。

宜注意

茼蒿老少皆宜，尤其適合高脂血症、高血壓患者和冠心病患者，其揮發性物質對頭暈眼花、心慌失眠有食療作用；茼蒿性寒，脾胃虛弱、便溏、腹瀉者不宜食用。

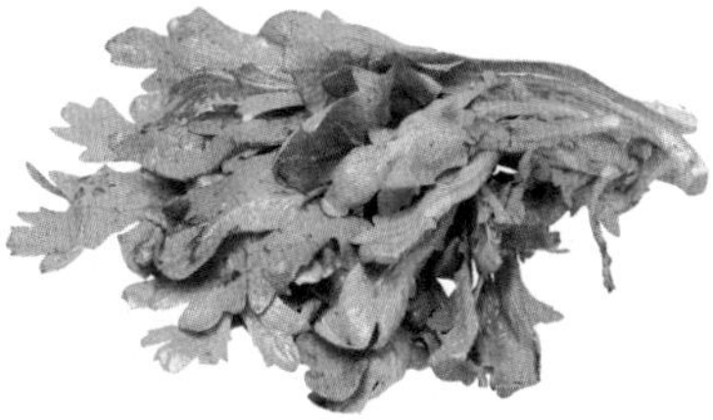

搭配宜忌

宜｜木耳

提高排毒能力
營養搭配

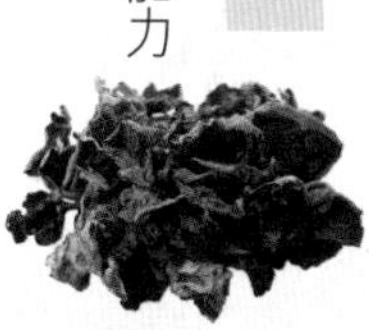

忌｜柿子

損害脾胃健康
增加寒性

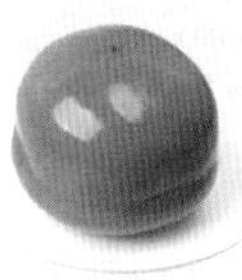

茼蒿木耳炒肉絲　排毒、降血脂

材料：茼蒿200克，木耳30克，瘦肉100克，薑片、葱段、鹽、黃甜椒絲各適量。

做法：茼蒿洗淨，切段；木耳泡發、洗淨，撕成小朵；瘦肉切絲。油鍋燒熱，加薑片和葱段熗鍋，放入肉絲翻炒，倒入木耳炒熟。加入茼蒿炒熟，加鹽調味，以黃椒絲裝飾即可。

排毒功效：茼蒿熱量低，富含膳食纖維，幫助血液排毒，木耳的膠質也有排毒功效。

排毒成分：膳食纖維

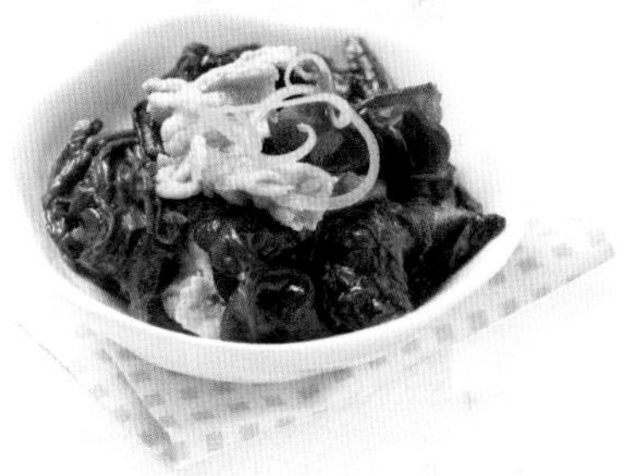

金菇

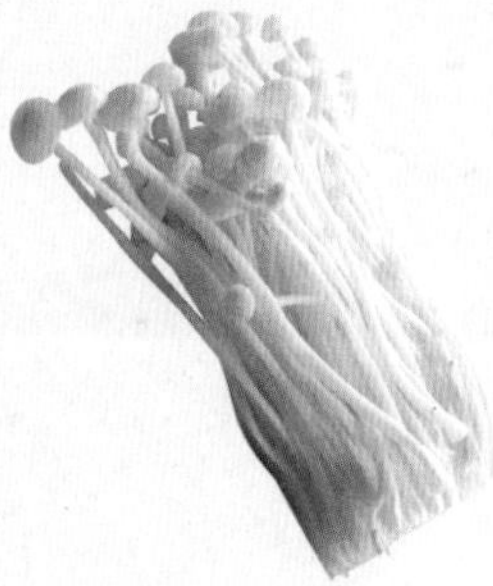

金菇含大量的膳食纖維，可以吸附膽酸，降低膽固醇，促進胃腸蠕動，常吃對患有高脂血症的人有一定好處。金菇還含有一種叫朴菇素的物質，能降低膽固醇，預防肝臟疾病和胃腸道潰瘍。金菇容易處理，非常適合忙碌的年輕人食用。

研究表明，金菇除降血脂外，還有抵抗疲勞、加快消除疲勞的作用。經常感到疲憊的人士可常吃金菇。

排毒方法你要懂

金菇富含鋅，與發酵後的米麵一起食用，有助補鋅。金菇不宜生食，但是可以放入沸水灼熟後，擠掉水分加入少許調味料，能保留最多營養。

宜注意

灼燙金菇的時間不宜超過一分鐘；炒或做湯時宜在食材快熟時，放入金菇。金針菇宜現買現做，如果需要保存，最好將根部剪掉，在淡鹽水浸泡十分鐘，瀝乾後在冰箱冷藏保存，可保存七天左右。

搭配宜忌

宜｜雞肉

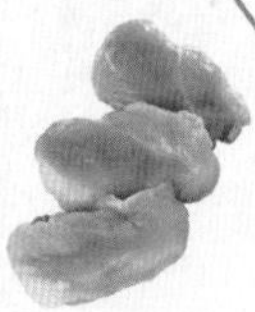

滿足高脂血症者的蛋白質需求
營養均衡

忌｜鮮奶

影響身體健康
消化不良

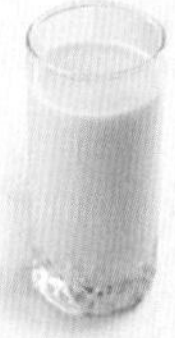

拌金菇　降血脂、強身體

材料：金菇150克，魷魚、雞肉各80克，高湯、葱花、薑片、麻油、鹽各適量。

做法：雞肉洗淨，切絲，放入沸水煮熟；金菇去根，洗淨，煮熟。魷魚切絲，與薑片一起灼熟。金菇、魷魚絲、雞絲加入高湯、麻油和鹽拌勻，最後撒上葱花即可。

排毒功效：金菇有低熱量、高蛋白、低脂肪、多維生素的特點，很適合高脂血症患者補充營養食用。

排毒成分：氨基酸

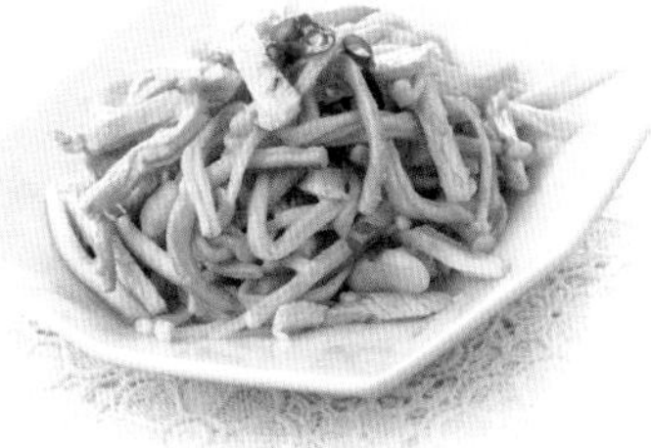

絲瓜炒金菇　排出血液毒素

材料：絲瓜200克，金菇100克，鹽、粟粉水各適量。

做法：絲瓜去皮，洗淨，切條，用鹽略醃；金菇洗淨，切段，略灼，瀝乾。油鍋燒熱，放絲瓜條翻炒，加入金菇同炒，加鹽調味，最後用粟粉水勾芡即可。

排毒功效：金菇富含膳食纖維，有助腸胃和血液排毒，與絲瓜同食，排毒效果更強。

排毒成分：膳食纖維

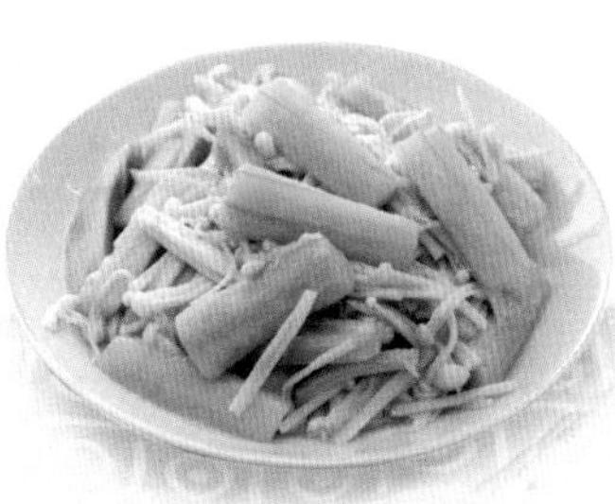

金菇煙肉卷　降低血液膽固醇

材料：煙肉400克，金菇、鹽、黑胡椒粉各適量。

做法：金菇洗淨，切除根部，切段，在開水加鹽灼熟。用煙肉將金菇捲起，用竹籤穿入煙肉卷固定。油鍋燒熱，煙肉卷放入鍋，煎至煙肉轉色，全熟時撒上黑胡椒粉即可。

排毒功效：金菇的樸菇素可降低血液中的膽固醇、預防肝臟疾病，適合老年人食用。

排毒成分：朴菇素

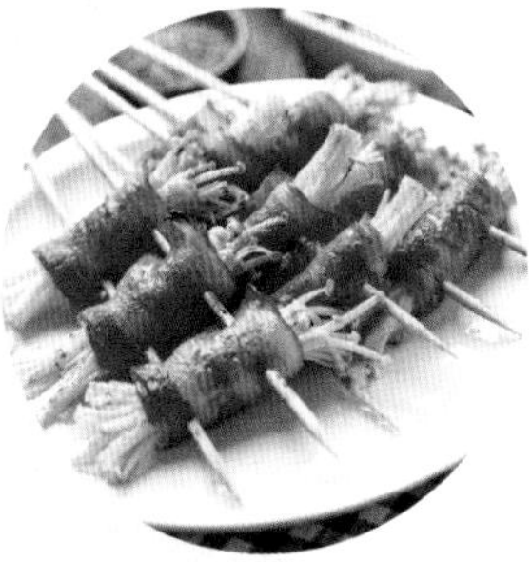

排毒信號3：糖尿病

糖尿病是一組以高血糖為特徵的代謝性疾病，導致高血糖的原因有胰島素分泌缺陷或其生物作用受損，或兩者兼有。糖尿病患者的飲食要嚴格遵照醫囑，因為食物進入體內後會直接影響血糖水平。要少吃香蕉、紅棗、葡萄、西瓜等高糖食物。

豆角

豆角是糖尿病患者的理想食物，它含有豐富的煙酸，是糖尿病患者很需要的維生素，是天然的血糖調節劑。豆角含有磷脂，可促進胰島素分泌、加強糖代謝，所含的磷、鉀等礦物質，有助於清除體內「垃圾」，因此適合肥胖、高血糖者常食。豆角所含的維生素B雜能維持正常的消化腺分泌，增進食慾。食慾缺乏的人士可食用豆角改善食慾。

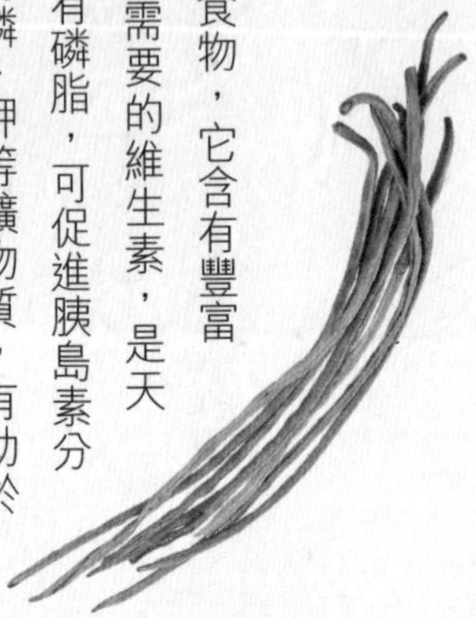

排毒方法你要懂

對高血糖人士來說，灼熟後涼拌、炒食豆角對身體有益；但一次不要吃太多。夏季秋初是豆角的成熟季節，此時可每次吃一小碗豇豆，有助清脂、降糖。

宜注意

生豆角含有毒物質，進入體內會對胃腸道有強烈的刺激作用，一定要充分加熱煮熟後食用。所有食物進入人體後，會首先轉化為葡萄糖，所以任何食物都不宜吃太多，以免影響血糖水平，豆角每次可以吃一百五十克。

搭配宜忌

宜 蒜頭

促進血液循環
降糖降脂

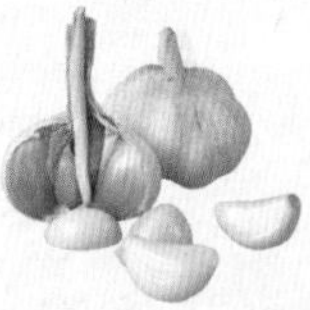

忌 茶

容易出現便秘
影響消化

肉末豆角　促進胰島素分泌

材料：豬肉碎100克，豆角300克，薑蓉、蒜蓉、料酒、醬油、糖、鹽各適量。

做法：豬肉碎加料酒、醬油、糖、鹽攪勻；豆角洗淨，切段，灼水後撈出。油鍋燒熱，倒入豬肉碎翻炒，再加豆角段、薑蓉、蒜蓉同炒，炒熟後加鹽調味即可。

排毒功效：豆角含有豐富的磷脂，可有效促進胰島素分泌，與肉末同食可補充蛋白質。

排毒成分：磷脂

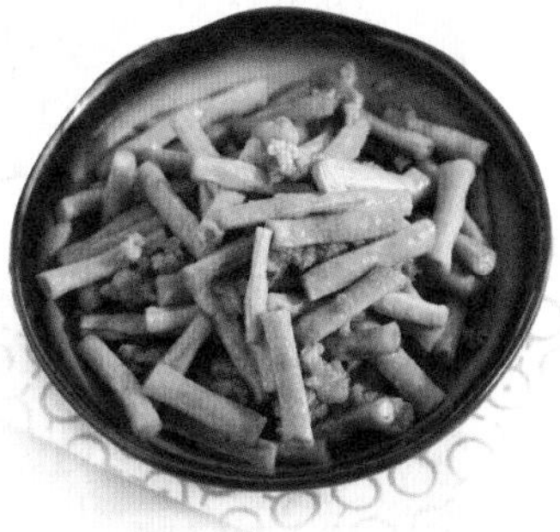

豆角燒茄子　加強糖代謝

材料：豆角200克，茄子100克，鹽、蠔油、蒜蓉、薑蓉各適量。

做法：豆角洗淨，切段；茄子洗淨，切條。油鍋燒熱，加蒜蓉、薑蓉煸炒幾下，加豆角段、茄子條、蠔油續炒。食材快熟時加鹽調味，炒熟即可。

排毒功效：豆角燒茄子含糖量少，且富含礦物質，可降低膽固醇，加強糖代謝。

排毒成分：礦物質

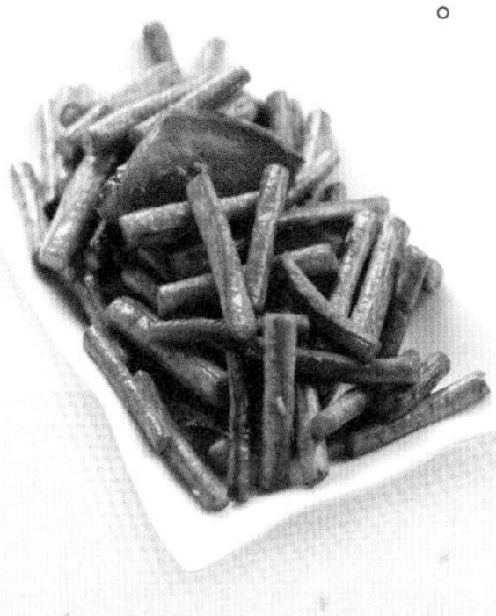

豆角飯　控制血糖

材料：米100克，豆角200克，鹽適量。

做法：豆角、米洗淨。豆角切粒，放在油鍋裏略炒。豆角粒、米放在電飯鍋，再加入比平常煮飯時少一點水，煮熟即可，可根據自己口味適當加鹽調味。

排毒功效：豆角飯健脾開胃，豆角特有的煙酸是天然的血糖調節劑，可防止餐後血糖升高。

排毒成分：煙酸

莜麥（裸燕麥）

莜麥是燕麥的一種，其營養成分和結構非常適合「三高」人士。研究發現，常食裸燕麥，膽固醇、β-脂蛋白、三酸甘油酯及體重都明顯降低，對於因肝腎病變、糖尿病等引起的繼發性高脂血症也有同樣療效。此外，莜麥本身含糖量較低，是降糖、降壓的食物。

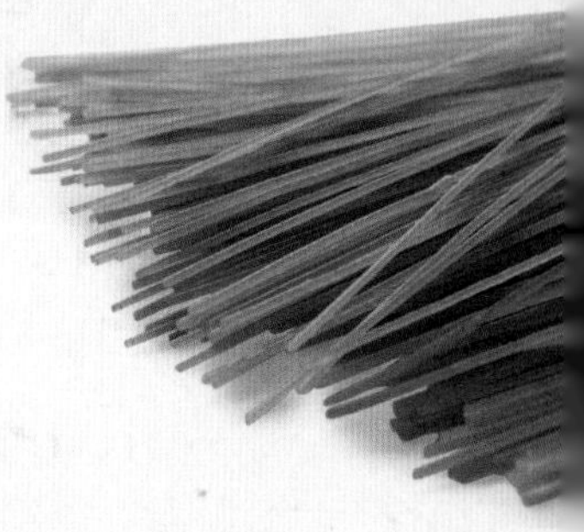

排毒方法你要懂

莜麥的膳食纖維含量過高，筋性稍差，與麵粉搭配後，蛋白質結合較好，口感更好。裸燕麥性寒，可將其炒熟後磨成麵粉，用開水燙熟後和成麵糰，做成多種麵點食用，可以抵銷莜麥的寒性，降低對脾胃的傷害，更利於「三高」人士。

宜注意

莜麥本身性寒，不宜多食，否則易造成胃痙攣或腹脹。此外，一次進食過多，也容易導致轉化的葡萄糖過多，影響血糖水平。

搭配宜忌

宜 四季豆

補營養、降血糖
降糖降壓

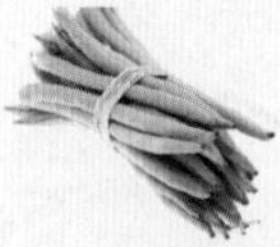

忌 燕麥

膳食纖維過多
搭配失衡

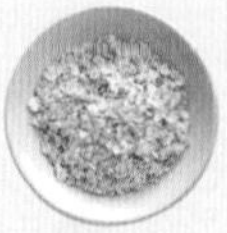

豆角炆莜麵 維持血糖血脂平衡

材料：濕莜麥麵條250克，四季豆100克，醬油、蒜蓉、蔥花、鹽各適量。

做法：四季豆洗淨，切條。油鍋燒熱，加四季豆煸炒片刻，加水剛蓋過四季豆，煮開後，濕莜麥麵條散開鋪在四季豆上，加蓋炆十分鐘。加醬油、蒜蓉、蔥花、鹽，續炆至全熟，拌至湯汁均勻裹在麵條上即可。

排毒功效：莜麵是低糖食物，富含膳食纖維和礦物質，常吃可維持血脂、血糖的平衡。

排毒成分：礦物質

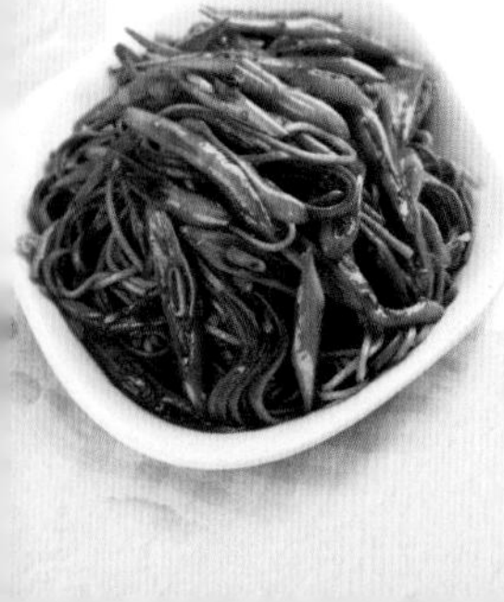

茭白

中醫指出，茭白屬甘寒性食物，性滑而利，因此具有利尿的功效，在日常生活中可以輔助治療小便不利、四肢浮腫等症狀。因此患有糖尿病或腎功能不全患者，如有全身浮腫的情況出現，可通過食用茭白達到消腫的功效。

排毒方法你要懂

茭白含有大量草酸，會影響鈣質吸收，食用前應用沸水灼燙幾分鐘，可去除大部分草酸。茭白具有很好的解酒毒的作用，飲酒前或飲酒後可以適量吃點茭白。

宜注意

茭白熱量低、水分高，其含有的豆醇能清除活性氧，阻止黑色素生成，並軟化皮膚表面的角質層，是很多女性鍾愛的排毒養顏食物；但要注意脾胃虛弱者、腹瀉者不宜食用茭白，有結石疾病史人士也不宜用茭白排毒。

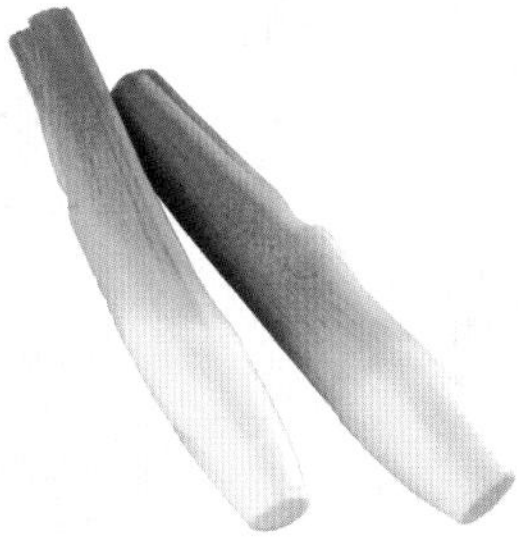

搭配宜忌

宜｜豬肉
營養更均衡
補益身體

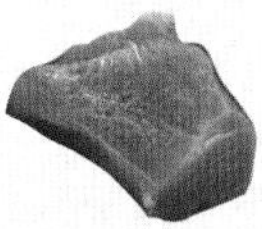

忌｜豆腐
影響鈣質吸收
降低營養

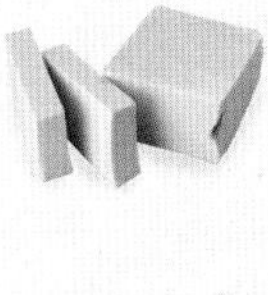

茭白炒肉絲　緩解糖尿病者浮腫症狀

材料：茭白2個，豬肉50克，葱花、鹽各適量。

做法：茭白洗淨、去皮，除去老根，切片；豬肉洗淨、切絲。油鍋燒熱，放入肉絲炒至變色，再放入茭白片炒熟。上碟前加鹽調味，撒上葱花即可。

排毒功效：茭白利尿消腫，對糖尿病者的浮腫有緩解作用，與豬肉搭配可補充多種營養素。

排毒成分：鉀

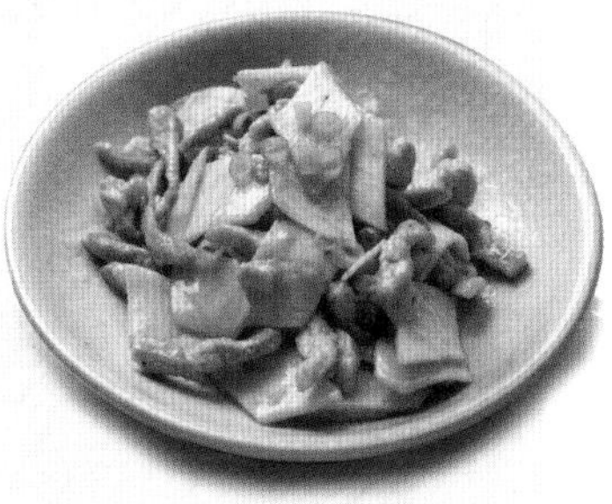

苦瓜

苦瓜是高血糖患者、II型糖尿病患者很好的保健蔬菜，這是由於苦瓜中含有的苦瓜苷、苦味素可刺激胰腺細胞分泌胰島素。苦瓜還含有豐富的維生素C和礦物質鉀，有效降低血壓，其萃取物能促進體內的脂肪平衡，適宜「三高」人士食用。苦瓜素被譽為「脂肪殺手」，減少人體對脂肪和糖分的攝入。夏季減肥者多吃點苦瓜，瘦身美白、降血糖。

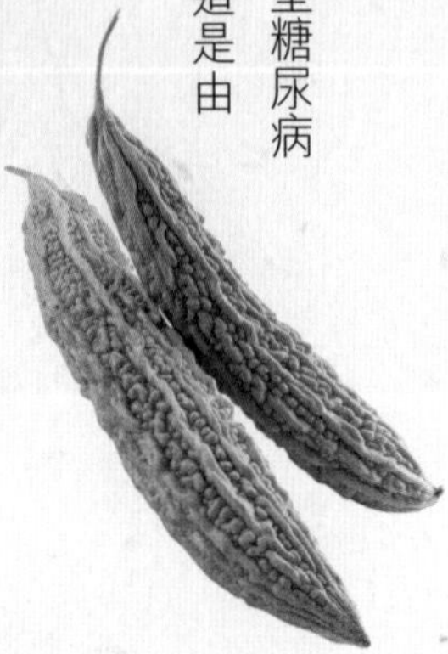

排毒方法你要懂

苦瓜宜榨汁或涼拌食用，能保留最多營養。苦瓜可以與奇異果或番茄榨汁，但不要加過甜的水果，因為過多糖分會降低苦瓜有利成分的穩定性。苦瓜性寒涼，不宜多食，每次吃一個苦瓜，一週吃兩、三次即可。苦瓜的膳食纖維可促進腸道蠕動和分解腸道內脂肪。

宜注意

苦瓜苦寒，性收斂，有促進子宮收縮的作用，來經期間的女性應少吃苦瓜，以免導致痛經，影響月經順暢。此外，也不宜空腹吃苦瓜，易引起胃腸不適。

搭配宜忌

宜｜紅蘿蔔

適合「三高」人士食用

降糖降脂

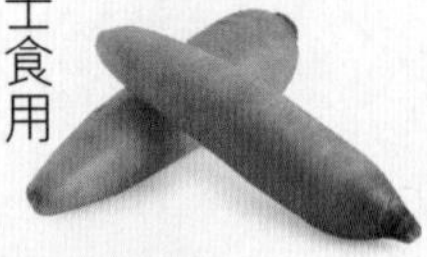

忌｜鮮蠔

易導致腸胃不適

加劇寒性

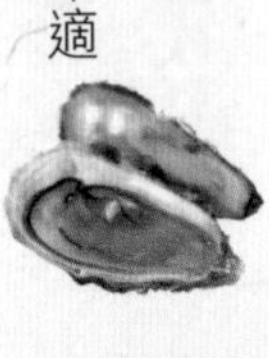

香菇苦瓜絲　促進胰島素分泌

材料：苦瓜150克，乾香菇2朵，糖、麻油、鹽、薑各適量。

做法：苦瓜洗淨，去內膜，斜切成條；薑洗淨，切成細絲。乾香菇泡發好，洗淨，切絲。油鍋燒熱，爆香薑絲，放入苦瓜條、香菇絲、鹽炒幾下，加入糖繽炒片刻，淋上麻油即可。

排毒功效：苦瓜的苦瓜苷可促進胰島素分泌，與香菇同食能提高食慾，降低膽固醇。

排毒成分：苦瓜苷

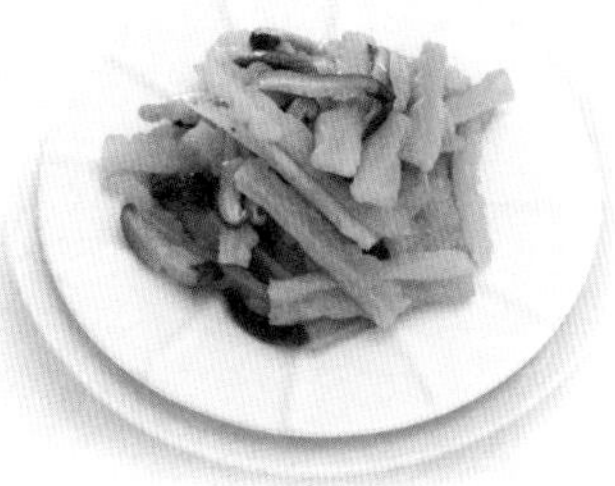

苦瓜炆雞翼　緩解糖尿病症狀

材料：苦瓜150克，雞翼5隻，鹽、薑蓉、麻油、辣椒絲各適量。

做法：苦瓜洗淨，去瓤，切塊；雞翼洗淨。鍋中加適量水，煮開後加入雞翼炆煮至八成熟。加入苦瓜塊、薑蓉、辣椒絲煮熟，起鍋前加鹽調味，最後淋上麻油即可。

排毒功效：苦瓜炆雞翼可溫中益氣、調養五臟、健脾補肝，幫助緩解糖尿病症狀。

排毒成分：苦味素

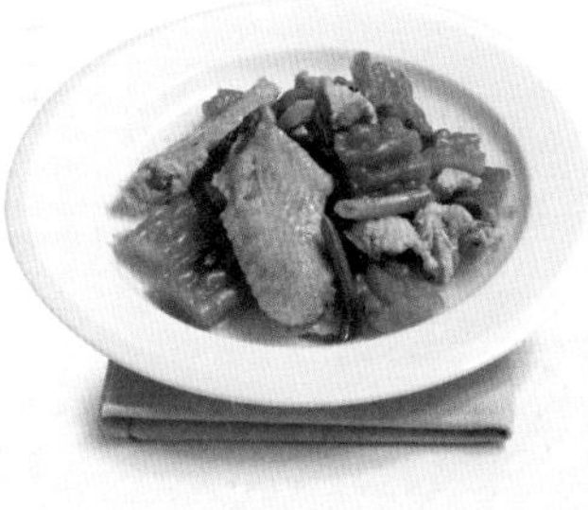

菠蘿苦瓜汁　降血糖、降血脂

材料：菠蘿半個，苦瓜150克，鹽適量。

做法：菠蘿洗淨，去皮，切塊，用鹽水浸泡片刻。苦瓜洗淨，去瓤，切小塊。將食材放入榨汁機榨成汁即可。

排毒功效：菠蘿苦瓜汁清熱解毒、益氣補脾、降血脂、降血糖，非常適合夏季飲用。

排毒成分：苦瓜苷

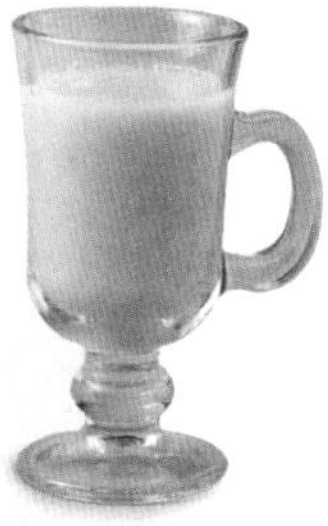

豆芽

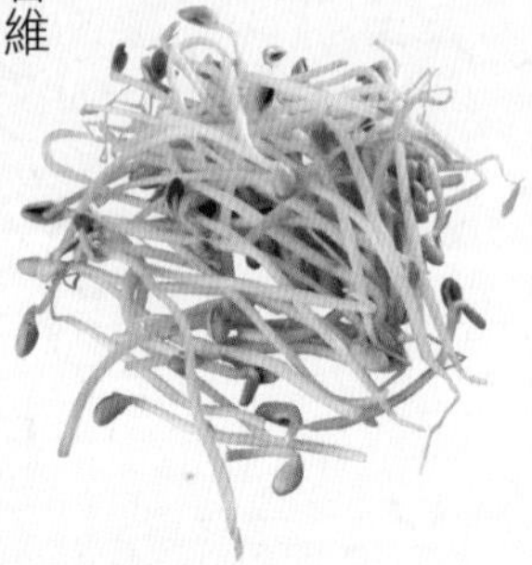

豆芽是胰島素「刺激劑」，其所含維生素B_1和煙酸，有刺激胰島素分泌的功效，有助緩解高血糖症狀。豆芽含有豐富膳食纖維，可適度緩解消化系統對糖分的吸收和轉化，延緩餐後血糖上升。

排毒方法你要懂

通過熱水灼燙、大火快炒等方式能最大限度地保留豆芽的營養，更利於高血糖人士食用。一般說來，豆芽愈長，營養流失愈多。購買時，挑選長約五厘米長的為佳。

宜注意

灼燙豆芽的時間不宜過長，因為高溫是維生素的天敵，高溫加熱豆芽令當中的維生素快速流失。因此灼燙或烹製豆芽時，最好灼一會就上碟，或用大火快炒，以減少維生素流失。

搭配宜忌

宜 肉類
補充多種氨基酸
營養均衡

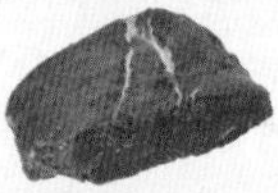

忌 豬膶
不利消化吸收
油脂過多

冬筍拌豆芽 降糖降脂

材料：冬筍150克，大豆芽100克，火腿25克，糖、麻油、鹽各適量。

做法：大豆芽洗淨，放入沸水灼燙，待涼。火腿切成三厘米長條，備用。冬筍切成細條，灼熟後過涼，瀝乾。冬筍條、大豆芽、火腿條放入碟內，加糖、麻油、鹽拌勻即可。

排毒功效：冬筍和豆芽屬低脂肪、低糖食物，很適合「三高」人士食用。

排毒成分：煙酸

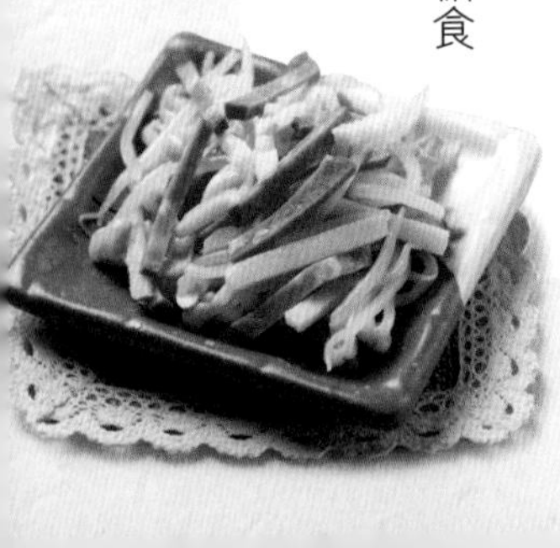

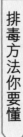

排毒信號4：痛風

痛風一旦發作，往往讓人難以招架，這疼痛是敲響的警鐘，警告痛風人士改變飲食及作息習慣。痛風患者的一日三餐尤為重要，要遵從「少進多出」的原則，少食嘌呤含量高的食物，多吃鹼性食物，多喝水，以鹼化尿液，多排出尿酸鹽。

通菜

通菜清熱涼血、利尿除濕，呈鹼性，有助尿酸排出。通菜含有大量鉀元素，可降低腸道內酸度，有助腸內多餘水分排出，可降血壓。此外，通菜含有胰島素成分，糖尿病患者、併發糖尿病的痛風人士可食用。

排毒方法你要懂

炒通菜時加點蒜，能降血脂及預防冠心病和動脈硬化，防止血栓形成，對防治痛風併發糖尿病、血管疾病有幫助。

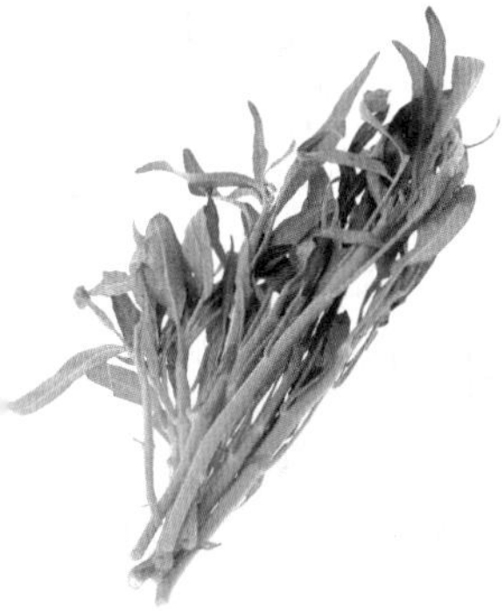

宜注意

通菜屬寒涼性蔬菜，有一定降脂、降壓作用，血壓偏低者不宜多食，否則有可能導致頭暈。通菜一次進食過多，易引起胃腸不適，所以一次進食不宜超過二百克。

搭配宜忌

宜｜雞蛋

有助尿酸代謝
促進代謝

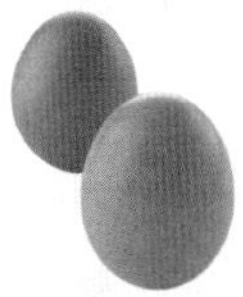

忌｜杞子

易導致腹脹、腹瀉
消化不良

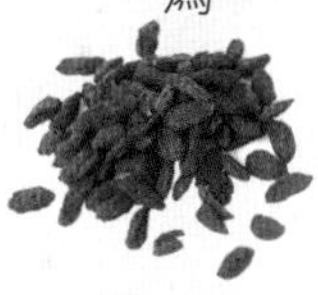

通菜雞蛋湯　促進尿酸排出

材料：通菜300克，雞蛋2個，鹽、麻油各適量。

做法：通菜洗淨，切段；雞蛋打散。鍋中放水，燒開後，放入通菜稍煮片刻，拌入蛋液至水燒開，加鹽，淋入麻油即可。

排毒功效：雞蛋含硒，與富含膳食纖維的通菜搭配，能降低腸道酸度，促進尿酸排出。

青椒

青椒是低嘌呤的鹼性食物，含有豐富的辣椒素，卻沒有辛辣刺激性味道，非常適合痛風患者食用。青椒的辣椒素能促進新陳代謝，維生素C能保護體內細胞，促進嘌呤利用，有助降低血液中尿酸含量。

青椒富含維生素C和維生素K，可防治壞血病、牙齦出血、貧血人士，不妨多吃點青椒。

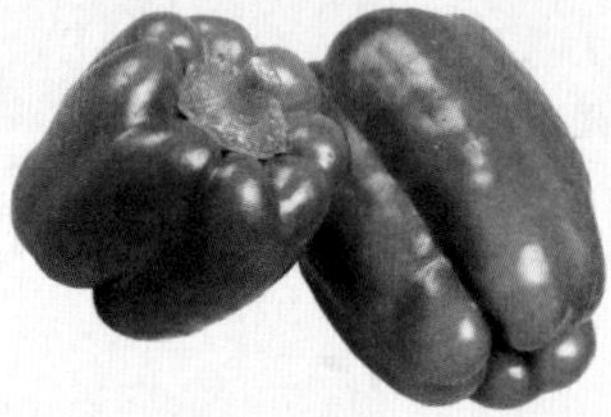

排毒方法你要懂

生食可完整地保留青椒的維生素C，有助發揮保護細胞的作用，促進嘌呤利用。青椒肉厚，口感比較硬，一次不宜吃過多，以六十克左右為佳，多食易引起胃腸不適。

宜注意

青椒和尖椒不能混為一談，青椒所含營養成分與尖椒非常相近；但口感上卻大相徑庭，尖椒味道辛辣刺激，並不適合痛風病人食用，選擇食材時必要注意。

搭配宜忌

宜｜粟米

緩解高尿酸
痛風食療

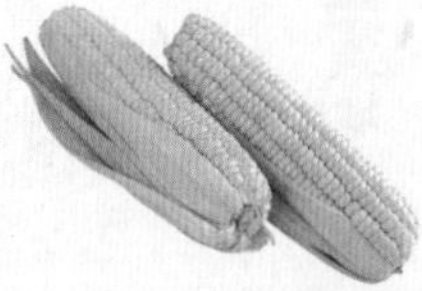

忌｜青瓜

破壞維生素C
降低營養

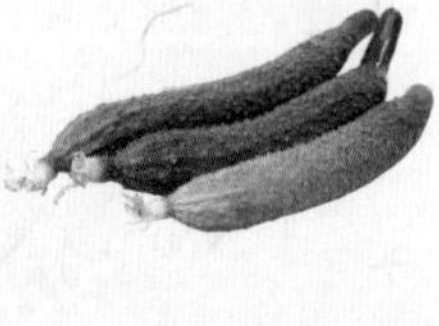

青椒炒粟米　降低尿酸含量

材料：粟米粒150克，青椒300克，鹽適量。

做法：粟米粒洗淨；青椒洗淨去蒂，切細粒。油鍋燒熱，下粟米粒炒片刻。加青椒粒續炒，將熟時加鹽調味即可。

排毒功效：青椒和粟米屬低嘌呤食物，豐富的維生素C能促進胃腸蠕動，降低尿酸含量。

排毒成分：維生素C

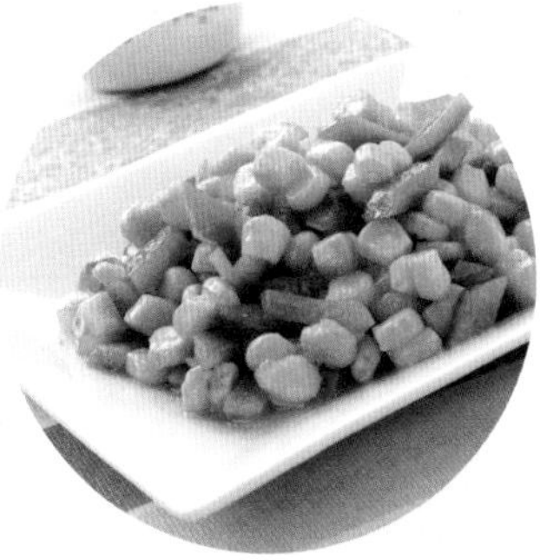

青椒炒肉片　維持嘌呤代謝平衡

材料：瘦肉150克，青椒200克，鹽適量。

做法：瘦肉洗淨，切片；青椒洗淨去蒂，切片。油鍋燒熱，下肉片翻炒。待肉片炒至變色，加入青椒片翻炒。待全熟後，加鹽調味即可。

排毒功效：青椒炒肉片葷素搭配，能保證營養均衡，青椒的辣椒素可維持嘌呤代謝平衡。

排毒成分：辣椒素

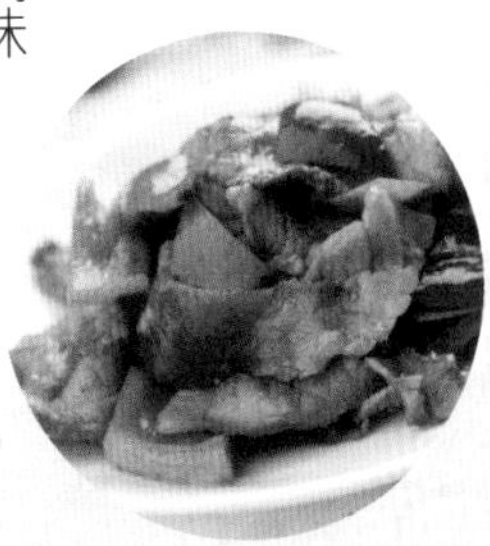

青椒炒雞丁　維持尿酸穩定

材料：雞胸肉200克，青椒300克，鹽、料酒、粟粉各適量。

做法：雞胸肉洗淨，切粒，加鹽、料酒、粟粉醃十分鐘。青椒洗淨、去蒂，切粒。油鍋燒熱，下雞粒炒至變色，加青椒粒炒熟，加鹽即可。

排毒功效：青椒的維生素C可彌補雞肉的營養不足，保護細胞，維持體內尿酸水平穩定。

排毒成分：維生素C

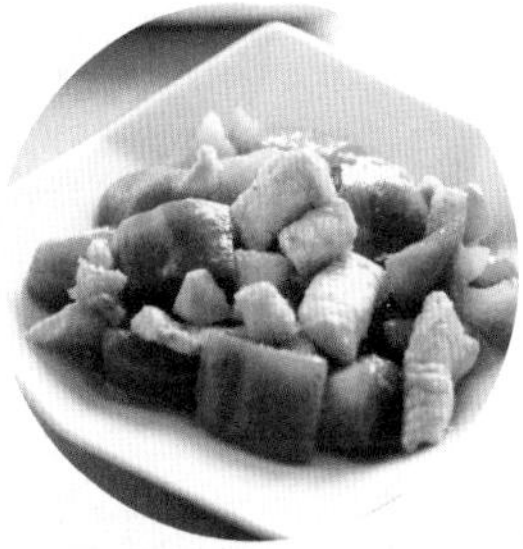

百合

百合有養陰清熱、滋陰潤肺、平喘安眠的功效。其中富含的鉀元素，能鹼化尿液，便於尿酸鹽排出體外。它還含有硒、銅等礦物質，能消除自由基，保護細胞，減少游離嘌呤。

排毒方法你要懂

百合與芹菜等搭配炒食，能降壓減脂，也有助鹼化尿酸，減少痛風急性發作。選用鮮百合清蒸，能保留較完全的營養，對降低血液中的尿酸含量有一定作用。

宜注意

要根據體質吃百合，百合性微寒，風寒咳嗽、虛寒出血、脾胃不好人士不宜進食。

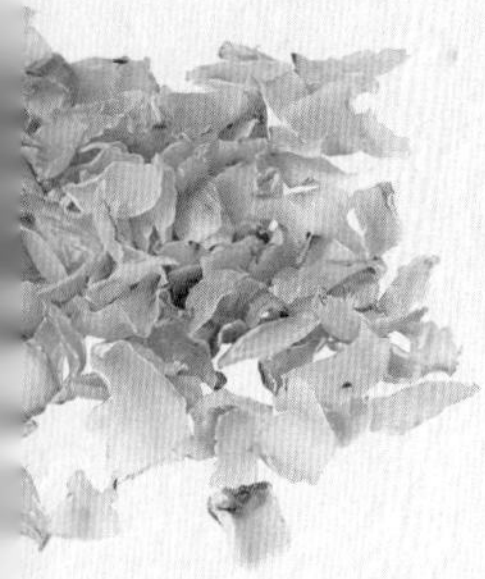

搭配宜忌

宜 芹菜

幫助排出膽固醇
促進吸收

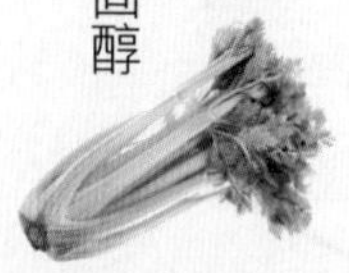

宜 蓮子

煮湯飲用最佳
降壓降脂

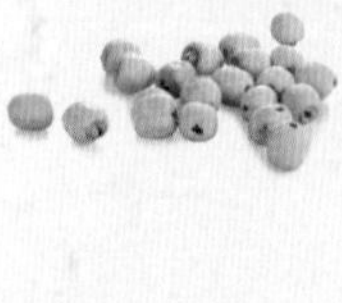

西芹炒百合 減少游離嘌呤

材料：百合50克，西芹300克，葱段、薑片、鹽、高湯、粟粉水各適量。

做法：百合洗淨，拆成小片；西芹洗淨，切段，灼一會。油鍋燒熱，放葱段、薑片煸炒，加入百合片、西芹段續炒。加高湯、鹽調味，起鍋前用粟粉水勾薄芡即可。

排毒功效：西芹富含膳食纖維，與百合搭配，能減少游離的嘌呤，降低血液中尿酸含量。

排毒成分：膳食纖維

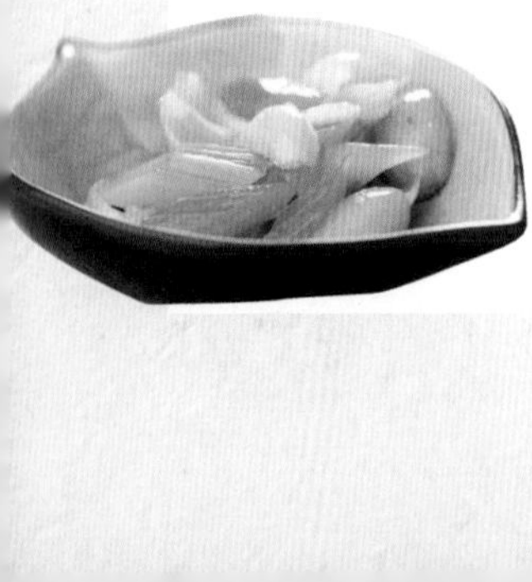

金針菜

金針菜，又叫萱草、忘憂草，是很好的健腦、抗衰老食物，含有的秋水仙鹼成分是治療痛風的重要物質。金針菜含有豐富的卵磷脂，有增強大腦功能的作用，還能清除動脈內沉積物。研究發現，多吃金針菜能滋潤皮膚，有一定抗菌免疫功能，消炎解毒。

排毒方法你要懂

新鮮金針菜的秋水仙鹼含量高，雖然秋水仙鹼本身無毒，但直接食用刺激較大，容易引起噁心。經過曬乾後，食用乾金針菜更安全。金針菜最適合煮湯，因為秋水仙鹼易溶於水，更好地吸收。

宜注意

痛風病人以每次食用不超過十克乾品為宜，過多食用可能導致腹瀉等胃腸不適。泡發金針菜時宜用冷水，痛風患者食用的話，泡發時間十五至三十分鐘即可。

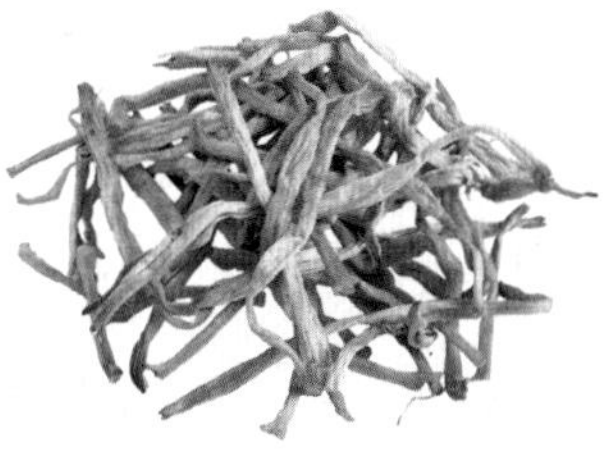

搭配宜忌

宜 雞蛋

緩解痛風
消熱解毒

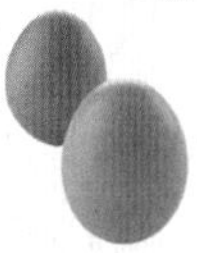

宜 木耳

加速體內新陳代謝
促進排毒

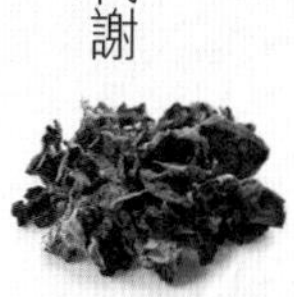

金針菜炒三絲 治療痛風

材料：乾金針菜20克，紅蘿蔔1個，乾香菇、木耳各10克，鹽、蒜蓉各適量。

做法：乾金針菜、乾香菇、木耳用溫水泡發；香菇、木耳切絲；紅蘿蔔洗淨，去皮，切絲。油鍋燒熱後放蒜蓉炒香，再放紅蘿蔔絲炒片刻。加入金針菜、香菇絲、木耳絲翻炒，加鹽調味即可。

排毒功效：金針菜所含的秋水仙鹼與紅蘿蔔、木耳的維生素搭配，對治療痛風很有作用。

排毒成分：秋水仙鹼

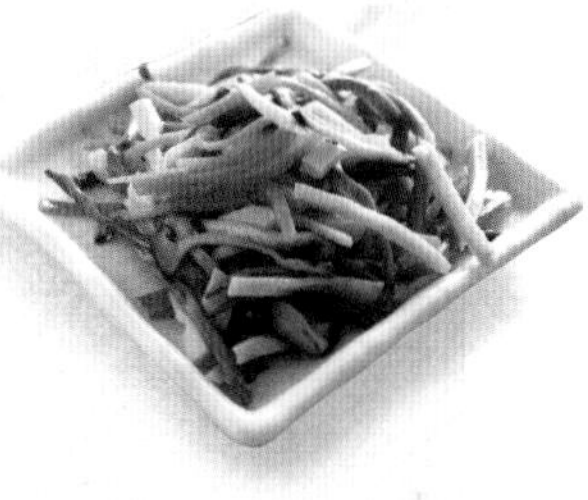

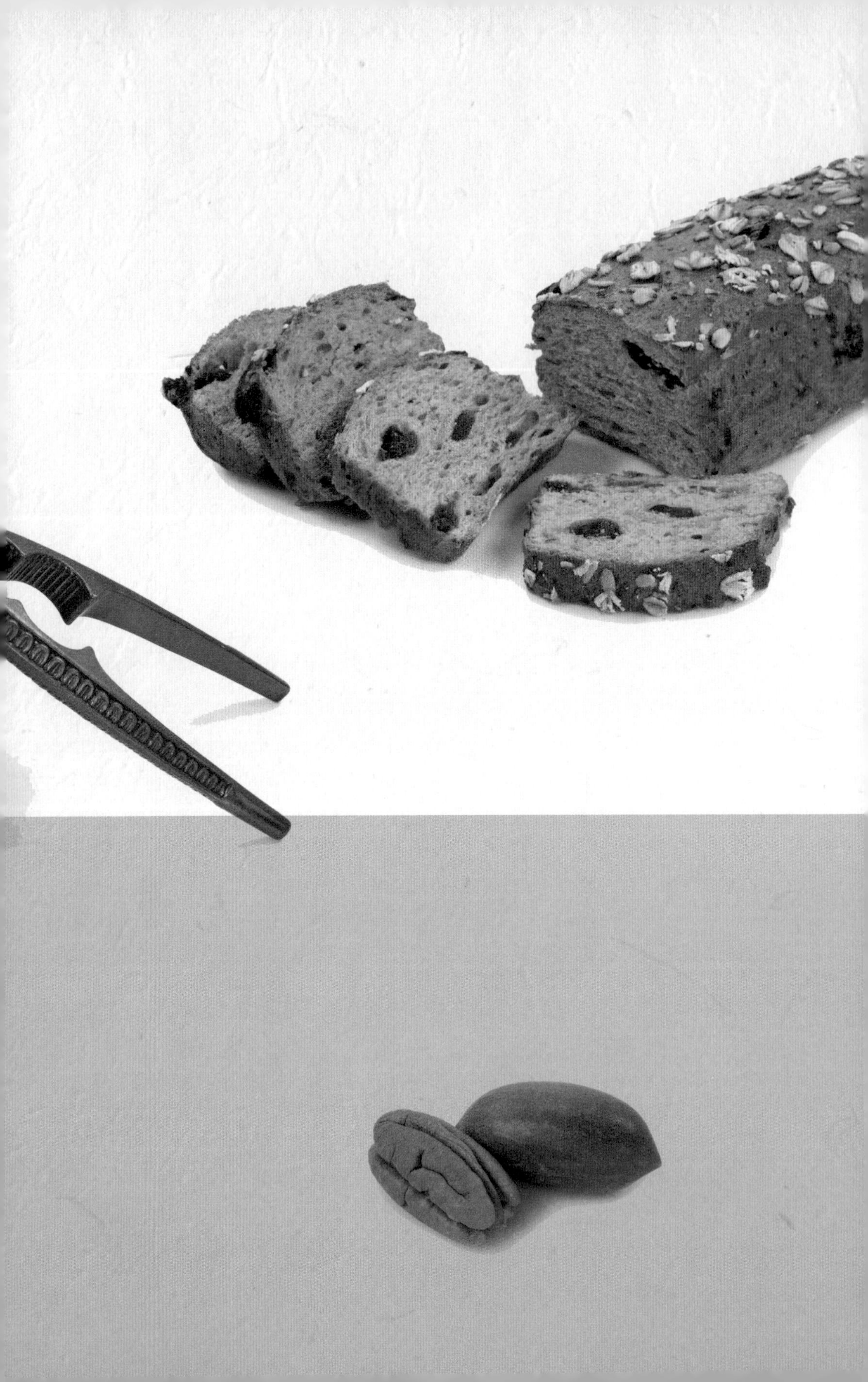

第六章

科學化飲食排毒，遠離亞健康

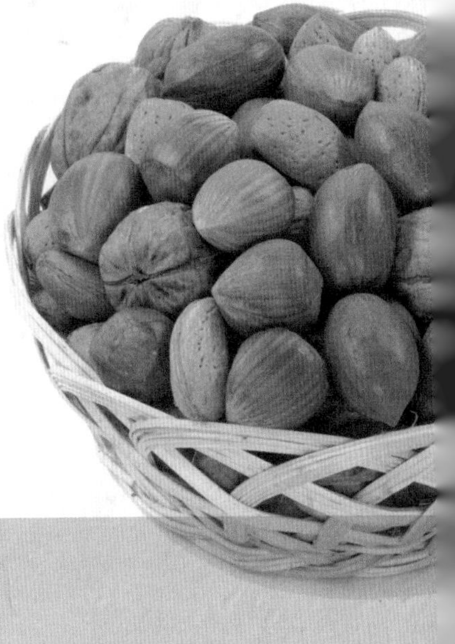

空氣、水、飲食中的毒素，加上體內代謝產生的毒素，如不能及時排出體外，日積月累使人產生亞健康的症狀。現時有許多人正受失眠、乏力、容易感冒、慢性咽喉炎等亞健康困擾，因此每天排毒非常關鍵。一日三餐飲食排毒是最簡便有效的方法，不妨試試！

專家說：飲食生活好習慣，助排毒

排出體內毒素並不是為期一週的短期訓練，而是要養成良好的飲食生活好習慣，並且持之以恆地繼續下去。在日常飲食中，少吃過鹹、過油、過高熱量的食物，多吃新鮮食品和有機食品，少吃加工食品，因為速食和飲料都含有較多防腐劑、色素。同時適當補充維生素C含量豐富的果蔬，以幫助消除體內自由基。進食時要細嚼慢嚥，能分泌較多唾液中和各種毒性物質，引起良性連鎖反應，排出更多毒素。

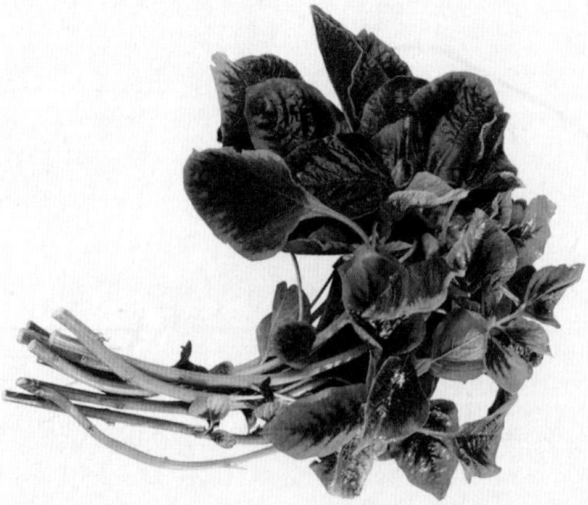

排出毒素一身輕

預防感冒小方法

1 睡前別吃甜食

睡前最好不吃蛋糕、水果等甜食，因甜食很容易讓人激動、興奮，影響睡眠質量，影響身體排毒。

2 睡前泡腳

睡前舒舒服服地泡泡腳，會疏散一天的疲憊，促進血管末梢循環，改善手腳冰涼症狀，幫助盡快入眠，提高睡眠質量。

3 吃黑芝麻補腎

中醫認為黑芝麻是補腎佳品，還能滋養大腦，可以每天早晨喝黑芝麻飲品，營養又美味。

4 每天吃葡萄乾

葡萄乾含鐵和礦物質，是體虛貧血者的排毒滋養佳品。每天宜吃一小把，約為三十克。不過，糖尿病患者不宜食用。

5 對過鹹食物說「不」

吃太鹹的食物對腎臟不好，會給腎臟排毒造成負擔，而且高鹽食物可能降低黏膜抵抗疾病的能力，令各種細菌、病毒乘虛而入。

6 戒掉煙和酒

長期抽煙、喝酒，對肺部、肝、腎臟損害巨大，身體的毒素日積月累，最終會擊垮身體的免疫系統。

7 天然食物調養

當身體出現不適時，盡量採用天然食材調養。注意補充益生元，調整腸胃菌群的活躍度，幫助排出體內毒素，促進身體對維生素及微量元素的吸收，擺脱亞健康狀態。

漱口

- 早晚用淡鹽水漱口
- 清除口腔病菌

洗臉

- 冷水洗臉
- 冷水洗鼻孔

按摩

- 兩手對搓
- 手熱後按摩迎香穴（鼻翼外緣旁）

排毒信號1：失眠

失眠是導致皮膚差、衰老加快的重要因素，長期失眠可能導致一系列疾病，如高血壓、中風、肝硬化、糖尿病等。想擁有好睡眠，首先要吃對食物，正確的食物不但有助安眠，也有利排出身體內毒素，使失眠症狀得到有效緩解。

蓮子

蓮子是常見的滋補之品，有很好的滋補作用，古人認為經常食用蓮子可祛百病。常吃蓮子可治夜寐多夢、失眠、健忘、心煩口渴、腰痛腳弱、耳目不聰等病症，也可預防抑鬱。適合心情不佳、有失眠傾向人士食用。

排毒方法你要懂

除鮮食外，蓮子還可做成冰糖蓮子、蜜餞蓮，或做成粥、糕點、湯等，均為鮮美的佳餚。蓮芯比較寒涼，且有苦味，脾胃虛弱的人吃蓮子時最好將蓮芯去掉，這樣更有利維生素吸收。

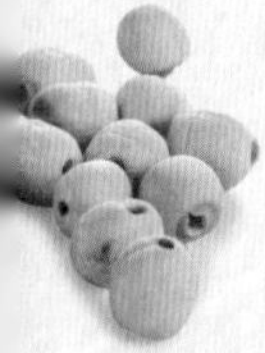

宜注意

蓮子含熱量較高，過於肥胖人士應少吃。每週吃一次即可，每次吃兩、三顆。蓮子含有的生物鹼具有明顯降壓作用，如血壓過低患者食用蓮子，可能會加重病情。

搭配宜忌

宜 黑米

改善睡眠
健脾益心

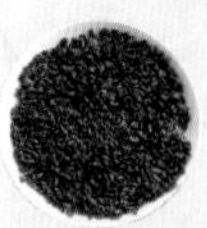

宜 紅棗

益氣安神
滋補元氣

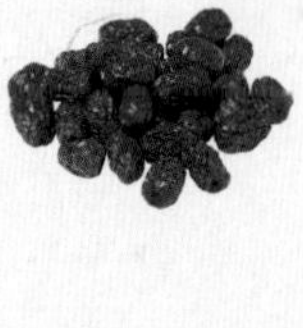

蓮子黑米粥 安神助眠

材料：黑米100克，蓮子30克。

做法：黑米洗淨，用水浸泡一夜；蓮子洗淨、去芯，浸泡四十分鐘。鍋中加適量水，放入黑米和蓮子，熬成粥即可。

排毒功效：蓮子黑米粥養胃滋補，有安神助眠的作用，常吃能健腦，提高記憶力。

葵花子

葵花子即向日葵的果實，可作零食，也可榨油食用。葵花子含有豐富的不飽和脂肪，有益心血管健康。葵花子的維生素B_1和維生素E具有安定情緒的作用，並輔助治療失眠，增強記憶力。

排毒方法你要懂

原味葵花子不加任何調味料，保留了原有的營養，每天吃一小把，使皮膚光潔，延緩皺紋形成。吃葵花子可以放鬆心情，達到調節神經的作用。葵花子油含較多維生素E，防止不飽和脂肪酸在體內過分氧化，有助促進毛細血管活動，改善循環系統，並利於良好睡眠形成。

宜注意

葵花子不宜多吃，吃時最好用手剝殼。因為用牙嗑容易使舌頭、口角糜爛，吐殼時將大量津液吐掉，使味覺遲鈍、食慾減少，甚至引起胃痙攣。

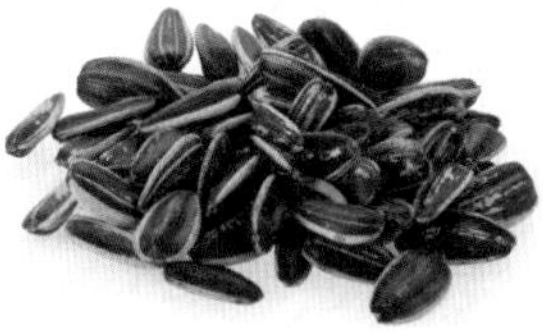

搭配宜忌

宜｜南瓜

提高睡眠質量
滋養心神

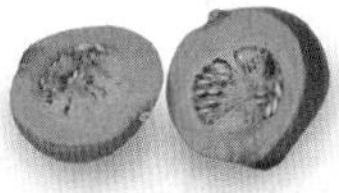

宜｜香蕉

維持腦細胞代謝平衡
調節睡眠

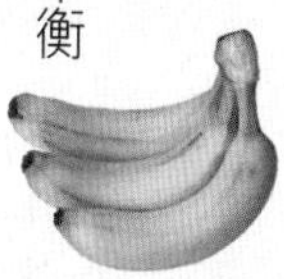

葵花子南瓜粥　改善失眠

材料：南瓜50克，葵花子30克，米100克。

做法：南瓜洗淨，切小塊；葵花子、米分別洗淨，米浸泡三十分鐘。鍋置火上，放入米和適量水，大火燒沸後改小火，熬煮成粥。待粥快熟時，放入南瓜塊、葵花子煮熟即可。

排毒功效：葵花子南瓜粥有安神補腦的功效，長期食用使皮膚紅潤有光澤。

排毒成分：維生素E

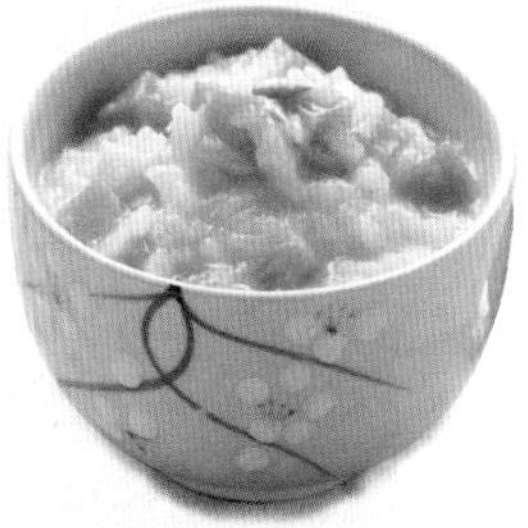

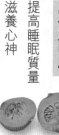

排毒信號2：手腳冰涼

手腳冰涼是虛寒的一種表現，日常飲食應多服用溫熱的食物，還應多參加適宜的體育運動、起居有規律、注意添加衣物等。

韭菜

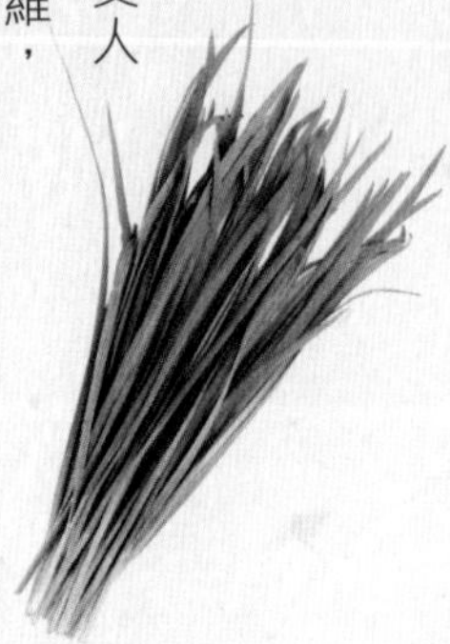

韭菜富含多種營養，頗受人們喜愛。韭菜富含膳食纖維，促進腸道蠕動，預防便秘。韭菜的硫化物具有殺菌消炎的作用，有助提高人體自身的免疫力，利於氣血運行，從而增強人體的禦寒能力，保持臉色紅潤。韭菜的膳食纖維促進胃腸蠕動，預防習慣性便秘。便秘的人士多吃韭菜能改善胃腸狀態。

排毒方法你要懂

春天人體肝氣偏盛，木剋脾土，影響脾胃的運化功能，食用韭菜可以增強脾胃之氣。韭菜可溫陽透竅，驅散初春的寒氣。吃韭菜是春天保養陽氣的方法。

宜注意

不宜吃隔夜的韭菜，因韭菜含有大量硝酸鹽，炒熟後放置時間過久會轉化為亞硝酸鹽，不利健康。吃韭菜不宜喝酒，因韭菜辛溫，能壯陽活血，酒性大熱，吃韭菜並同時喝酒，如同火上澆油，可引起胃炎或使胃腸疾病復發。

搭配宜忌

宜—芽菜

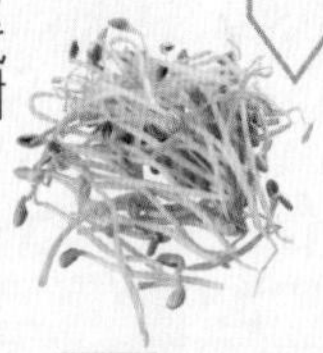

加快體內脂肪代謝
瘦身壯陽

忌—啤酒

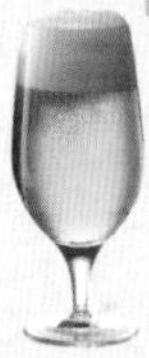

引起胃炎
影響消化

韭菜蝦皮炒雞蛋　改善手腳冰冷

材料：韭菜200克，雞蛋2個，蝦皮、鹽各適量。

做法：韭菜洗淨，切段；雞蛋打散。油鍋燒至六成熱，倒入蛋液炒成塊，盛起。餘油燒熱，放入韭菜段翻炒，快熟時倒入蛋塊，加入蝦皮炒幾下，最後加鹽調味即可。

排毒功效：韭菜蝦皮炒雞蛋溫中開胃、補腎潤腸、補鈣強身，幫助改善手腳冰冷問題。

排毒成分：硫化物

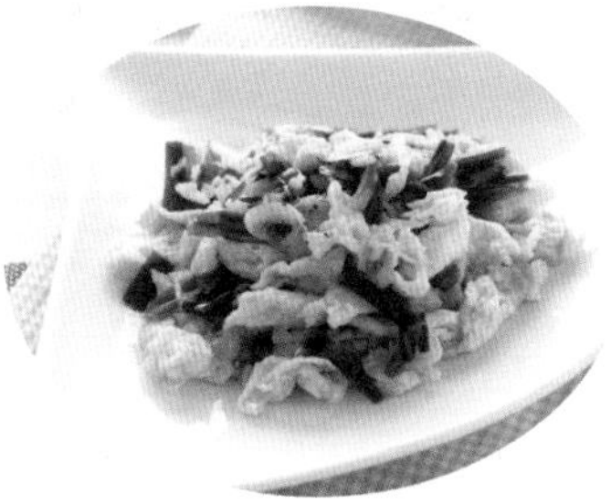

韭菜炒芽菜　祛除體內寒氣

材料：芽菜100克，韭菜200克，薑蓉、鹽各適量。

做法：韭菜洗淨，切段；芽菜摘洗乾淨。油鍋燒熱，加薑末煸炒。加入韭菜段和芽菜翻炒，加鹽調味。炒至全熟即可上碟。

排毒功效：韭菜味甘辛，補腎、提陽氣，與芽菜同食能祛除身體的寒氣。

排毒成分：維生素

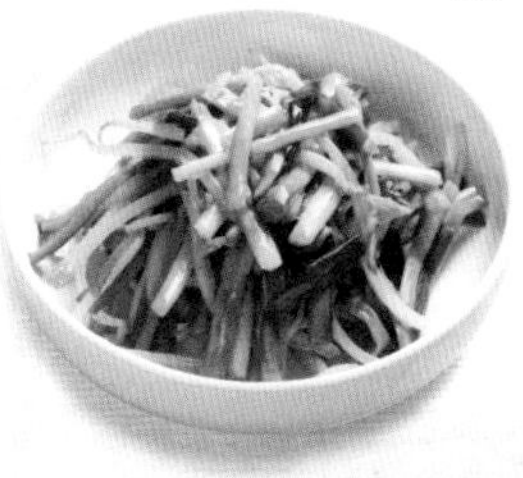

韭菜豆渣餅　排毒活血

材料：豆渣50克，韭菜50克，雞蛋1個，粟米麵粉30克，鹽、麻油各適量。

做法：韭菜洗淨、切碎；雞蛋打散。蛋液、韭菜碎、豆渣拌和粟米麵粉，再加鹽、麻油調味，混合成麵糰。麵糰分成大小均勻的小麵糰，壓成圓餅形。平底鍋燒熱，將圓餅在鍋中煎至兩面金黃即可。

排毒功效：韭菜豆渣餅壯陽活血，也能降壓降脂，促進腸胃蠕動，促進排毒。

排毒成分：膳食纖維

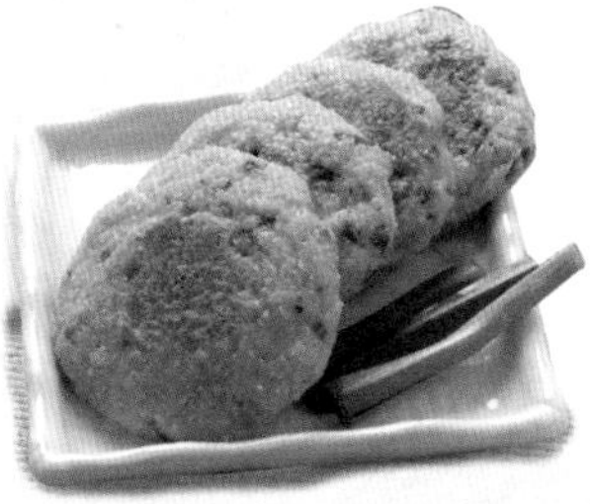

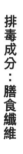

桂圓

桂圓富含葡萄糖、蔗糖及蛋白質，含鐵量也較高，促進血紅蛋白再生，還可輔助治療心悸、心慌、失眠、健忘等心毒症狀。桂圓含多種營養物質，有補血安神、健腦益智、補養心脾的功效。常吃桂圓對腦細胞有益，增強記憶力，消除腦疲勞。

排毒方法你要懂

中醫認為，龍眼為水果，乾桂圓為藥物，用桂圓作為食療時，首選乾桂圓。桂圓熱性較大，容易引起上火，煮粥、燉湯時放幾顆桂圓即可，養血安神、防癌抗癌，又不至於引起上火。

宜注意

很多人以為吃桂圓可以補身養血，所以食用時不控制數量；但桂圓過量食用會導致流鼻血、口腔潰瘍、口腔黏膜發炎等不良症狀，因桂圓屬濕熱食物，多食易滯氣，引起上火。

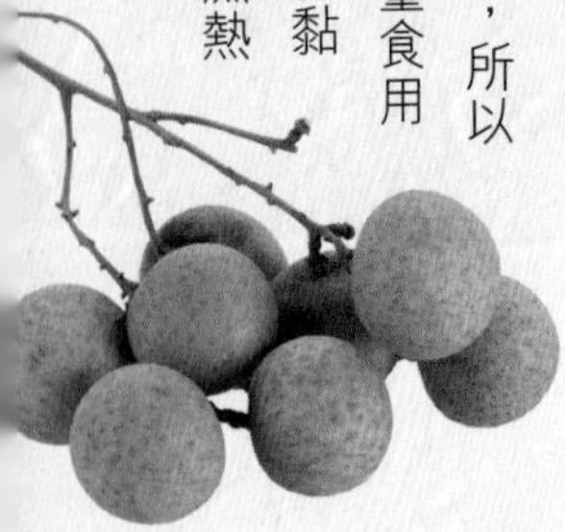

搭配宜忌

宜 紅棗

緩解手腳冰冷
養血安神

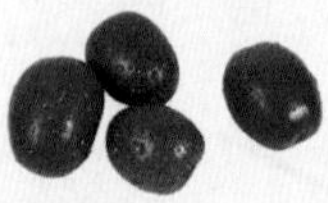

忌 綠豆

對健康不利
刺激腸胃

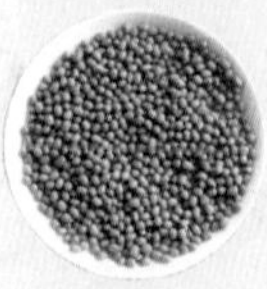

桂圓紅棗燉鵪鶉蛋 增強氣血運行

材料：鵪鶉蛋100克，桂圓肉3顆，紅棗4顆，糖適量。

做法：鵪鶉蛋煮熟，去殼；紅棗、桂圓肉洗淨，紅棗去核。鵪鶉蛋、紅棗、桂圓肉放入燉盅，倒入適量溫開水，隔水燉熟，加糖調味即可。

排毒功效：桂圓紅棗燉鵪鶉蛋溫陽暖胃、大補氣血、安神養心，可緩解貧血引起的手腳冰涼。

排毒成分：葡萄糖

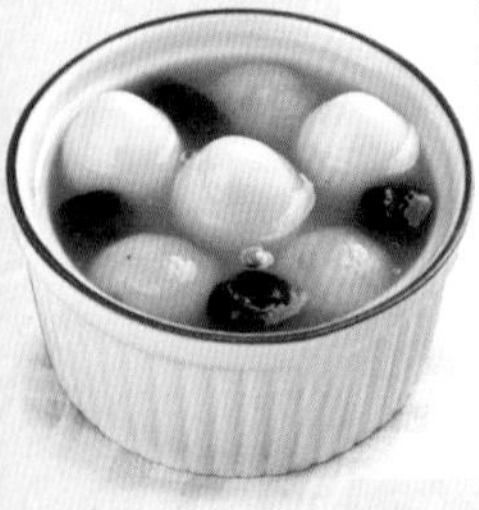

羊肉

羊肉是主要食用肉類之一，也是冬季進補佳品，具有很好的禦風寒、補身體的作用。羊肉與豬肉、牛肉相比，脂肪、膽固醇含量較低，而且羊肉肉質細嫩，容易消化，多吃羊肉可以提高身體素質，提高抗疾病能力。

排毒方法你要懂

在寒冬期間進食羊肉非常合適，益氣補虛，促進血液循環，增強禦寒能力。羊肉經過燉製後，更綿軟、鮮嫩，易於消化。如在燉羊肉時加些蘿蔔、山藥、當歸等，滋補效果更佳。

宜注意

不宜吃未熟透的羊肉，因為短暫加熱不能殺死羊肉可能含有的弓形蟲幼蟲，食用後可能致病。喝羊肉湯時不要加醋，因羊肉性熱，醋含糖、維生素、醋酸及多種有機酸，性溫，宜與寒性食物搭配，與熱性的羊肉不相宜。

搭配宜忌

宜 紅蘿蔔

減少油膩助消化
補虛壯體

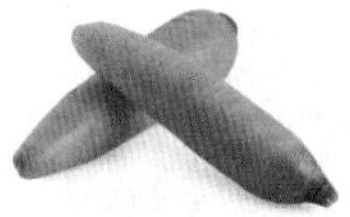

宜 杞子

有利血液循環
抵禦風寒

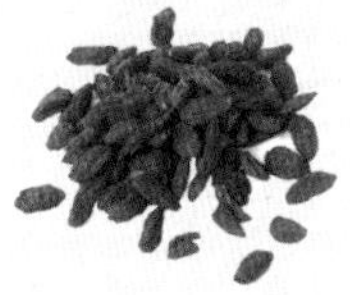

新疆手抓羊肉飯 增強禦寒能力

材料：羊肉200克，紅蘿蔔半個，洋蔥1個，米100克，葱花、芫茜段、醬油、鹽各適量。

做法：羊肉切小塊；紅蘿蔔切粗條；洋蔥切絲。油鍋燒熱，放入羊肉炒片刻，加入洋蔥絲、紅蘿蔔條、醬油和鹽炒至熟。米放入電飯煲，加水、葱花煮熟。米飯盛出，將炒好的羊肉澆在飯上，最後撒上芫茜段，食用時拌勻即可。

排毒功效：這款主食給人體提供豐富的營養，有很好的禦寒保暖、增強體力的作用。

排毒成分：蛋白質

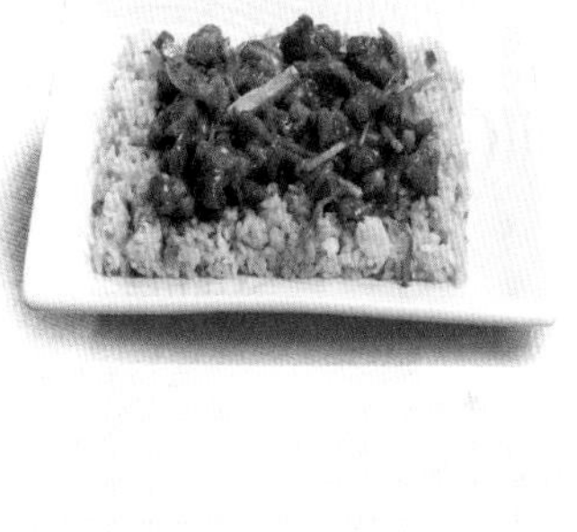

牛肉

牛肉的蛋白質含量高，脂肪含量低，味道鮮美，深受人們喜愛。牛肉富含鐵元素，有助預防缺鐵性貧血，也能幫助病人補血養血、修復組織。牛肉的蛋白質能提高機體的抗病能力。

牛肉富含蛋白質，可提供組織生長的材料。處在生長發育期的青少年和手術後、病後調養人士可吃牛肉。

排毒方法你要懂

牛肉的纖維組織較粗，結締組織多，橫切能將長纖維組織切斷，不但容易入味，有利消化和吸收。烹調牛肉時多採用燉、煮、炆、煨、滷、醬等長時間加熱的方法，使牛肉的營養和鮮美慢慢散發出來。

宜注意

吃牛肉時不宜喝白酒，因白酒為大溫大熱之品，飲白酒吃牛肉對溫熱體質的人尤如生火添熱，容易引起臉赤身熱，瘡癬惡化。一週吃一次牛肉，不宜吃太多。另外，牛內臟應少食，否則會增加體內膽固醇和脂肪的積累量。

搭配宜忌

宜 青椒

防止動脈硬化
消除疲勞

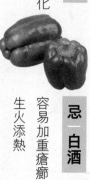

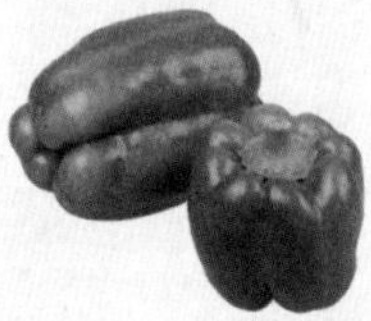

忌 白酒

容易加重瘡癬
生火添熱

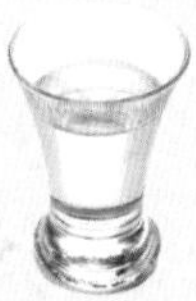

馬鈴薯番茄牛肉湯　溫補五臟

材料：馬鈴薯、番茄各1個，牛肉500克，鹽、薑片、糖各適量。

做法：牛肉洗淨，切塊；馬鈴薯洗淨，去皮，切塊；番茄洗淨，去蒂，切塊。油鍋燒熱，放入薑片爆香，加番茄塊煸炒；加糖調味，放入牛肉續炒至變色。鍋內加水，小火炆至八成熟，加入馬鈴薯續炆煮至熟透，加鹽即可。

排毒功效：牛肉富含蛋白質和維生素B_6，溫補五臟，加入了番茄和馬鈴薯，開胃消食。

排毒成分：維生素B_6

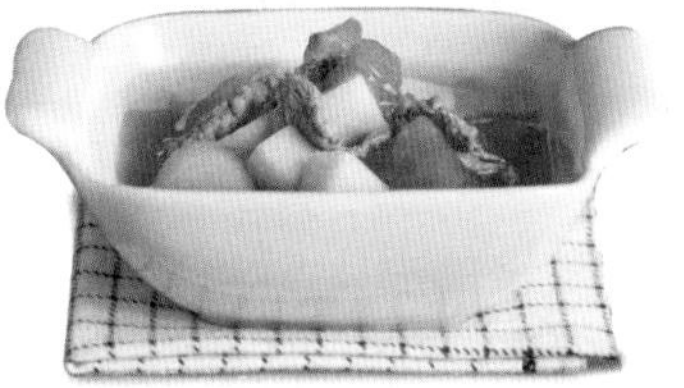

紅蘿蔔炆牛肉　暖身健體

材料：牛腱肉500克，紅蘿蔔1個，葱絲、葱段、薑片、八角、醬油、料酒、鹽各適量。

做法：牛腱肉洗淨，切塊；紅蘿蔔洗淨，切塊。油鍋燒熱，放入葱段、薑片煸炒出香味，放入牛肉塊煸炒片刻，放入八角、料酒、醬油、鹽及適量水，開大火煮至水開。改小火炆至八成熟，放入紅蘿蔔炆熟，盛出後葱絲裝飾即可。

排毒功效：紅蘿蔔炆牛肉營養搭配良好，暖胃養身，強身健體，增強抵抗力，也具有明目之功效。

排毒成分：蛋白質

牛肉粒飯　溫補調養

材料：米飯200克，牛腱肉粒100克，馬鈴薯粒、紅蘿蔔粒各30克，芝士、黑椒粉、鹽、糖、粟粉、醬油、料酒各適量。

做法：牛腱肉粒加粟粉、料酒、糖、醬油醃十分鐘。油鍋燒熱，倒入牛腱肉粒炒至變色，放入其餘材料炒勻（米飯除外）。最後倒入米飯炒勻即可。

排毒功效：多種食材搭配，在溫補身體之時，可補充多種營養素，消除疲勞，排毒健體。

排毒成分：維生素

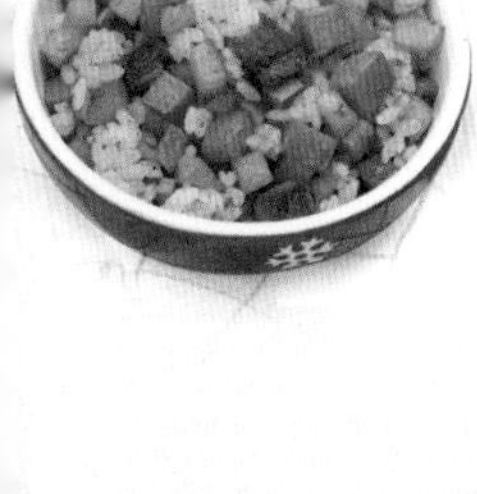

排毒信號3：感冒

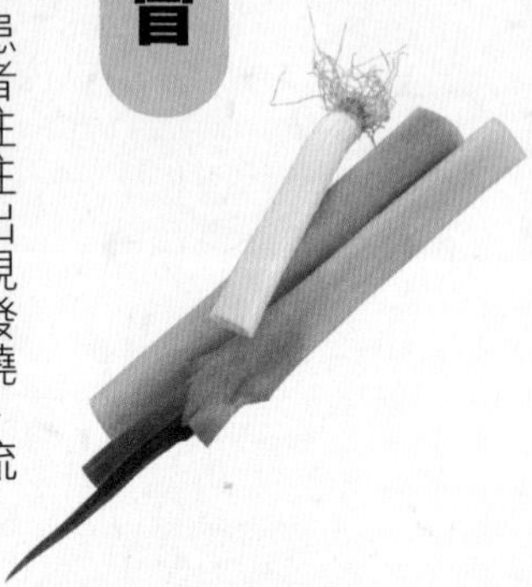

感冒大部分由病毒或細菌引起，患者往往出現發燒、流涕、咽痛等症狀。經常感冒的人要提高自身的抵抗力，平時除了加強鍛煉外，還要注意吃些排毒的食物，如橙、大蔥、蘑菇、香蕉等，吃對食物會讓你遠離感冒，身體越來越強壯。

大蔥

大蔥的營養成分不可忽視，它可以有效保護人體免受疾病困擾。多吃大蔥的確可以提高人體的抗病能力，同時具有抗感冒的作用。

排毒方法你要懂

蔥葉含有豐富的胡蘿蔔素，有抗呼吸道系統感染的作用，所以連大蔥葉一起吃，有利免疫系統功能正常。做湯時最後撒蔥花，既可增加湯的香味，也有利營養物質揮發，有助人體吸收。

宜注意

大蔥根辛溫，有散寒的作用，感冒初期用大蔥根熬水喝，可以殺菌、消炎、散風寒；但不宜吃太多生大蔥，容易引起胃痛。

搭配宜忌

宜｜薑

適用於風寒感冒
解表散寒

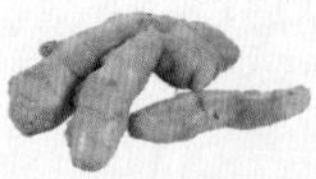

宜｜海參

增強抵抗病菌能力
補中益氣

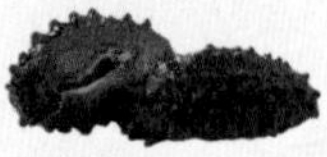

蘿蔔蔥白湯 緩解感冒症狀

材料：白蘿蔔半個，蔥白1條，薑15克。

做法：白蘿蔔洗淨、切絲；蔥白洗淨、切絲；薑洗淨，切絲。鍋內放入三碗水，白蘿蔔絲煮熟，再放入蔥白絲、薑絲，煮至餘下一碗水即可。

排毒功效：蘿蔔蔥白湯提高抗病能力和免疫力，也能化痰清熱，緩解感冒症狀。

鮮橙

鮮橙顏色鮮豔，清香味甜，是深受人喜愛的水果。橙的維生素C含量很高，有助提高人體的免疫力，並有預防壞血病的作用，是一種保健水果。經常感冒人士常吃橙，具有排毒的作用。

排毒方法你要懂

鮮橙剝皮後直接吃果肉，補充維生素C的效果最好。將橙肉榨汁喝，與其他蔬菜水果搭配榨汁使營養更全面。飯後進食鮮橙，可促進消化，還利於人體對營養成分的吸收。

宜注意

應適量進食，橙子最好一天吃一個，最多不要超過三個，吃完後及時刷牙漱口，以免損傷牙齒。

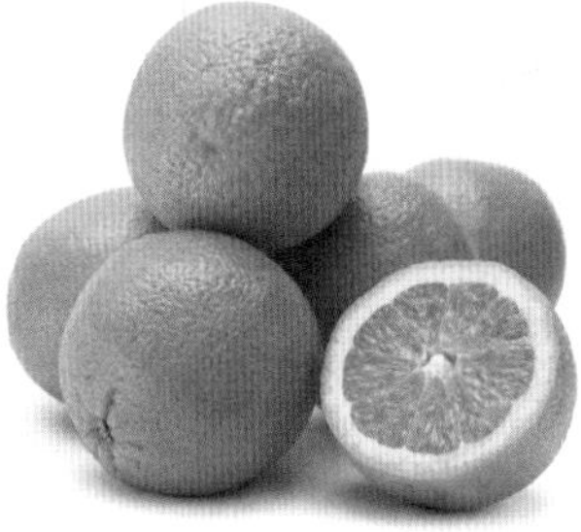

搭配宜忌

宜 桔子

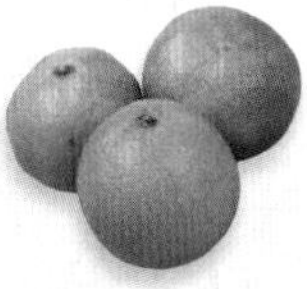

增強免疫力
潤燥生津

忌 螃蟹

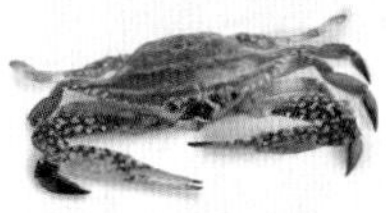

不利感冒恢復
降低營養

橙香魚扒　提高抗病力

材料：鯛魚1條，鮮橙1個，紅椒、冬筍各20克，鹽、粟粉各適量。

做法：鯛魚處理乾淨，切塊；冬筍、紅椒洗淨，切粒；鮮橙取果肉。油鍋燒熱，鯛魚塊裹適量粟粉炸至金黃色，備用。鍋中放水燒開，放入橙肉粒、紅椒粒、冬筍粒，加鹽調味，用粟粉水勾芡，澆在鯛魚塊上即可。

排毒功效：鮮橙能補充豐富的維生素C，與魚肉搭配，提高身體抵禦病毒感染的能力。

排毒成分：維生素C

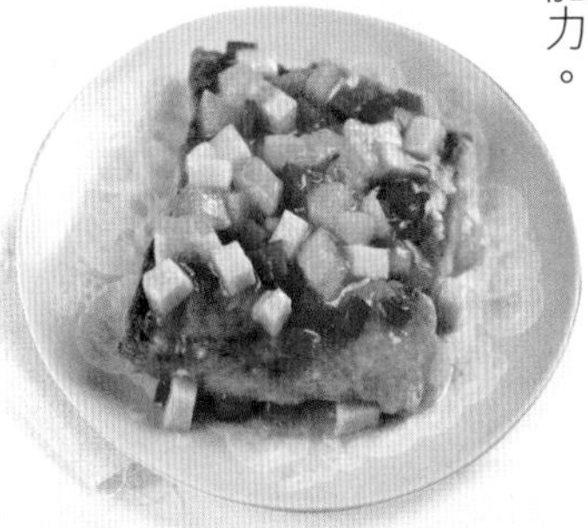

秀珍菇

秀珍菇的營養價值很高，對人體具有多種保健功效，經常吃秀珍菇不僅能達到改善人體新陳代謝、調節自主神經的作用，而且對減少人體血清膽固醇、降低血壓和防治肝炎、胃潰瘍也有明顯的效果。秀珍菇促進身體新陳代謝，減少體內血清膽固醇。女性吃秀珍菇可調節更年期綜合症，增強體質。

排毒方法你要懂

素炒或做湯可保留較多秀珍菇的營養，達到益氣補氣、增加抵抗力的作用。烹調時需要掌握火候，因為鮮秀珍菇會分泌較多水分，易炒至韌，一般大火快炒兩分鐘即可。

宜注意

對菌類食物過敏者應忌食秀珍菇。秀珍菇買回家後，盡量當天就吃，即使放入冰箱冷藏保存，最好也不要超過兩天。

搭配宜忌

宜—鮮蠔

提高抵抗力

滋陰補腎

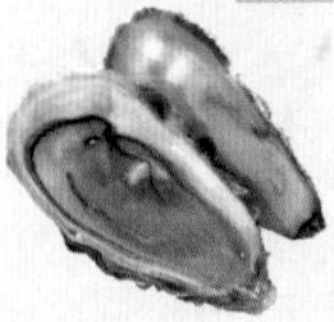

秀珍菇炒雞蛋　預防感冒

材料：秀珍菇150克，雞蛋2個，葱花、鹽各適量。

做法：秀珍菇洗淨，撕成絲；雞蛋打散。油鍋燒熱，將雞蛋液倒入鍋，炒至雞蛋稍微凝固後盛出。鍋內另加少量油，下葱花爆香，下秀珍菇絲煸炒至變軟，加鹽調味，倒入雞蛋塊炒勻即可。

排毒功效：秀珍菇有很強的抵抗病毒能力，與雞蛋搭配可補充足夠的營養，預防感冒。

排毒成分：氨基酸

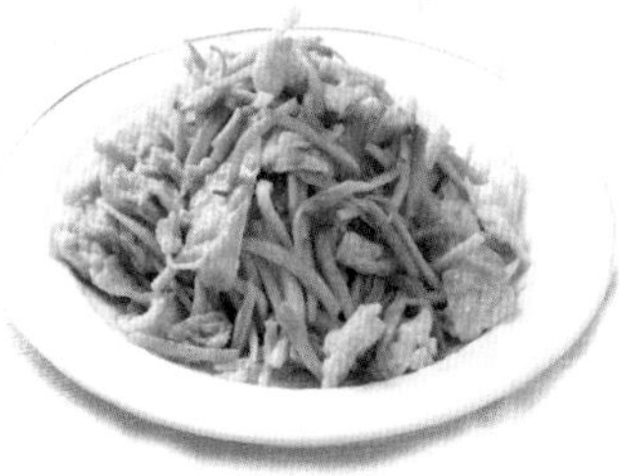

秀珍菇小米粥　增進食慾

材料：秀珍菇100克，小米50克，鹽適量。

做法：秀珍菇洗淨，撕小朵，灼一會後撈出。小米洗淨，用冷水浸泡半小時，瀝乾水分。鍋中倒入冷水，放入小米，大火燒沸，再改用小火熬煮。粥將稠時，加鹽調味，再煮五分鐘，加入秀珍菇即可。

排毒功效：中醫認為小米味甘鹹，有清熱解渴、健胃除濕、和胃安眠等功效，內熱者及脾胃虛弱者更適合食用，可輔助治療感冒引起的食慾缺乏。

排毒成分：維生素B_1

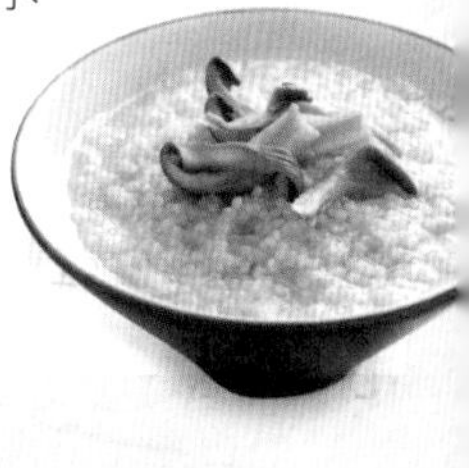

秀珍菇蛋花湯　促進新陳代謝

材料：秀珍菇100克，雞蛋2個，青菜50克，鹽、蒜蓉、麻油各適量。

做法：秀珍菇洗淨，撕成小朵；雞蛋打散；青菜洗淨、切段。油鍋燒熱，下蒜蓉爆香後，加秀珍菇稍微煸炒。鍋內加適量開水，煮五分鐘後倒入蛋液，加入青菜段，待雞蛋稍凝結，加鹽、麻油調味，關火即可。

排毒功效：感冒時喝點清淡的蔬菜湯，能補充水分、維生素，促進新陳代謝，加快恢復。

排毒成分：維生素

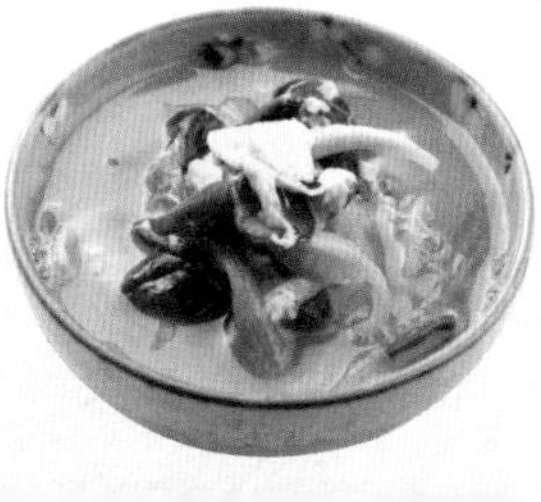

紫椰菜

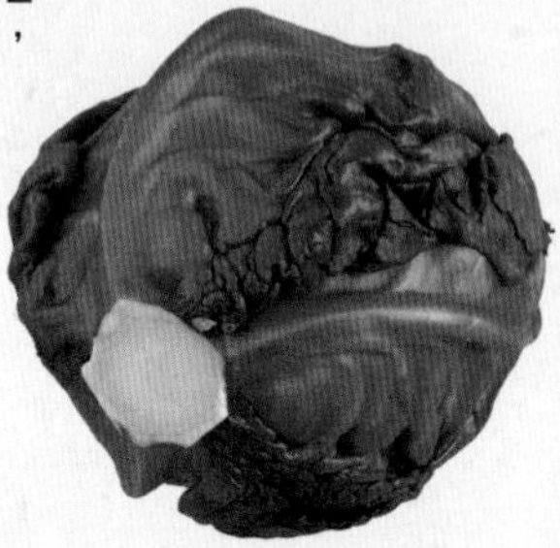

紫椰菜富含胡蘿蔔素和維生素E，是很好的抗氧化劑，能保護身體免受自由基損傷，有助細胞新陳代謝，增強身體抵抗力，預防感冒。在春、冬季節，容易感冒、咽喉疼痛、關節疼痛的人多吃紫椰菜，可預防和緩解這些症狀。

排毒方法你要懂

紫椰菜的維生素和膳食纖維豐富，切絲後拌成沙律，不但很美味，增強抵抗力之餘，還能有飽腹感，對減肥排毒有益。紫椰菜富含硫，能殺蟲止癢，容易皮膚過敏的人可以多吃，可維護肌膚健康。

宜注意

吃紫椰菜要控制份量，因為它富含膳食纖維，吃多了會過度促進腸胃蠕動，可能導致腹瀉，尤其常年腹瀉、體質虛弱者不宜食用太多紫椰菜。

搭配宜忌

宜－鯉魚

營養吸收更全面
營養互補

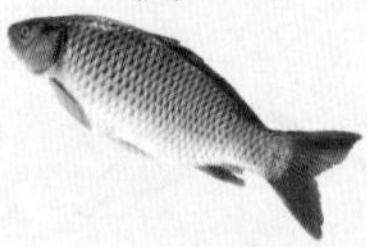

宜－青椒

促進胃腸蠕動
排除毒素

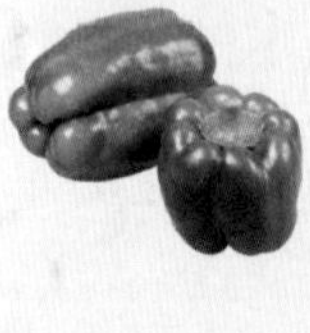

紫椰菜沙律 增強免疫力

材料：紫椰菜200克，熟粟米粒20克，紅椒半個，白醋、麻油、鹽適量。

做法：紫椰菜洗淨，瀝乾，切成細絲；紅椒洗淨，切小粒。紫椰菜絲、熟粟米粒、紅椒粒放入碗，加入麻油、白醋、鹽拌勻即可。

排毒功效：蔬菜水果沙律富含胡蘿蔔素和維生素，能夠增強身體免疫力，瘦身美顏。

排毒成分：胡蘿蔔素

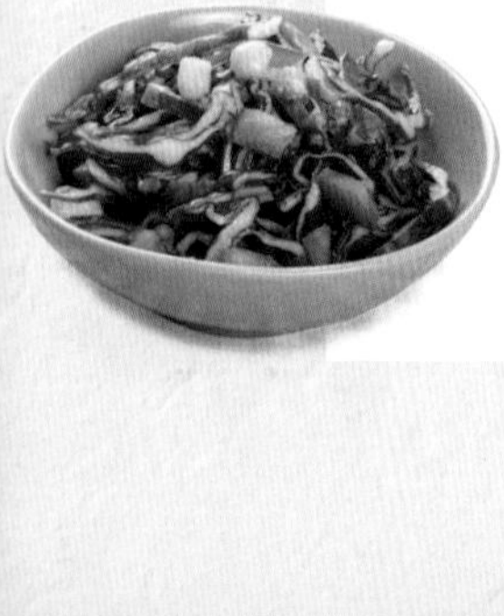

蘑菇

蘑菇營養豐富，其含有的麥角硫因，是一種天然氨基酸抗氧化劑，常吃能提高身體免疫力，延緩衰老。研究表明，常吃蘑菇的人對大多數維生素和礦物質的攝入量更高，身體的抗病能力更強。而且蘑菇的膳食纖維能促進排毒，預防糖尿病和大腸癌。

排毒方法你要懂

蘑菇含有豐富的硒，但不等於能被人體吸收，吃蘑菇時應該吃些強化補充硒的食物，如富含胡蘿蔔素、維生素C、維生素E的蔬菜，有助於硒的吸收。

宜注意

選擇蘑菇時要看菌蓋是否乾澀，一般新鮮的蘑菇菌蓋較鮮嫩，如表面有黏黏的感覺或有坍塌現象，就不要購買了。另外，腎臟病患者應少吃蘑菇，以免損害身體。

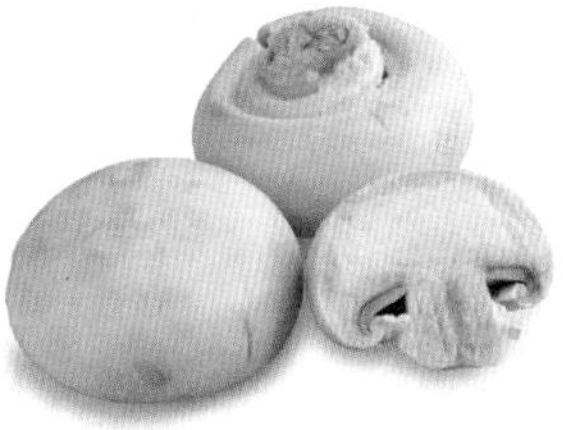

搭配宜忌

宜 小米

健壯身體
養胃健脾

忌 味精

影響蘑菇的口感
降低營養

蘑菇炒萵筍 提高抗病能力

材料：蘑菇、萵筍各200克，蔥段、薑片、鹽各適量。

做法：蘑菇、萵筍洗淨，切片，放入沸水灼一下，撈出過涼水。油鍋燒熱，下蔥段、薑片爆香，加萵筍片、蘑菇片翻炒，加鹽調味即可。

排毒功效：常吃蘑菇可提高人體免疫力，增強對流行性感冒等常見傳染性疾病的抵抗力。

排毒成分：氨基酸

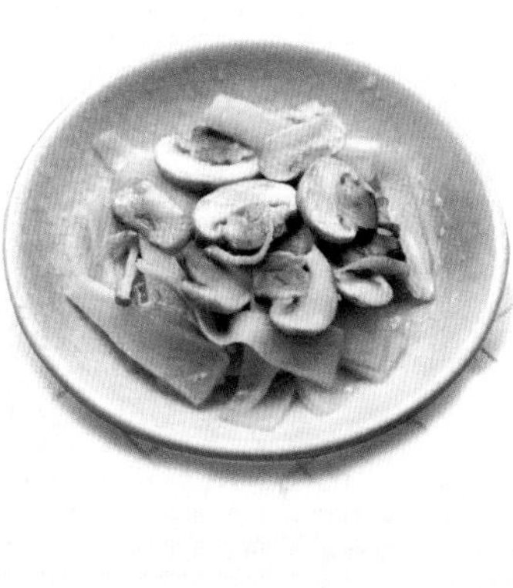

香蕉

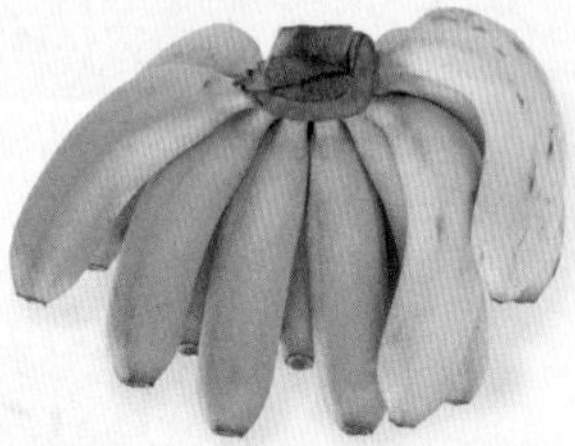

香蕉是人們喜愛的水果之一，西方人因它能解除憂鬱而稱它為「快樂水果」，而且香蕉是人們鍾愛的減肥佳果，具有排毒通便的作用。香蕉營養高，熱量低，含有稱為「智慧之鹽」的磷，也有豐富的蛋白質、鉀、維生素A和維生素C等營養素，是相當好的營養食品。香蕉富含鉀，使過多鈉離子排出，降低血壓。高血壓者吃香蕉可控制血壓，還有瘦身的功效。

排毒方法你要懂

香蕉可直接食用，體質偏熱的人可每天吃一隻香蕉，體質偏寒的人可將香蕉果肉煮熟後食用。下午四時是吃香蕉的最佳時間，此時有一點飢餓感，吃香蕉能補充能量，有助減少晚餐的食量。

宜注意

每天吃一、兩隻香蕉即可，不可多吃，否則會造成體內鉀、鈉、鈣、鎂等元素失調。建議不宜空腹吃香蕉，因為香蕉有較多鎂元素，鎂是影響心臟功能的敏感因素，會對心血管產生抑制作用。

搭配宜忌

宜｜百合

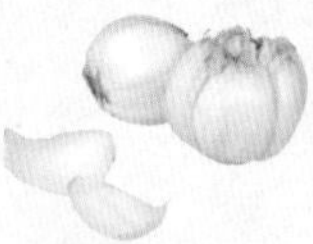

感冒初期吃可清熱生津
養肺通便

忌｜哈密瓜

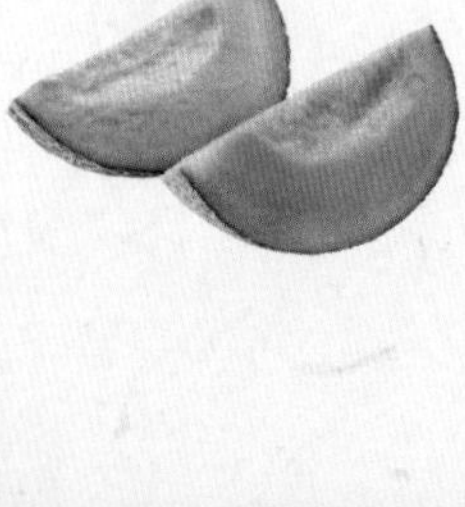

腎衰尿少者不要吃
加重腎衰

鮮奶香蕉芝麻糊　改善免疫系統

材料：鮮奶250毫升，香蕉1隻，粟米麵粉50克，糖、熟芝麻各適量。

做法：鮮奶倒入鍋，開小火，加入粟米麵粉和糖，邊煮邊攪拌，煮至粟米麵粉熟透。香蕉剝皮，壓蓉，放入鮮奶糊，再撒上熟芝麻即可。

排毒功效：香蕉能增加白血球，改善免疫系統功能，提高人體抵抗疾病的能力。

排毒成分：礦物質

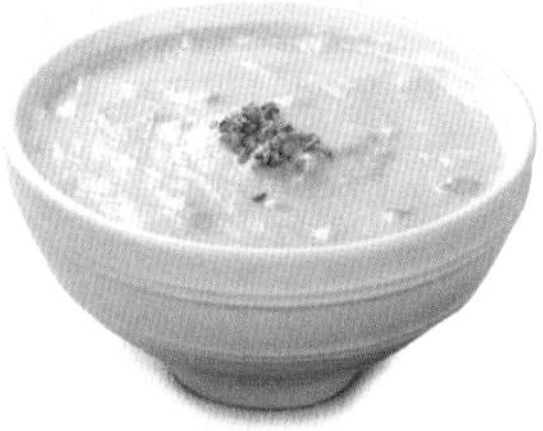

香蕉百合銀耳湯　促進感冒痊癒

材料：銀耳（雪耳）、百合各50克，香蕉2隻，杞子、冰糖各適量。

做法：銀耳泡發洗淨，撕成小朵；百合剝開，洗淨、去老根；香蕉去皮，切片。銀耳加水，放入蒸鍋隔水蒸三十分鐘，取出。將蒸好後的銀耳、百合、香蕉片、杞子放入鍋，加水用中火煮十分鐘，加冰糖至溶化即可。

排毒功效：香蕉性涼，用燉煮的方式可中和涼性，感冒時候食用，可以補充營養，盡快恢復健康。

排毒成分：維生素

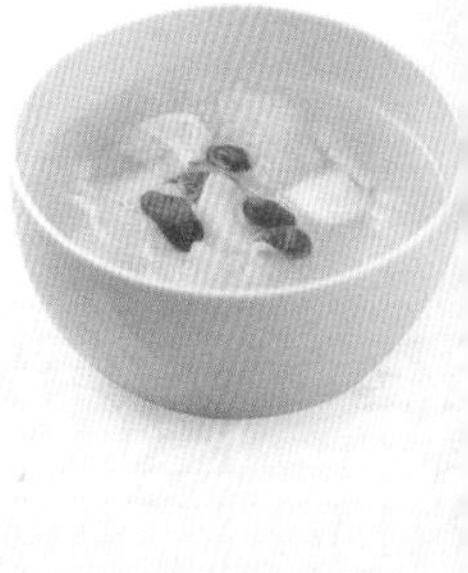

香蕉雞蛋卷　排毒、防感冒

材料：雞蛋1個，香蕉1隻，鮮奶、麵粉、糖各適量。

做法：雞蛋加一點糖拌勻，依次加入適量鮮奶和麵粉拌成麵糊；香蕉去皮，切條。油鍋燒熱，倒入適量麵糊，等蛋液稍微凝固後放香蕉條。蛋液完全凝固後，從一邊慢慢捲起即可。

排毒功效：經常吃香蕉，可提升身體的抗病能力，預防感冒和流感等病毒的侵襲。

排毒成分：鉀

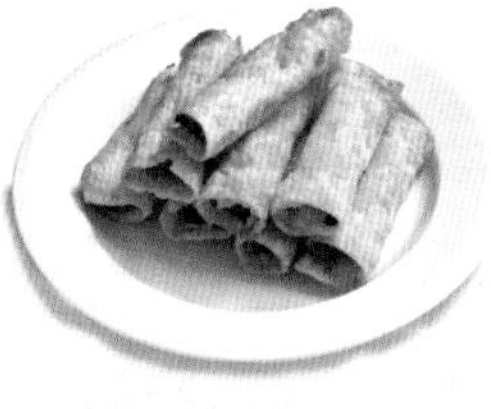

排毒信號4：慢性咽喉炎

慢性咽喉炎是指慢性感染所引起的瀰漫性咽部病變，患者常出現咽痛、喉結痛、吞咽痛、聲帶發炎、乾性咳嗽、扁桃體發炎等症狀。慢性咽喉炎需要養陰清熱、生津潤肺，多吃一些補中益氣、滋陰降火的食物，如鴨肉、蜂蜜、莧菜、百合、雪梨、銀耳等。

豬皮

慢性咽喉炎多由「陰虛」引起，治療以滋陰清熱為主，豬皮為治療咽喉炎的食物。《長沙藥解》記載：「豬膚利咽喉而清腫痛，清心肺而除煩滿」，加上「白蜜甘潤，二藥相合而使藥力緩行，逗留於上，作用於咽部而咽炎可愈」。

排毒方法你要懂

豬皮的膠原蛋白需要經過長時間熬煮才能釋出，容易被身體吸收。此外，豬皮煮湯飲用有助補水，也利於增加咽喉舒適感；但熬湯時的鹽量要少，因為鹽的鈉元素會加重細胞間鉀鈉失衡狀態，攝入過多鈉易加重咽喉腫痛。

宜注意

感冒期間胃腸消化能力較低，而豬皮偏油膩不易消化，如吃了會加重病情。豬皮儲存着豐富的脂肪，多食不利於健康，因在烹調前必須將皮下脂肪去除。

搭配宜忌

宜—花生

利咽消腫
滋陰養胃

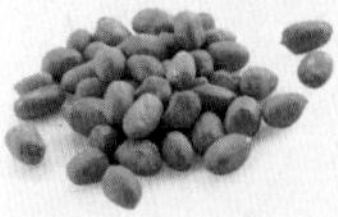

忌—牛肉

容易出現腹瀉
消化不良

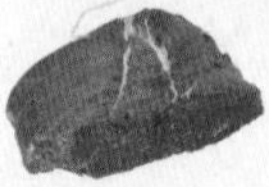

花生炆豬皮 修復咽喉損傷部位

材料：豬皮100克，花生50克，鹽、薑片各適量。

做法：豬皮洗淨、切片，放入沸水汆燙；花生洗淨，用水浸泡兩小時。豬皮和花生、薑片放入沸水，用中火炆1小時，待豬皮軟爛，加鹽調味即可。

排毒功效：花生炆豬皮富含膠原蛋白和彈性蛋白，有利修復慢性咽喉炎損傷部位。

蜂蜜

蜂蜜為蜜蜂採集的花蜜，是經自然發酵而成的黃白色黏稠液體。蜂蜜被譽為「大自然中最完美的營養食品」，其中含有鐵、鈣、銅、錳、鉀、磷以及果糖、葡萄糖、澱粉酶、氧化酶、還原酶等，具有滋養潤燥、解毒之效，對咳嗽、咽喉炎有很好的療效。

排毒方法你要懂

掌握好服用蜂蜜的時間，一般情況下，蜂蜜在飯前一小時至一小時半，或飯後兩、三小時服用較適宜。服用蜂蜜後立即進食，會刺激胃酸分泌。早晨空腹喝蜂蜜水既能滋潤咽喉，又可以暢通腸道，長期服用可達到美容養顏的作用。

宜注意

蜂蜜含有人體代謝有重要作用的酶，如澱粉酶等，加熱後會失去活性，營養價值消失，故應以不超過攝氏五十度的溫開水調服。

搭配宜忌

宜｜蓮藕

適合榨汁飲用
解渴利咽

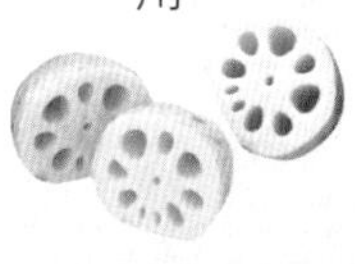

宜｜柚子

潤喉養肺
理氣化痰

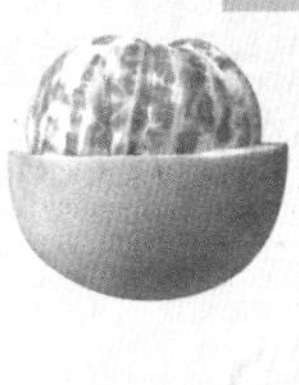

百合蜂蜜奶　治療咳嗽、咽喉炎

材料：百合60克，鮮奶150毫升，蜂蜜適量。

做法：百合洗淨，剝成小片，瀝乾水分。百合放入鍋，加適量水煮至軟，加入鮮奶煮沸，稍涼後，調入蜂蜜即可。

排毒功效：百合蜂蜜奶滋養潤燥、潤喉養肺，能緩解喉部癢痛症狀，對咳嗽、慢性咽喉炎有效。

排毒成分：礦物質

莧菜

莧菜有潤胃腸、清熱的功效。莧菜含有鐵、鈣和維生素K，可以促進凝血，其中富含的維生素C還具有消腫利咽的作用。慢性咽喉炎患者每週吃一次莧菜，涼拌或做湯最佳。

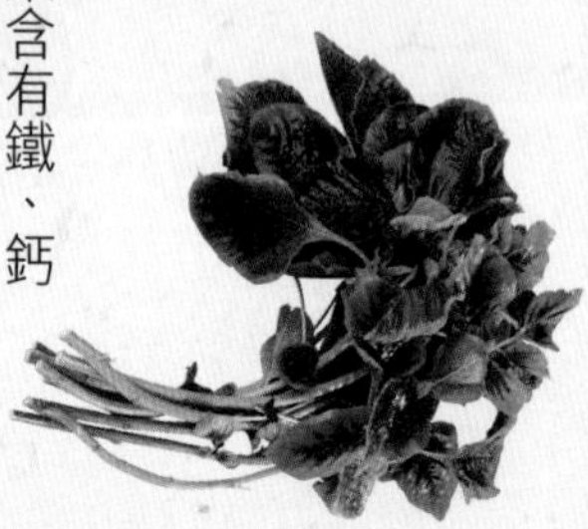

排毒方法你要懂

莧菜可煮湯也可炒食，做菜前宜用沸水灼一下，去除莧菜的澀味，再下鍋烹調成菜。用莧菜做湯、做菜時，烹調時間不宜過長，煮湯上碗享用前，放入莧菜稍煮即可；炒菜時，最好用大火快炒。莧菜要連根一起食用，因莧菜根清涼排毒功效顯著，不要丟掉莧菜根，應連同莖葉一起烹調。

宜注意

吃莧菜後避免日曬，因莧菜是感光性蔬菜，進入身體後易分泌感光性物質，吃莧菜後如暴露在陽光下，會使人出現皮膚發紫、發癢、灼熱等症狀。

搭配宜忌

宜—魚肉

營養更豐富
滋陰補血

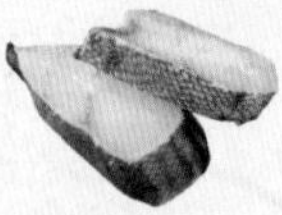

忌—鮮奶

影響鈣質吸收
難以消化

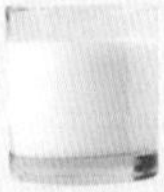

魚丸莧菜湯 消炎利咽

材料：莧菜100克，魚丸10顆，杞子、鹽各適量。

做法：莧菜洗淨，摘成小片。鍋中加適量水，放入莧菜、魚丸、杞子同煮成湯，加鹽調味即可。

排毒功效：魚丸莧菜湯含有豐富的維生素C，還含有優質蛋白質，營養搭配吸收好，緩解慢性咽喉炎的症狀。

排毒成分：維生素C

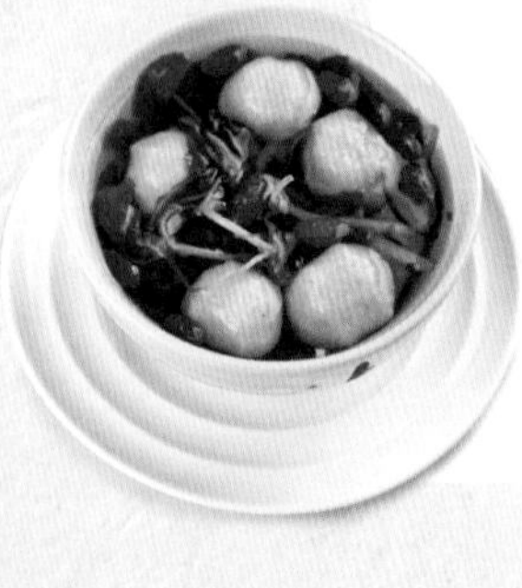

橄欖

橄欖果肉內含蛋白質、碳水化合物、脂肪、維生素C、鈣、磷、鐵等礦物質，冬春季節，每天嚼食兩、三顆鮮橄欖，可防止上呼吸道感染。橄欖也可以榨汁或煎湯飲用，用於咽喉腫痛、心煩口渴等症狀。

排毒方法你要懂

可做成橄欖醋，方法如下：橄欖五百克洗淨、晾乾後，與白醋五百毫升和冰糖二百五十克拌勻，密封，兩個月後可以取汁，與水拌和飲用，具有清肺、治咽喉痛的功效。用橄欖油做菜，有利健康，不僅具有抗菌消炎的作用，還有非常好的滋潤效果。

宜注意

不宜用鐵製刀具切新鮮橄欖，因為新鮮橄欖的種仁含有生物鹼，鐵、銅等金屬遇上生物鹼會發生氧化反應，其產生的化學物質可能對人體有害。

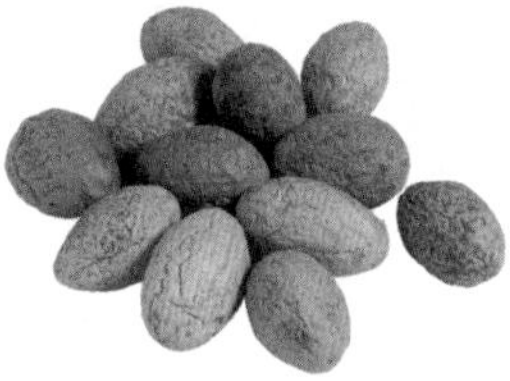

搭配宜忌

宜 冰糖
緩解咽喉腫痛
養肺清痰

忌 牛肉
不利身體健康
胃部不適

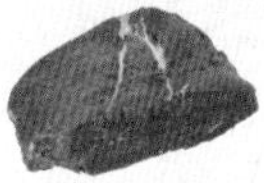

銀杏橄欖冰糖水　潤肺潤喉

材料：銀杏5粒，橄欖3顆，冰糖適量。

做法：銀杏去外殼，用水浸泡，去內皮、芯；橄欖洗淨。鍋內放適量水，放入銀杏和橄欖，小火煎至原來水量的三分之一，放入冰糖調味即可。

排毒功效：銀杏橄欖冰糖水潤肺潤喉，對於咳嗽有痰、慢性咽喉炎有食療功效。

排毒成分：維生素C

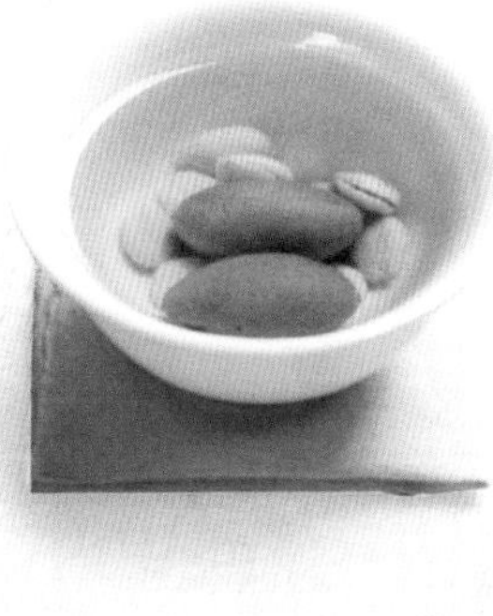

甘蔗

甘蔗含有豐富的維生素B雜、維生素C、鈣、磷、鐵等營養成分，而且含有充足的水分和蔗糖，潤肺止咳，解熱生津；也有消痰鎮咳的作用，對乾咳無痰，並伴有口舌乾燥、大便乾燥、高燒、煩渴等症狀有一定輔助治療作用。

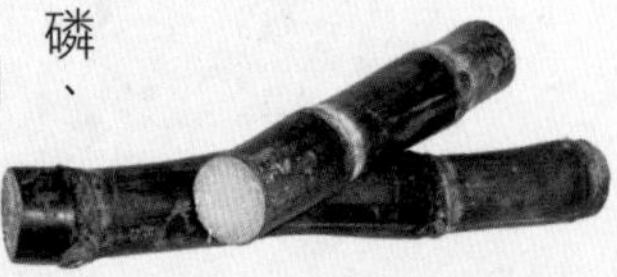

排毒方法你要懂

甘蔗在咀嚼過程中會消耗很多唾液，易令人產生口乾的感覺，因此榨汁飲用最好。用甘蔗汁煮粥，搭配滋陰潤燥的百合、蓮子等，可發揮其潤肺止咳的效果，而且能調和脾胃，有助補中益氣。

宜注意

甘蔗的糖含量過高，過量食用會導致熱量攝入過多，引起肥胖、高血糖等問題。此外，過量攝入蔗糖也會刺激咽喉，引發咳嗽。

搭配宜忌

宜—馬蹄
利咽祛痰
清熱生津

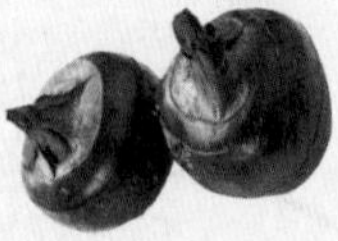

忌—海產
容易引起腹瀉
不利消化

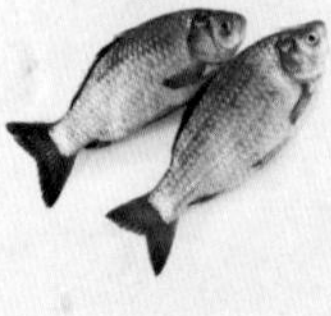

甘蔗馬蹄水 潤喉止渴

材料：甘蔗1節，馬蹄3顆。

做法：甘蔗去皮，剁成小段；馬蹄去皮，去蒂，切成小塊。甘蔗段和馬蹄塊放入鍋，倒入適量水，大火煮沸後撇去浮沫，轉小火煮至馬蹄全熟，過濾出汁液即可。

排毒功效：甘蔗馬蹄水生津潤肺、清熱化痰，治療肺熱咳嗽，對慢性咽喉炎有緩解作用。

排毒成分：維生素

雪梨

雪梨味美多汁，甜中帶酸，而且營養價值高，含有多種維生素和膳食纖維，既可生食，也可蒸煮食用，常吃梨可有潤肺、祛痰化咳、通便秘、利消化的作用。

排毒方法你要懂

秋季氣候乾燥時，經常感到皮膚瘙癢、口鼻乾燥，每天吃一、兩個雪梨可緩解秋燥，有益健康。煮梨湯時可帶皮煮，因為梨皮味酸，而梨肉味甘，酸甘化陰，有利養陰潤燥。煮過的梨皮具有清肺熱、通大便的功效，對肺部、腸道排毒有益。

宜注意

燥咳吃梨有益，梨能潤肺止咳，但適用於燥咳。陽氣不足或外感風寒引起的咳嗽，則不能吃梨，尤其不能吃生梨。女性吃梨要注意，來經期間及有痛經者不要吃生梨。

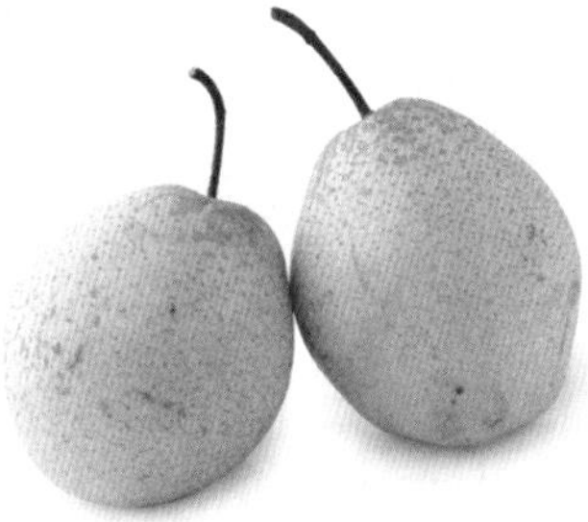

搭配宜忌

宜｜銀耳

利咽生津
滋陰潤燥

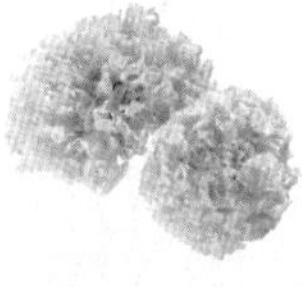

宜｜冰糖

緩解咽部疼痛
潤肺止咳

鮮奶木瓜雪梨甜湯 **緩解咽乾、咽痛**

材料：木瓜半個，雪梨1個，鮮奶、冰糖各適量。

做法：木瓜去皮、去籽，切塊；雪梨洗淨、切塊。木瓜塊、雪梨塊放入鍋，倒入適量鮮奶煮至雪梨變軟，加冰糖調味即可。

排毒功效：鮮奶木瓜雪梨甜湯，可順腸道、清心火，還能有效地緩解咽乾、咽痛。

排毒成分：維生素

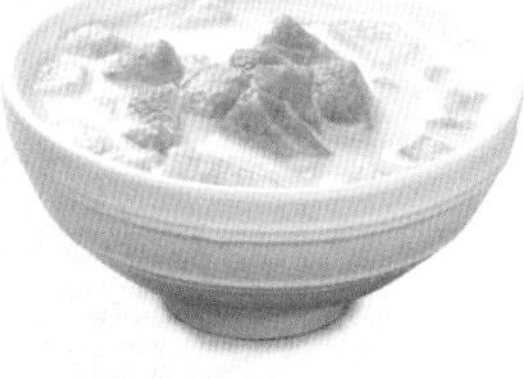

枇杷

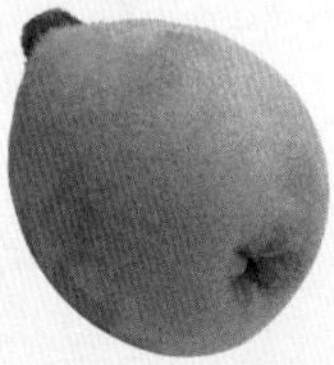

枇杷是藥食兩用食物，中醫認為枇杷果實有潤肺、止咳、止渴的功效，所以常用枇杷入藥治療咳嗽。現代研究也證明，枇杷含有豐富的水及維生素，有助保護呼吸系統上皮細胞的活力，其中豐富的果糖能黏附在呼吸肌，可放鬆肌肉，有止咳作用。

排毒方法你要懂

枇杷適合煮湯飲用，其中含有的維生素，多為水溶性維生素，在烹調過程中溶於水，慢性咽喉炎者飲用可以補水，並能促進維生素吸收。

宜注意

枇杷宜剝皮食用，因為枇杷皮有細小的絨毛，易導致過敏，而且枇杷含有大量的果酸，口感也比較澀，容易刺激慢性咽喉炎者咳嗽，所以不宜食用。枇杷的果糖含量豐富，一次食用不宜過多，否則容易刺激咽喉，導致咽喉不適。

搭配宜忌

宜　百合	忌　小麥
緩解乾咳	不利咽炎恢復
止咳化痰	易生痰

枇杷百合銀耳糖水　緩解咳嗽和咽痛

材料：枇杷150克，百合10克，銀耳（雪耳）50克，冰糖適量。

做法：銀耳泡發、洗淨，撕成小朵；枇杷去皮、去核，切塊；百合用水浸泡兩分鐘，洗淨。鍋內放清水，放入銀耳、百合和冰糖，煮二十分鐘，加入枇杷塊，再煮十分鐘。

排毒功效：枇杷有祛痰止咳、生津潤肺、清熱健胃之功效，可緩解咽喉炎帶來的咳嗽和腫痛。

排毒成分：果糖

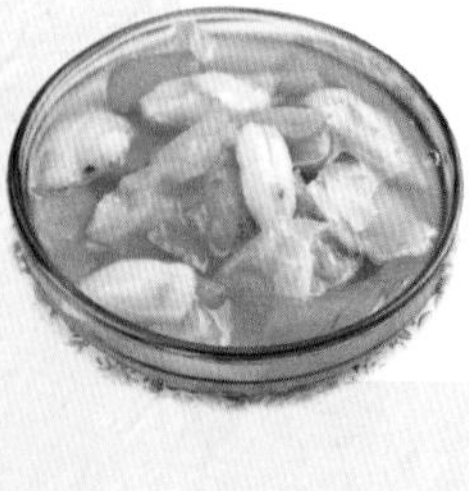

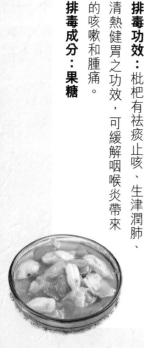

馬蹄

馬蹄皮色紫黑，肉質潔白，味甜多汁，清脆可口，有「地下雪梨」之美譽，北方人稱之為「江南人參」，既可作水果生吃，又可作蔬菜食用，是大眾喜愛的時令之品。

馬蹄性寒，具有清熱解毒、涼血生津、化濕祛痰的作用，適合咽喉炎患者食用。

排毒方法你要懂

馬蹄放入清水鍋中熟，可以當零食，甜糯溫胃，能達到補虛強身的作用，提高人體的抗病能力。馬蹄也可與水果熬成湯羹，香甜可口，滋潤心肺，適用於嘴乾起皮、咽喉痛啞的人士，每天喝一碗可滋潤胃腸。

宜注意

馬蹄生長在泥中，外皮和內部有可能附着較多細菌和寄生蟲，最好不要生吃。將馬蹄洗淨去皮，用沸水燙一下，放入榨汁機榨汁喝，具有很好的利尿通淋、消炎止痛的作用。

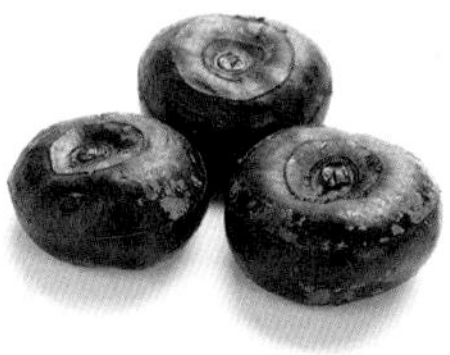

搭配宜忌

宜｜西瓜

滋陰潤喉
除熱生津

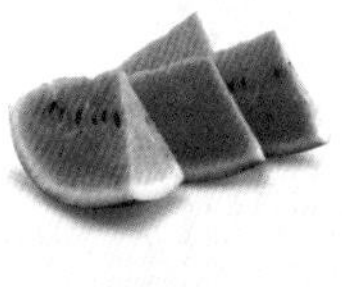

宜｜香菇

增強免疫力
補氣強身

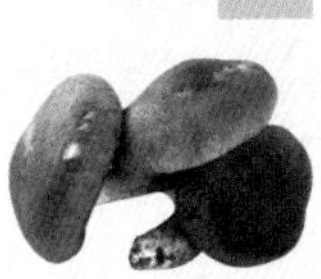

馬蹄西瓜汁　緩解慢性咽喉炎

材料：西瓜肉200克，馬蹄5顆。

做法：西瓜肉去籽，切塊；馬蹄削皮洗淨，灼燙後切塊。西瓜塊、馬蹄塊放入榨汁機，榨汁即可。

排毒功效：西瓜本身水分多，清涼解渴；馬蹄化濕祛痰，兩者搭配對慢性咽喉炎有緩解作用。

排毒成分：維生素C

附錄：芬芳茶飲，簡易排毒

在世界四大飲料中，酒、咖啡、可可在大量飲用後會對身體造成損害，唯有茶能滿足人們不同的養生需求。無論是綠茶還是紅茶，都是古老的排毒食物。近年來流行的花草茶更是年輕女性的心頭好，不僅能養顏，更能帶來一份好心情。

養心茶——讓好氣色給美麗加分

玫瑰花茶　促進氣血運行

材料：玫瑰花8朵，冰糖適量。

做法：玫瑰花和冰糖放入杯，沖入攝氏八十度左右的熱水（將熱開水在室溫條件下放置幾分鐘）。加蓋，待五分鐘後即可飲用。

排毒功效：玫瑰花氣味芬芳，具有理氣化瘀、調經止痛的功效。常喝玫瑰花茶能促進體內氣血運行，幫助身體排出瘀毒，還能緩解女性月經時情緒低落、小腹疼痛等症狀。

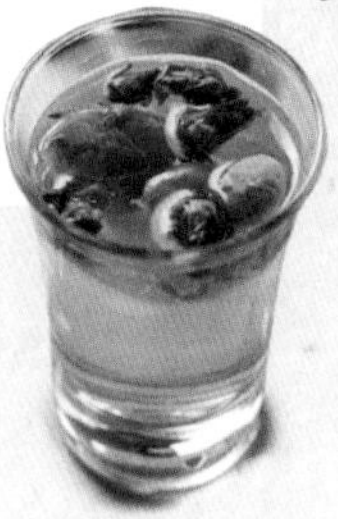

玫瑰參茶　補氣養陰

材料：玫瑰花4朵，花旗參5至8片，紅棗1顆。

做法：紅棗洗淨，去核。紅棗、玫瑰花、花旗參放入杯，沖攝氏八十度左右的熱水。加蓋，待五分鐘後即可飲用。

排毒功效：現代女性大多些虛弱，比如氣血雙虧，不但臉色暗黃，整個人都顯得沒精神。在玫瑰花茶加入花旗參，能補氣養陰、清熱生津，促進血液流動。

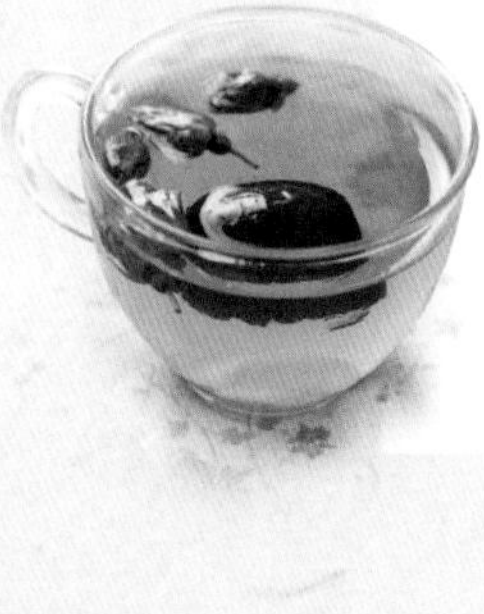

洛神花茶 延緩衰老

材料：洛神花5朵，蜂蜜適量。

做法：洛神花放入鍋，加適量水煮沸，三分鐘後關火，浸泡五分鐘。倒入杯，待溫後加蜂蜜調味即可。

排毒功效：洛神花含有大量花青素，有效消除體內的自由基，是很好的抗氧化食物。洛神花茶有很好的排毒養顏效果，是延緩衰老的佳品。

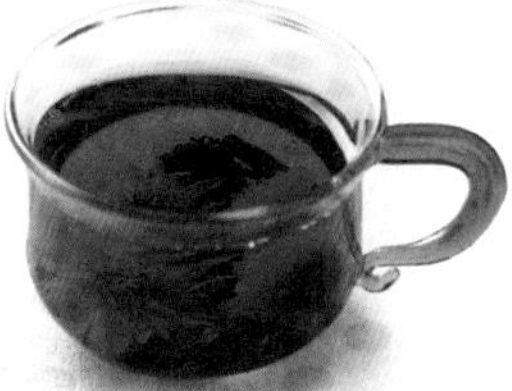

紅棗葡萄乾茶 補血養顏

材料：紅棗5顆，葡萄乾15粒，紅茶適量。

做法：紅棗去核，和葡萄乾放入鍋，加水煮沸。放入紅茶，再煮三分鐘即可。

排毒功效：月經調理不好很容易患輕度貧血，出現臉色蒼白、無精打采、手腳冰涼等症狀。每天吃一小把葡萄乾，既當零食又當食療，補血之餘，幫助改善多種美容問題。

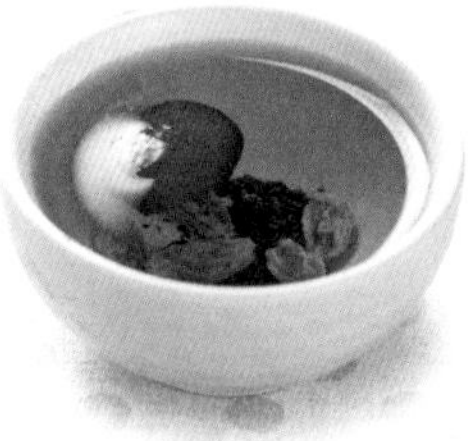

杞子桂圓玫瑰花茶 滋陰養顏

材料：玫瑰花2朵，桂圓2至4顆，杞子適量。

做法：桂圓取肉，與杞子放入杯，用熱開水沖泡。待十分鐘後放入玫瑰花，等待片刻即可飲用。

排毒功效：很多人經常熬夜，時間久了皮膚變得暗淡，還有明顯的黑眼圈。這時候，心、肝需要排毒，讓氣血運行恢復正常。經常喝杞子茶能滋陰養顏，改善熬夜帶來的種種症狀，還原美麗肌膚。

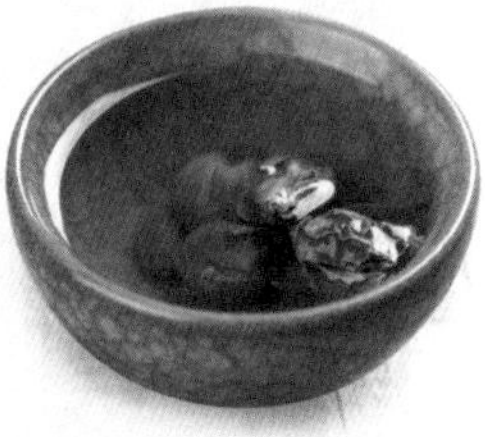

護肝茶——明亮的眼睛閃閃生輝

菊花茶 清肝明目

材料：菊花10朵，杞子適量。

做法：菊花、杞子放入杯，倒入熱開水，浸泡三至五分鐘後，即可飲用。

排毒功效：看電視、電腦、手機時間久了，會感到頭昏、眼睛痛，這是肝需要排毒的信號，要及時改正不良的生活習慣，多吃清肝明目的食物。菊花能疏散風熱、消暑生津，常飲可潤喉、明目，有利於上班族日常護眼。

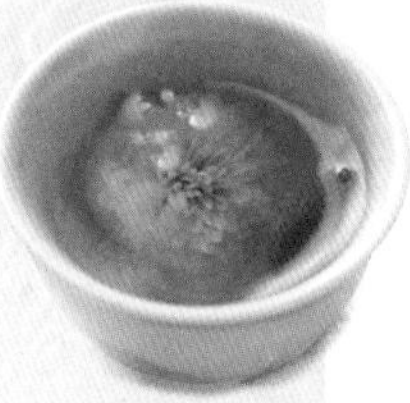

金銀花茶 護肝解毒

材料：金銀花15至20朵。

做法：金銀花放入杯，倒入熱開水。待水溫適宜後，即可飲用。

排毒功效：金銀花具清熱解毒、通經活絡、護膚美容的功效，其所含的總皂甙有護肝的作用。

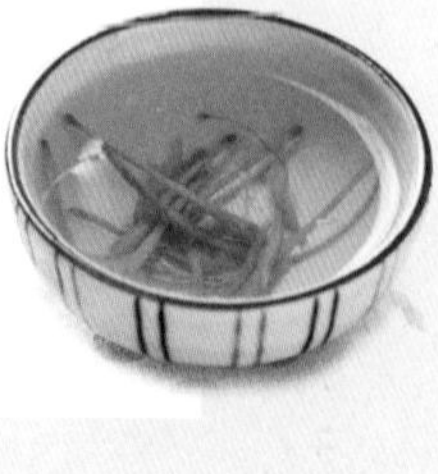

決明子茶 排肝毒

材料：決明子、綠茶茶葉各適量。

做法：決明子、綠茶茶葉放入杯，倒入熱開水，浸泡十分鐘後，即可飲用。

排毒功效：決明子能清肝明目，有效排肝毒，治療青光眼、白內障、結膜炎等病。肝陽上亢人士如出現頭痛、頭暈、失眠等症狀，可用決明子做成枕頭，輔助治療效果很好。

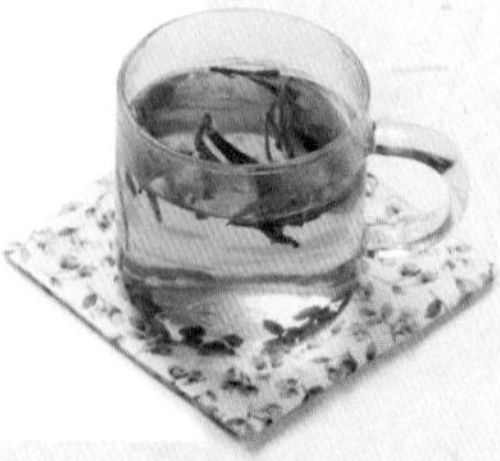

健脾茶——簡單有效的減肥法

荷葉桂花茶 止咳嗽

材料：乾荷葉半張，桂花1小把，綠茶茶葉、冰糖各適量。

做法：乾荷葉剪碎，和桂花、綠茶茶葉、冰糖放入茶杯，倒入熱開水。加蓋，待五分鐘後即可飲用。

排毒功效：桂花茶幫助人體排出毒素，平衡神經系統，淨化身心。心情煩躁、咳嗽不止、嗓子有痰的時候可喝些桂花茶。搭配荷葉食用，對減肥瘦身有幫助，味道也會變得清香悠遠。

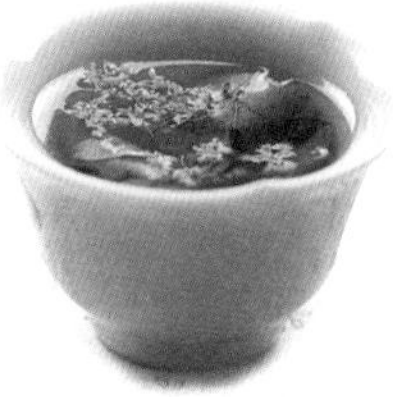

大麥茶 解膩消食

材料：大麥1小把。

做法：大麥放入鍋，加水煎煮。用小火煎煮五至十分鐘，關火，微溫後即可飲用。

排毒功效：經常吃燒烤、火鍋、麻辣燙、麻辣香鍋等熱燙、辛辣、油膩的食物，會給腸胃和脾臟帶來很大的負擔。這時喝些大麥茶可以解膩、消食，幫助腸胃和脾排毒，減輕身體不適。

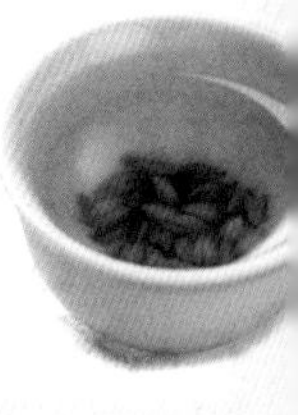

山楂菊花茶 消食化積

材料：山楂3片，菊花5朵。

做法：山楂片、菊花放入杯，倒入熱開水。加蓋，待十分鐘後即可飲用。

排毒功效：山楂具有殺蟲解毒、活血化瘀、消食化積的功效。需要注意的是，山楂味酸，不適合空腹食用，以免胃酸分泌過多，對胃潰瘍患者來說更是弊大於利。飯後吃山楂才有利於健脾消食。

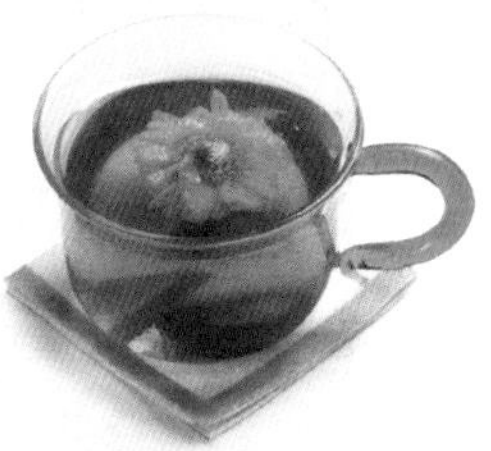

潤肺茶——皮膚不乾，嗓子不痛

杏仁茶　潤肺養顏

材料：南杏8粒，北杏3粒。

做法：南杏、北杏分別洗淨，搗碎。杏仁碎放入壺內，倒入熱開水。沖泡二十分鐘後，即可飲用。

排毒功效：皮膚乾燥、粗糙是肺中毒的表現。常吃杏仁可潤肺養顏、滋潤皮膚，逐漸改善皮膚，讓皮膚水潤有光澤。需要注意的是，生杏仁有小毒，最好買加工的杏仁，或在家煮熟、煮透。

百合桂圓茶　止咳安神

材料：百合花3至5朵，桂圓3顆，蜂蜜適量。

做法：桂圓取肉，和百合花放入杯內。倒入熱開水，浸泡十分鐘，待溫後倒入蜂蜜拌勻即可。

排毒功效：百合花具有潤肺止咳、寧心安神的功效，經常食用能排毒養顏。中醫說肺主皮毛，雖然人的膚色有差異，比如有人天生白，有人天生黑，但皮膚上的光澤是後天的。常吃百合花能滋潤皮膚，讓皮膚亮起來。

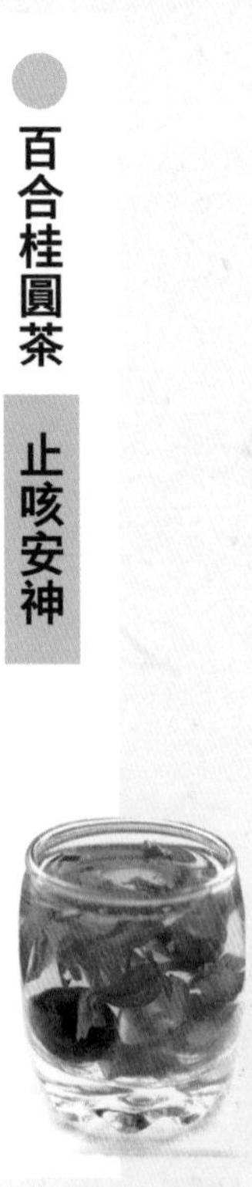

羅漢果茶　預防呼吸道感染

材料：羅漢果半個。

做法：羅漢果洗淨，去掉外殼，分成小塊，放入杯內。倒入熱開水，加蓋，待十分鐘即可飲用。

排毒功效：長期抽煙、過度用嗓子、經常熬夜人士想排肺毒，可選羅漢果。將羅漢果茶待涼或冰鎮飲用，口感十分清涼，既能提神生津，又能預防呼吸道感染。

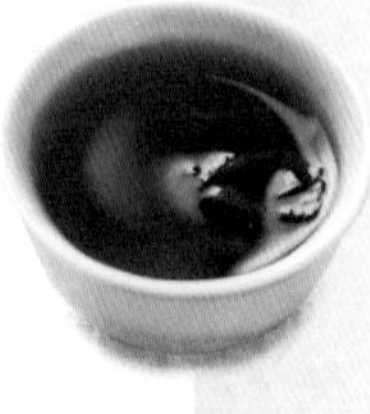

補腎茶——六、七十歲不顯老

杞子銀耳茶 抗老明目

材料：杞子15粒，銀耳（雪耳）1朵，菊花5朵，冰糖適量。

做法：已泡發銀耳撕小朵，與杞子同放入鍋，加適量水小火煮水。菊花、冰糖放入杯，倒入杞子銀耳水，加蓋，待三至五分鐘後即可飲用。

排毒功效：中醫認為，杞子有滋補肝腎、益精明目等功效。杞子富含β-胡蘿蔔素，能清除自由基，提高紅血球的活性，具有延緩衰老的作用。

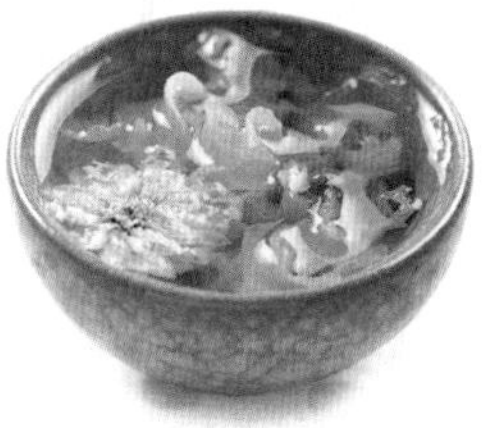

黑芝麻杏仁茶 補腎益精

材料：黑芝麻1小把，南杏5粒，綠茶茶葉、冰糖各適量。

做法：黑芝麻、南杏分別搗碎。所有材料裝入茶包，放入杯中，倒入熱開水。浸泡五分鐘後，攪拌均勻即可飲用。

排毒功效：經常食用黑芝麻能補腎益精，從而排除腎毒，延緩衰老。李時珍在《本草綱目》中所說：「服至百日，能除一切痼疾。一年身面光澤不飢，二年白髮返黑，三年齒落更生。」

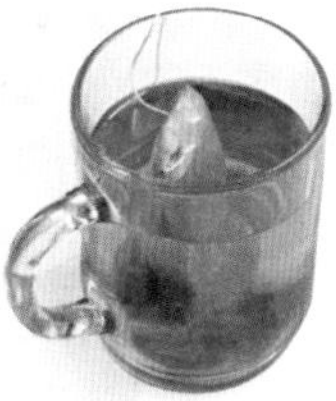

菟絲子紅糖茶 排毒益壽

材料：菟絲子20至30粒，紅糖適量。

做法：菟絲子搗碎，和紅糖放入杯內，倒入熱開水。加蓋，待泡十五分鐘後即可飲用。

排毒功效：上班族經常對着電腦，會出現眼睛乾澀疼痛的現象。而且，熬夜、加班都會加重腎的負擔，無法將毒素及時排出。平時喝菟絲子紅糖茶有效緩解這些症狀，長期堅持能益壽延年。

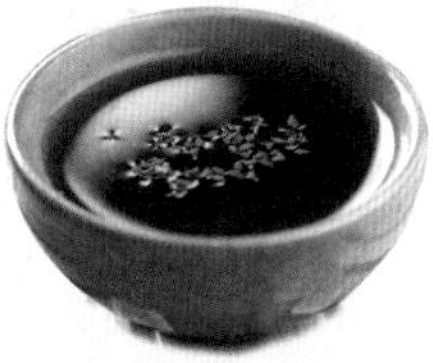

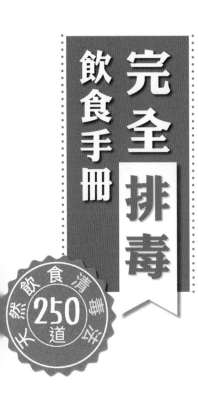

完全排毒
飲食手冊

天然飲食清毒法 250道

著者
趙迎盼

責任編輯
簡詠怡

封面設計
羅美齡

裝幀設計
鍾啟善

排版
楊詠雯

出版者
萬里機構出版有限公司
香港北角英皇道 499 號北角工業大廈 20 樓
電話：(852) 2564 7511
傳真：(852) 2565 5539
電郵：info@wanlibk.com
網址：http://www.wanlibk.com
http://www.facebook.com/wanlibk

發行者
香港聯合書刊物流有限公司
香港荃灣德士古道 220-248 號荃灣工業中心 16 樓
電話：(852) 2150 2100
傳真：(852) 2407 3062
電郵：info@suplogistics.com.hk
網址：http://www.suplogistics.com.hk

承印者
中華商務彩色印刷有限公司
香港新界大埔汀麗路 36 號

規格
特 16 開（240mm x 170mm）

出版日期
二〇二一年一月第一次印刷
二〇二四年一月第二次印刷

ISBN 978-962-14-7317-2